Hans Peter Köllner, Sophie Loidl & Bettina M. Madleitner

Praxisanleitung im hochschuldidaktischen Kontext

Hans Peter Köllner, Sophie Loidl & Bettina M. Madleitner

Praxisanleitung im hochschuldidaktischen Kontext

Begleitung von Auszubildenden in die Gesundheits- und Krankenpflegepraxis

facultas

Die Autor:innen:

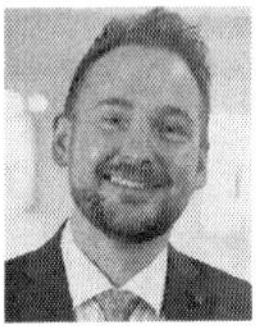

FH-Prof. Hans Peter Köllner, BSc MSc BA MSc
DGKP, Akad. Experte in der Kinder- und Jugendlichenpflege, Studienbereichsleiter Gesundheits- und Krankenpflege (Bachelor), Lehre und Forschung u. a. an der FH Campus Wien.

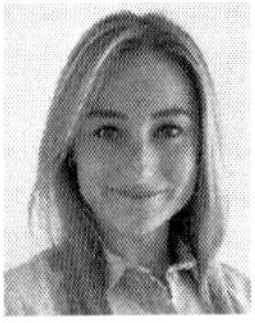

Sophie Loidl, BSc MSc
DGKP, Lehrende des Wiener Gesundheitsverbunds im Bachelorstudium Gesundheits- und Krankenpflege.

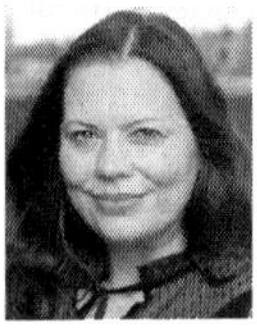

FH-Prof.in Mag.[a] Bettina Maria Madleitner
DGKP, Expertin in der Onkologischen Pflege, Departmentleiterin Angewandte Pflegewissenschaft, Studiengangsleiterin Gesundheits- und Krankenpflege (Bachelor), Lehre und Forschung an u. a. der FH Campus Wien.

Bibliografische Information der Deutschen Nationalbibliothek
Die Deutsche Nationalbibliothek verzeichnet diese Publikation in der Deutschen Nationalbibliografie; detaillierte bibliografische Daten sind im Internet über http://dnb.dnb.de abrufbar.

facultas Verlag, 1050 Wien, Österreich
www.facultas.at, office@facultas.at
Umschlagfoto: © MicroStockHub, istockphoto.com
Lektorat: Katharina Schindl
Grafik und Satz: Florian Spielauer
Druck: Facultas Verlags- und Buchhandels AG
Printed in Austria
ISBN 978-3-7089-2488-5
E-ISBN 978-3-99111-873-2

Inhalt

Geleitwort

Das Buch beschäftigt sich zum richtigen Zeitpunkt mit einem äußerst relevanten Thema.

Absolvent*innen von Ausbildungen in Gesundheitsberufen sind sehr gefragt. Positive Praktikumserfahrungen während der Ausbildung und ein reibungsloser Start in den Joballtag sind ganz entscheidend für das Anwerben und die gelingende Integration neuer Mitarbeiter*innen (Rappold & Juraszovich, 2023).

Die Gesetzgebung schließt an: Vor Kurzem wurden die gesetzlichen Grundlagen des gehobenen Dienstes für medizinisch-diagnostische Gesundheitsberufe und des gehobenen Dienstes für Gesundheits- und Krankenpflege novelliert. Diese Änderungen lassen die Absicht der Gesetzgeberin erkennen, diesen Berufsgruppen ein breiteres Feld an Entwicklungs- und Berufsmöglichkeiten zu geben. Dies geht einerseits mit dem Ausbau tertiärer Qualifizierungsmöglichkeiten im konsekutiven Studienangebot einher, also beispielsweise mit dem Ausbau von Masterangeboten im fachhochschulischen Setting, andererseits bedingt es die Schaffung von längerfristigen Übergangslösungen für Erfahrene im Beruf, die noch nicht über einen Bachelorabschluss verfügen, jedoch durch ihre Expertise unverzichtbare Rollen einnehmen, die in zukünftigen Karrierepfaden auf Masterebene angesiedelt sind. Auf die dazugehörigen Ausbildungsverordnungen darf gespannt gewartet werden.

Dies hat auch große Wirkung auf den Wiener Gesundheitsverbund (WIGEV). Er ist der größte Gesundheitsdienstleister Österreichs und erbringt mehr als drei Viertel aller Spitalsleistungen für die Stadt Wien. 30.000 Mitarbeiter*innen arbeiten für die optimale medizinische, therapeutische und pflegerische Versorgung aller Wiener*innen. Als größter Praktikumsgeber in Österreich wirkt der WIGEV entscheidend daran mit, Auszubildene bzw. Studierende für Gesundheitsberufe zu qualifizieren. Ausbildungsverordnungen schreiben einen hohen Anteil an Praktika vor, die Curricula sind daher dual aufgebaut. Ohne entsprechendes Praktikumsangebot sind Studienplatzerweiterungen oder neue Ausbildungen mit hohem Praktikumsanteil nicht umsetzbar. Die praktische Ausbildung hat im WIGEV einen hohen Stellenwert. Im Jahr 2023 wurden beispielsweise im Bereich der Pflege fast 7.000 Praktika im Unternehmen absolviert.

In der Theorie vermitteltes Wissen wird in den Praktika reflektiert, in realen Berufssituationen angewendet und mit dem Training praktischer Fertigkeiten und sozialer Fähigkeiten verbunden. Fundierte Kompetenzentwicklung lässt sich nur realisieren, wenn verantwortliche Ansprechpartner*innen für die praktische Ausbildung zur Verfügung stehen. Der WIGEV kommt dieser Verantwortung seit Jahrzehnten nach und bietet zwecks Qualitätssicherung der praktischen Ausbildung die Weiterbildung zum*zur Praxisanleiter*in an. Bereits bis dato umfasste diese auch „hochschuldidaktische Praxisanleitung". 780 Praxisanleiter*innen aus der Gesundheits- und Krankenpflege leiten im WIGEV parallel zu ihren beruflichen Hauptaufgaben jedoch sowohl Auszubildende aus Sekundarausbildungen als auch Fachhochschulstudierende durch die praktischen Lernphasen hinweg an und unterstützen deren Lernprozesse mit dem Ziel, sie zu kompetenten und gut vorbereiteten Praktiker*innen auszubilden (Wiener Gesundheitsverbund, 2024).

In diesem Wissen orientiert sich der WIGEV im Sinne qualitativ hochwertiger Praxisanleitung und Personalanwerbung während der praktischen Ausbildung in Richtung Vollzeitpraxisanleitung. Unsere Mitarbeiter*innen fungieren in den praktischen Lernphasen als Rollenmodelle und Multiplikator*innen. Wenn Praktikant*innen Entwicklungsangebote für Mitarbeiter*innen als Selbstverständlichkeit wahrnehmen und während der Praktika in die Unternehmenskultur hineinwachsen können, wird ein wichtiger Aspekt frühzeitiger beruflicher „Enkulturation" aktiviert. Die Auszubildenden lernen in der Praxis implizit die persönlichen Entwicklungsmöglichkeiten der Organisationskultur im WIGEV kennen und können dadurch eine informierte Entscheidung bezüglich ihres späteren Anstellungswunsches treffen. Der Weg in die Praxisanleitung ist eine erste Weiterentwicklungsmöglichkeit für pädagogisch Interessierte und wird als solche erlebt.

Der logische nächste Schritt im WIGEV wird die Etablierung hauptberuflich tätiger Praxisanleiter*innen mit einem entsprechenden besoldungsrechtlichen Hintergrund sein, die wissenschaftlich evaluierte Konzepte aus einem Pilotprojekt in die Praxis umsetzen. Dabei muss nicht nur auf die unterschiedlichen Ausbildungshintergründe und berufsspezifischen Kompetenzen, sondern auch auf unterschiedliche Werte und Erwartungen der verschiedenen Generationen angehörenden Praktikant*innen geachtet werden. Ein wahrlich hoher Anspruch. Daher werden für diese Rollen Anforderungen an Zusatzqualifikationen definiert und die dafür geeigneten Mitarbeiter*innen auf ihrem Weg in eine pädagogische Fachkarriere vom Unternehmen gefördert.

Ich bedanke mich bei unserer Kooperationsfachhochschule, der Fachhochschule Campus Wien, die diesen Weg konsequent mit uns gemeinsam geht, indem sie passende Bildungsangebote entwickelt.

Wien, September 2024

Mit herzlichem Dank und lieben Grüßen
Gabriele Fuchs-Hlinka

Literatur

Rappold, E., Juraszovich, B. (2023): *Pflegepersonal-Bedarfsprognose für Österreich.* https://broschuerenservice.sozialministerium.at/Home/Download?publicationId=722 (09/2024).

Wiener Gesundheitsverbund (2024). *Erweiterter Personalbericht 2023.* https://gesundheitsverbund.at/personalbericht-2023 (09/2024).

Vorwort

Die Voraussetzung für einen gelingenden Lernprozess sowohl im theoretischen als auch im praxisorientierten Feld ist eine Lehr-, Anleitungs- und Lernumgebung in einem sicheren sozialen Kontext. Der Zusammenhalt im Team sowie eine wertschätzende Lehrveranstaltungs- und Teamleitung mit einem offenen Kommunikationsstil schaffen Vertrauen und bieten Sicherheit. Das Definieren gemeinsamer Lernziele und ein gelebter Dialog der Reflexion führen einerseits zur (Weiter-)Entwicklung der Institution und andererseits zur Generierung und Stärkung von Kompetenzen.

Wir möchten mit diesem Werk allen Mitwirkenden und Anleitenden im pflegerischen Praxisfeld unseren größten Respekt ausdrücken. Zur Umsetzung curricularer Inhalte benötigt es eine gelingende Praxisanleitung, um Erlerntes in den komplexen Pflegesituationen festigen zu können, und Personen, die diese Lernprozesse unterstützen.

Wir sind uns der Herausforderung und Anforderung bewusst und freuen uns, gemeinsam mit allen agierenden Personen professionelle Pflege gestalten zu können.

Wien, Jänner 2025

Mit herzlichem Dank und lieben Grüßen
Hans Peter Köllner
Sophie Loidl
Bettina M. Madleitner

1 Professionalisierung und berufliche Identität

Lernergebnisse dieses Kapitels

- Die Leser*innen haben einen Überblick über die abgehandelten Themenbereiche in diesem Fachbuch und verstehen, wie diese im wissenschaftstheoretischen Diskurs zu verorten sind.
- Die Leser*innen kennen bildungswissenschaftliche Grundbegriffe und beziehen diese auf ihr Tätigkeitsfeld als Praxisanleitende zurück.
- Die Leser*innen verstehen die gesetzlichen Rahmenbedingungen in der Praxisanleitung und kennen die bildungsbezogenen Qualifikationsmöglichkeiten.
- Die Leser*innen können die Begriffe „Profession" und „berufliche Identität" unterscheiden und tragen zur professionellen Weiterentwicklung der Praxisanleitung bei.
- Die Leser*innen analysieren und reflektieren ihre Rolle als Praxisanleitende und verbessern damit ihre Anleitungskompetenz.

1.1 Einleitung

Dieses Kapitel dient unter anderem zur Vermittlung von bildungswissenschaftlichem Grundlagenwissen und zeigt auf, welche Bedeutung dieses für die Praxisanleitung hat. Außerdem wird im Zuge dieses Kapitels der aktuelle Professionsstatus der Praxisanleitung in Österreich dargelegt. Dabei gilt es neben dem gesetzlichen Rahmen auch die professionelle Identität von Praxisanleitenden zu analysieren.

Hierfür wird das Höhlengleichnis nach Platon verwendet, um deren Rolle in Wissensvermittlung und Wissensgenerierung reflektierend aufzuarbeiten. Für die unmittelbare Umsetzung dieses Vorhabens wird in Kapitel 1.2 relevantes Hintergrundwissen für die Praxisanleitung aus der bildungswissenschaftlichen Perspektive vermittelt. In Kapitel 1.3 folgt die einführende Darstellung des gesetzlichen Rahmens, in welchen diese in Österreich eingebettet ist. Außerdem widmen wir uns der Qualifikation und Ausbildung in der Praxisanleitung. In Kapitel 1.4 werden professionsbezogene Aspekte abgebildet und es wird dargestellt, wie diese die berufliche Identität von Praxisanleitenden beeinflussen. Kapitel 1.5 widmet sich der Selbstreflexion von Praxisanleitenden, um deren professionelle Identitätsentwicklung durch strukturierte

Selbsterfahrung zu unterstützen. Leitend hierfür wird das Höhlengleichnis nach Platon sein. Da es in diesem Zusammenhang vor allem um Wissensgenerierung und -vermittlung geht, werden in Kapitel 1.5 auch die Wissensquellen der Pflegewissenschaft aufgezeigt. So soll eine theoretische Verortung in der rahmenden Wissenschaftsdisziplin gefördert werden.

1.2 Praxisanleitung aus einer bildungswissenschaftlichen Perspektive

Grundsätzlich ist festzustellen, dass viele Begrifflichkeiten im Zusammenhang mit Lehren und Lernen sowohl innerhalb der Bildungswissenschaft als auch in der Gesellschaft undifferenziert und oft auch synonym verwendet werden. Das bringt die Gefahr von Missdeutungen oder Fehlinterpretationen mit sich, was nachteilig auf die Planung und Evaluierung von Bildungsprozessen wirkt.

> Im Zuge dieses Kapitels gilt es daher, die grundlegenden Begrifflichkeiten zu Bildung und Bildungsprozessen darzulegen. Das Ziel ist es, dass Praxisanleitende ein besseres und differenziertes Verständnis erhalten, um für die notwendige begriffliche Strenge zu sorgen. Gleichzeitig wird damit die Qualität von Praxisanleitungsprozessen verbessert. Zu den zu definierenden Begriffen zählen Bildung, Wissen und Kompetenz. Außerdem werden in diesem Kapitel Fachbegriffe erläutert, die grundlegend für eine professionelle Praxisanleitung sind.

Im folgenden Text finden sich Verweise auf Folgekapitel, um Praxisanleitenden bildungswissenschaftliches Grundlagenwissen darzubieten und ihre beruflich-professionelle Entwicklung zu unterstützen.

1.2.1 Der Bildungsbegriff in der Praxisanleitung

Durch Bildung kommt es im klassisch humanistischen Verständnis zur Bündelung von individuellen Anlagen und zur Entfaltung aller menschlichen Kräfte, die zu einer idealtypischen Persönlichkeitsbildung führen. In dieser Denkhaltung stellt Bildung einen Prozess der Selbstkultivierung dar, der Körper, Geist und Seele miteinander harmonisiert. Ein lernendes Individuum wird durch Befähigen und Bestärken in Selbstzweck und Selbstverwirklichung gefördert. Dieses humanistische Ideal von Bildung bzw. der Vermittlung von Bildung bezieht sich auf Vertreter*innen des Humanismus wie Platon, Wilhelm von Humboldt, Erasmus von Rotterdam, Jean-Jacques Rousseau oder Johann Heinrich Pestalozzi (Dörpinghaus, Poenitsch, & Wigger, 2013; Gudjons & Traub, 2020; Wild & Möller, 2020).

Auf Grundlage dieses allgemeinen Bildungsideals betonen die Vertreter*innen der Kritischen Theorie (Frankfurter Schule), wie zum Beispiel Theodor Adorno oder Max Horkheimer, dass Bildung ein entscheidendes Mittel zur Emanzipation und Aufklärung darstellt. Durch Bildung werden Individuen dazu befähigt, die Gesellschaft und gesellschaftliche Strukturen kritisch zu reflektieren. Damit wird ihnen die Möglichkeit gegeben, Unterdrückung, Fremdbestimmung oder auch Manipulation zu erkennen. In weiterer Folge soll auf dieser Basis eine kritisch-reflektierte Haltung entwickelt werden, die es erlaubt, Strategien aufzubauen, um mit den Begleitumständen und Konsequenzen kompetent und verantwortungsbewusst umzugehen (Dörpinghaus et al., 2013; Terhart, 2013).

Eine weitere theoretische Strömung, die den modernen Bildungsbegriff beeinflusst hat, ist der Pragmatismus. Ein Hauptvertreter ist John Dewey, der Bildung als eine Vorbereitung auf das Leben in einer demokratischen Gesellschaft betrachtet. Durch Bildung wird gesellschaftliche Teilhabe gefördert. Das Lernen ist dabei ein erfahrungsbasierter, problemorientierter und kontinuierlicher Prozess, der sich nicht bloß auf die Aneignung von Wissen beschränkt, sondern sich auch auf die Entwicklung von Problemlösungsfähigkeiten und sozialer Kompetenz bezieht (Gudjons & Traub, 2020).

Merke: Bildung ist ein lebenslanger Prozess, der auf den Aufbau und die Entwicklung von Wissen, Kompetenzen, ethisch-moralischen Leitsätzen und kritischem Bewusstsein abzielt. Bildung erlaubt es den Menschen, persönliche Potenzialentfaltung und Selbstverwirklichung zu erleben, womit in weiterer Folge die gesellschaftliche Teilhabe gefördert wird.

Zusammenfassend lässt sich feststellen, dass Bildung ein universeller Begriff ist und von zahlreichen theoretischen Strömungen und Positionen beeinflusst wurde. Bei Bildung handelt es sich um einen vielschichtigen Prozess, der ganz allgemein auf die Aneignung von Wissen, Kompetenzen, Werten und Einstellungen abzielt. Nicht nur der Erwerb von fachlichen Qualifikationen steht im Vordergrund, sondern auch die Förderung von gesellschaftlicher Teilhabe und kritischem Denken. Durch Bildung werden alle Mitglieder einer Gesellschaft dazu befähigt und darin bestärkt, ihr eigenes Leben verantwortungsbewusst und selbstbestimmt zu gestalten. Bildung beschränkt sich dabei nicht auf formale Bildungsprozesse wie in Schule, Ausbildung oder Studium, sondern stellt einen lebenslangen Entwicklungsprozess dar.

Aus dieser Darstellung lässt sich ableiten, dass die Praxisanleitung eine bedeutende Rolle in der formalen Bildung von Auszubildenden und Studierenden einnimmt. Aber auch informelle Bildungsprozesse werden erst durch die Praxisanleitung ermöglicht. Hierzu zählen die Einschulung neuer Kolleg*innen oder die Fort- und Weiterbildung der eigenen Berufsgruppe, aber auch anderer Berufsgruppen.

Dieses Nachdenken und Reflektieren über den Bildungsbegriff an sich ist für Praxisanleitende wichtig, um sich der eigenen Überzeugungen und Erwartungen im Rahmen von Lehr- und Lernprozessen gewahr zu werden. Wild und Möller (2020) sprechen hier einerseits von der **Lehrenden-Selbstwirksamkeit**, wenn es um die Frage geht, welche Aspekte dazu führen, dass eine Lehrperson (Praxisanleitung) die Lehr-Lern-Situation als gelingend und effektiv empfindet. Andererseits werden auch **Erwartungseffekte** angeführt – darüber, welche Potenziale oder auch Schwächen Studierende und Auszubildende haben und wie diese in Lehr-Lern-Situationen sowohl positiv als auch negativ beeinflusst werden können. In den Kapiteln 1.4 (Professionalität und Identität) und 1.5 (Selbstreflexion und professionelle Identitätsbildung) sollen die hierfür notwendigen Denkprozesse angestoßen werden.

1.2.2 Der Wissensbegriff in der Praxisanleitung

Wissen ist ein zentraler Eckpfeiler in der Bildung, da es die Grundlage für Verständnis, Erkenntnis und die Fähigkeit zur Anwendung von Erlerntem innerhalb von verschiedenen Kontexten bildet. Durch Wissen werden der Aufbau von Kompetenzen, das selbstständige Hinterfragen und Reflektieren von (Vor-)Annahmen und die Entwicklung von Kreativitätspotenzialen möglich. Wissenserwerb ist nicht ausschließlich die Speicherung von Fakten und Informationen, sondern meint auch die Entwicklung von Weitsicht und umfassendem Urteilsvermögen bei der Bewältigung von Herausforderungen sowie beim Lösen von Problemen (Gudjons & Traub, 2020).

Wissen kann als die Gesamtheit von Faktenwissen, Informationen, Fähigkeiten und Fertigkeiten verstanden werden, die durch Erfahrung, Erkenntnis und Erziehung (Sozialisation) erlangt werden. Es unterstützt das Individuum beim Lösen von Problemen und führt zu einer nachhaltigen Verhaltensänderung. Der hierfür notwendige Vorgang wird auch als Lernen zusammengefasst. Es führt zu einem Wissens- und Erfahrungserwerb (Bak, 2019; Wild & Möller, 2020).

Aus einer psychologischen Betrachtungsweise heraus lassen sich zwei Hauptformen des Wissens unterscheiden: das **deklarative Wissen** (Fakten oder Wissen über komplexe Zusammenhänge) und das **prozedurale Wissen** (Wissen, wie und warum bestimmte Dinge getan werden). Eine übergeordnete Form stellt das **metakogni-**

tive Wissen dar. Es ist das Wissen über das Wissen, also Wissen auf einer höheren Abstraktionsebene. Dabei steht nicht nur das Wissen selbst im Vordergrund, sondern auch, wie es effektiv erworben und behalten werden kann, also Lern- und Erhaltungsstrategien, damit deklarative und prozedurale Wissensbestände überhaupt erst aufgebaut werden können (Wild & Möller, 2020). Abbildung 1 soll dies zusammenfassend darstellen:

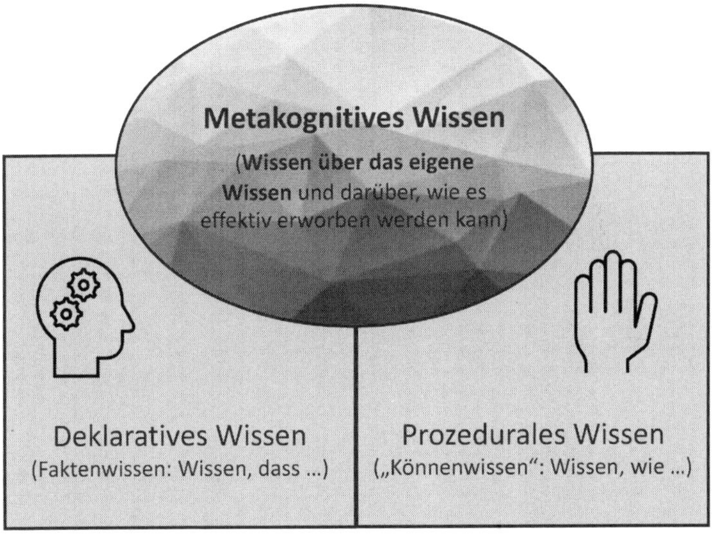

Abb. 1: Wissen und Wissensbestände in der Praxisanleitung (eigene Darstellung)

Diese Formen (deklaratives, prozedurales und metakognitives Wissen) sind eine verallgemeinerte Klassifikation zum Wissen und Wissenserwerb aus der Pädagogischen Psychologie. Shulman (1987) legt für das Wissen von Lehrer*innen (auch für Praxisanleitende) eine eigene und differenzierte Wissenstaxonomie fest:

1. Fachwissen (content knowledge): tiefgehendes Verständnis der Inhalte. Die Pflegewissenschaft ist eine legitime Instanz der wissenschaftsbasierten Wissensgenerierung.
2. Fachdidaktisches Wissen (pedagogical content knowledge): das notwendige didaktisch-methodische Wissen, um die fachlichen Inhalte in Praxisanleitungssituationen weitervermitteln zu können
3. Allgemeines Wissen der Pädagogischen Psychologie (pedagogical knowledge): Wissen darüber, wie Lehr-Lern-Situationen in der Praxisanleitung geschaffen und kontinuierlich optimiert werden können, um nachhaltigen Wissenserwerb zu ermöglichen

Diese spezielle Form des beruflich-professionellen Wissens führt zu professioneller Kompetenz, die Lehrende und Praxisanleitende dazu befähigt, eigenes Wissen, Überzeugungen, Motivation und selbstregulative Fähigkeiten gelingend miteinander abzugleichen, um für optimalen Erfahrungs- und Wissenserwerb bei den angeleiteten Lerner*innen zu sorgen (Wild & Möller, 2020).

Merke: Wissen ist die Gesamtheit der allgemein akzeptieren und durch die Wissenschaft legitimierten Fakten, Informationen, Theorien oder Regeln. Durch diesen Gültigkeitsanspruch ist das Wissen als wahr oder Wahrheit anzusehen. Wissen kann durch Erfahrung, Beobachtung oder formale Bildung erworben werden. Praxisanleitende planen den Prozess zum Erfahrungs- und Wissenserwerb, setzen ihn um und evaluieren ihn in weiterer Folge.

Zusammenfassend kann in Bezug auf den Wissensbegriff gesagt werden, dass er eine zentrale Rolle in unserer Gesellschaft einnimmt, und das über den bildungsbezogenen und akademischen Raum hinaus. Durch Wissen wird der Gesellschaft – und damit auch der Berufsgruppe der Gesundheits- und Krankenpflege als Teil dieser Gesellschaft – ein gemeinsames Verständnis für beispielsweise Geschichte, Kultur oder ethische Prinzipen und Normen gegeben, das für alle Gültigkeit hat. Die von Shulman (1987) postulierte Taxonomie des professionellen Lehrendenwissens wird auch im Zuge dieses Fachbuchs abgehandelt. Die erste Dimension, das sogenannte Fachwissen (content knowledge), bezieht sich auf das allgemeine und wissenschaftsbasierte Wissen der professionellen Gesundheits- und Krankenpflege. Kapitel 1.5.5 (Wissen, Wissensquellen und Kompetenz in der Pflegewissenschaft) widmet sich den Grundlagen und der Herkunft des wissenschaftlich basierten Wissens in der professionellen Gesundheits- und Krankenpflege. Die nächste Dimension des professionellen Lehrendenwissens nach Shulman (1987) ist das fachdidaktische Wissen (pedagogical content knowledge). Dieses Fachbuch widmet sich diesem Wissen in Kapitel 3 (Didaktik in der Praxisanleitung), wo basierend auf bestehende Theorien und Methoden ein Modell der soziokonstruktivistischen Praxisanleitung dargestellt wird. Dieses Modell soll Praxisanleiter*innen dabei unterstützen, ihre Lehr- und Lernprozesse plan- und evaluierbar zu machen. Auf die dritte Dimension nach Shulman (1987), das allgemeine Wissen der Pädagogischen Psychologie (pedagogical knowledge), wird in Kapitel 2 (Theorie des Lernens und Wissenserwerbs in der Praxisanleitung) eingegangen. Hier werden die psychologischen Grundlagen des Lernens unter Rückgriff auf lerntheoretische Positionen thematisiert und die Konsequenzen und Effekte auf Praxisanleitungssituationen diskutiert.

1.2.3 Der Kompetenzbegriff in der Praxisanleitung

Im Vorkapitel wurde das Wissen aus einer bildungswissenschaftlichen Perspektive heraus analysiert und abgebildet. In diesem Kapitel gilt es, darauf aufbauend den Kompetenzbegriff darzulegen, der aufzeigt, wie Lernende auf diese bestehenden Wissensbestände zurückgreifen und diese qualitativ und gehaltvoll einsetzen können.

Kompetenz hat sich in Zusammenhang mit Bildungsprozessen zu einem multidimensionalen Konstrukt entwickelt. Der kompetenzorientierte Bildungsansatz ist dabei eine Konsequenz der Lebens- und Arbeitsanforderungen des 21. Jahrhunderts.

Durch Kompetenzen in Bereichen kritisches Denken, Problemlösung oder Selbstorganisation werden Menschen dazu befähigt, Wissen, Fähigkeiten und Fertigkeiten sowie Einstellungen und Haltungen in verschiedenen Situationen und über verschiedene Handlungsbereiche hinweg abzurufen bzw. gelingend miteinander zu verbinden. Es geht also um die Befähigung von Menschen, komplexe Anforderungen erfolgreich zu bewältigen, indem sie kognitive Ressourcenpotenziale, handlungs- und anwendungsbezogene Werkzeuge sowie Strategien angemessen mobilisieren und umsetzen (Erpenbeck, 2012; Wild & Möller, 2020).

Gnahs (2010, S. 21) beschreibt die Kompetenz in Anlehnung an das OECD-Projekt DeSeCo (Defining and Selecting Key Competencies) folgendermaßen:

> „Eine Kompetenz ist die Fähigkeit zur erfolgreichen Bewältigung komplexer Anforderungen in spezifischen Situationen. Kompetentes Handeln schließt den Einsatz von Wissen, kognitiven und praktischen Fähigkeiten genauso ein wie soziale und Verhaltenskomponenten (Haltungen, Gefühle, Werte und Motivation). Eine Kompetenz ist also zum Beispiel nicht reduzierbar auf ihre kognitive Dimension, sie beinhaltet mehr als das."

In diesem Zusammenhang ist außerdem festzustellen, dass eine erworbene Kompetenz nicht direkt gemessen oder beobachtet werden kann. Die Kompetenz befähigt zu etwas. Die Nutzung dieses Potenzials wird als **Performanz** bezeichnet. Diese kann in weiterer Folge mit Erhebungsinstrumenten (zum Beispiel Beurteilungsbogen in der praktischen Ausbildung) gemessen werden, indem eine quantitative Zuordnung von Zahlen zu qualitativen Eigenschaftsbegriffen erfolgt (Olbrich, 2022).

Merke: Kompetent zu sein heißt, die Fähigkeit zu besitzen, kreativ und selbstorganisiert zu handeln. Kompetenz lässt sich nicht direkt beobachten oder messen. Die damit einhergehenden Fähigkeiten manifestieren sich im Handeln, in der sogenannten Performanz.

Kompetenz ist dabei aber nicht als statisch zu verstehen. Jede lernende Person verfügt über gewisse Potenziale, die sich im Zeitverlauf verändern. Das Individuum reagiert handlungsbezogen auf eine Herausforderung oder Situation. Diese Herausforderungen und Situationen wirken auf das lernende Individuum zurück (Gnahs, 2010).

Neben der Performanz ist auch der Begriff der **Qualifikation** vom Kompetenzbegriff abzugrenzen. Die beiden Begriffe werden häufig synonym verwendet. Qualifikation bezieht sich typischerweise auf die formale Anerkennung von Fähigkeiten und Wissen, das durch definierte Bildungseinrichtungen oder Ausbildungsprogramme erworben wurde. Qualifikationen werden durch Diplome, Zertifikate oder akademische Grade bescheinigt und zeigen, welche Kompetenzen erreicht wurden. Zeugnisse sind somit der Nachweis für Kompetenzen.

Der Kompetenzbegriff wird in der wissenschaftlichen Literatur unterschiedlich und sehr vielschichtig unterteilt, z. B. gibt es mathematische, digitale oder auch soziale Kompetenz. Gnahs (2010) unterscheidet vier primäre Kompetenzarten, wenn es um (Aus-)Bildungsprozesse geht:

- **Fachkompetenz:** spezifisches Wissen und Fähigkeiten, die für ein bestimmtes Fachgebiet oder eine bestimmte Tätigkeit erforderlich sind
- **Methodenkompetenz:** durch Wissen und Fähigkeiten mit effektiven Strategien auf neue Probleme und Herausforderungen reagieren können
- **Sozialkompetenz:** interpersonale Fähigkeiten wie Kommunikation, Teamarbeit oder Konfliktlösungsstrategien
- **Personale Kompetenz:** individuelle Eigenschaften wie Selbstständigkeit, Zuverlässigkeit oder Reflexionsvermögen (Gnahs, 2010)

Für die verschiedenen Bildungstypen gibt es auch Adaptierungen dieser Kompetenzarten. Im Bachelorstudium Gesundheits- und Krankenpflege der Fachhochschule Campus Wien etwa lauten sie **sozialkommunikative Kompetenzen** (gegenüber Betreuten und An- und Zugehörigen sowie dem Team), **Selbstkompetenzen**, **fachlich-methodische Kompetenzen** (pflegerische, organisationsbezogene und gesellschaftsbezogene Kompetenzen) und **wissenschaftliche Kompetenzen**. Abbildung 2 bildet diese Bereiche zusammenfassend ab:

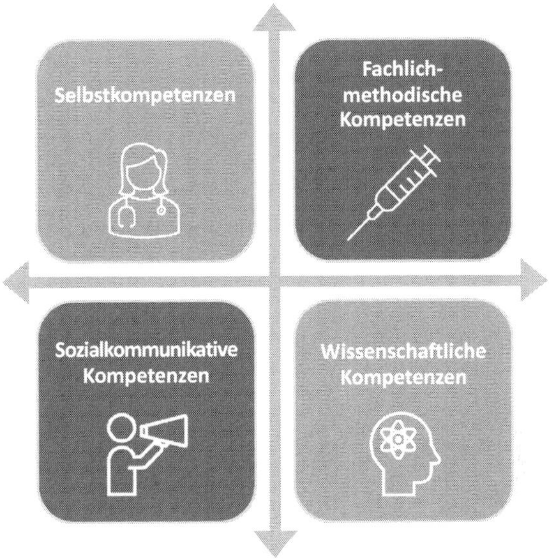

Abb. 2: Kompetenzbereiche im Bachelorstudium Gesundheits- und Krankenpflege an der Fachhochschule Campus Wien (eigene Darstellung)

Die Grundlage für die Umsetzung von kompetenzorientierter Lehre an Hochschulen – und somit auch die damit einhergehende praktische Ausbildung von Studierenden – bildet das von Biggs (1996) entwickelte Constructive Alignment. Dieses didaktische Grundlagenkonzept hat sich im Zuge der Bologna-Reform im europäischen Hochschulsystem weitgehend etabliert und rahmt die qualitätsgesicherte Umsetzung von kompetenzorientierten Curricula. Dabei ist aber festzustellen, dass dieses didaktische Rahmenmodell nicht nur im tertiären Bildungsbereich, sondern auf allen (Aus-)Bildungsstufen, wie beispielsweise auch in der Sekundarschulstufe oder Berufspädagogik, umgesetzt werden kann (Krathwohl, 2002).

Das Lernprinzip des Constructive Alignment basiert auf der Grundannahme, dass Lernen am effektivsten ist, wenn die Lehraktivität (was Lehrende/Praxisanleitende in der didaktischen Umsetzung tun), die Lernergebnisse (was Lernende nach dem Lernprozess können sollen) und die Bewertungsmethode (wie die erwarteten Lernergebnisse bewertet werden können) aufeinander abgestimmt werden. Aus dieser Grundannahme kann ein Dreischritt für die kompetenzorientierte Lehre abgeleitet werden, welcher als Dreieck visualisiert werden kann. Die einzelnen Eckpunkte sind dabei (1) die Lehr-Lern-Aktivität, (2) die Lernergebnisse und (3) die Überprüfung. Alle drei Elemente sind voneinander abhängig und bedingen sich gegenseitig. Daher sind sie für ein erfolgreiches Lehren und Lernen abzustimmen (Biggs, 1996). Abbildung 3 veranschaulicht das Dreieck des Constructive Alignment:

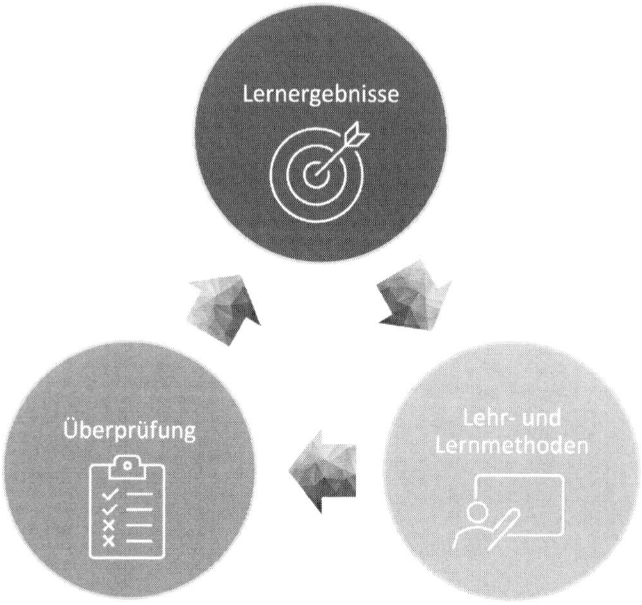

Abb. 3: Dreischritt des Constructive Alignment nach Biggs (1996)

Zusammenfassend kann – unter Rückgriff auf das von Biggs (1996) beschriebene Constructive Alignment – zum Kompetenzbegriff Folgendes festgehalten werden: Die **Lernergebnisse** stehen an der Spitze des Dreiecks. Sie geben die Ziele vor und stellen damit einen Orientierungsrahmen dar. Sie zeigen auf, über welche Kompetenzen die Angeleiteten nach einer einzelnen Anleitungssituation oder nach der gesamten Praxislernphase verfügen sollen. Lernergebnisse sind handlungs- und kompetenzorientiert, womit sie sich von klassischen Lernzielen unterscheiden. Lernziele sind Aussagen über die Ziele eines Bildungsangebotes. Lernergebnisse zeigen auf, welche Fähigkeiten, Kenntnisse und Einstellungen nach dem Lehr- und Lernprozess erreicht worden sein sollen. Lernziele repräsentieren somit das Davor durch die Definition von Zielen, während Lernergebnisse das Danach abbilden, also über welche Kompetenzen die Angeleiteten nach der Bildungsmaßnahme verfügen.

In der linken Ecke des Constructive Alignment geht es um die **Überprüfung**. Es muss ein geeignetes Prüfungsformat festgelegt werden, um den Kompetenzerwerb festzustellen. Kapitel 5 widmet sich der Evaluierung von Bildungsprozessen, wo vor allem die Beurteilung der praktischen Ausbildung durch den Qualifikationsnachweis thematisiert wird.

In der rechten Ecke des Dreiecks ist die **Lehr- und Lernmethode** verortet. Sie stellt sicher, dass der Kompetenzerwerb im Zuge der Anleitungssituation effektiv und nachhaltig vonstattengeht. In Kapitel 3.3.3 wird das für diese Fachpublikation entwickelte Modell der soziokonstruktivistischen Praxisanleitung vorgestellt, um für die Umsetzung der Lehr- und Lernmethoden einen effektiven Rahmen zur Verfügung zu stellen.

Zusammenfassend ist festzuhalten, dass durch die Berücksichtigung aller drei Ecken des Constructive Alignment ein stimmiges Gesamtensemble entsteht, welches für Qualität und Zufriedenheit aller Beteiligten in der Praxislernphase sorgt.

1.3 Gesetzlicher Rahmen und Ausbildung in der Praxisanleitung

Das folgende Kapitel soll die gesetzlichen und ausbildungsbezogenen Rahmenbedingungen kurz skizzieren. Eine genauere Ausführung – unter Rückbezug auf ethische Aspekte – erfolgt in Kapitel 4.

Im Gesundheits- und Krankenpflegegesetz (GuKG, BGBl. I Nr. 108/1997) sind in § 14 (2) bei den **pflegerischen Kernkompetenzen** des gehobenen Dienstes für Gesundheits- und Krankenpflege die Anleitung, die Begleitung und die Beurteilung von Auszubildenden festgeschrieben.

Das Tätigkeitsprofil und damit auch die gesetzliche Rahmung für die qualitätsgesicherte Umsetzung der Praxisanleitung fehlt in Österreich jedoch noch (Auböck, Haselwanter-Schneider, & Them, 2014). Die Praxisanleiter*innen stehen dadurch in einem Spannungsfeld zwischen den Erwartungen des Praxisfeldes, in dem sie selbst als Kolleg*innen mitwirken, den Angeleiteten, die ihrerseits Qualitätsansprüche für ein optimales Lernen stellen, und ihren eigenen Anforderungen an gute Anleitung. Diese Umstände provozieren Rollenkonflikte und verursachen Frustrationspotenziale, die eine gelingende Praxisanleitung hemmen.

Ein weiterer Aspekt in diesem Zusammenhang ist, dass Praxisanleitende in ihrer Tätigkeit oft ausschließlich auf das Wissen und die Kompetenzen der eigenen Ausbildung oder des Studiums beschränkt sind. Durch diese Wissens- und Erfahrungsdefizite entstehen weitere Spannungsbereiche für Praxisanleitende, was ihre pädagogische Aufgabe anbelangt (Atkins & Williams, 1995).

Um die durch Wissensdefizite entstehenden Spannungs- und Bedarfsbereiche vorausschauend zu adressieren und für mehr Qualitätssicherung zu sorgen, wurde die Praxisanleitung in Österreich durch eine ausbildungsbezogene Verordnung gesetzlich gerahmt. Diese Weiterbildung zur Praxisanleitung ist in § 64 des GuKG geregelt und muss zumindest 160 Stunden umfassen.

Merke: Für die Praxisanleitung ist eine Weiterbildung entsprechend § 64 des GuKG definiert. Eine einheitliche, kontinuierliche, flächendeckende und gesetzlich verankerte Umsetzungsstrategie fehlt jedoch noch im Praxisfeld.

Bajer und Pfabigan (2022) schreiben in ihrem Ergebnisbericht zum Thema „Lehraufgaben in der Pflege", dass die Praxisanleitung ein vereinheitlichtes und standardisiertes Qualifikationsprofil benötigt, das in § 17 des Gesundheits- und Krankenpflegegesetzes als Spezialisierung „Lehraufgaben in der Pflege(praxis)" definiert werden müsste. Damit können Praxisanleitende ihrer Rolle als Bindeglied zwischen Ausbildungs- und Praxisinstitution vollumfänglich nachkommen, da sie die praktische Ausbildung sicherstellen. Hierfür ist aber die strukturelle Verankerung notwendig, die beispielsweise ihre Ausbildung, zeitliche Ressourcen oder das Stellen- und Aufgabenprofil sicherstellt.

Neben diesen gesetzlichen und ausbildungsbezogenen Rahmenbedingungen müssen auch das professionsbezogene Profil und die Identität von Praxisanleiter*innen bestärkt werden. Das nächste Kapitel soll sich diesem Umstand widmen.

1.4 Professionalität und Identität

Professionalität und berufliche Identität stehen in enger Verbindung. Sie wirken beeinflussend, bedingend und gegenseitig verstärkend aufeinander. Professionalität bezieht sich auf Verhaltensweisen, Einstellungen und Eigenschaften, die Personen auszeichnen, wenn sie einen Beruf ausüben. Die berufliche Identität hingegen ist das Selbst einer Person in Bezug auf ihre berufliche Tätigkeit.

Merke: Professionelle Identität in der Praxisanleitung basiert auf einer Gesundheits- und Krankenpflege, die sich als Profession versteht und es den Professionist*innen erlaubt, ein befähigendes berufliches Selbstbild zu entwickeln. Die Gesamtheit der einzelnen Selbstbilder wirkt wiederum auf die Profession der Gesundheits- und Krankenpflege zurück, wodurch ein positiver Rückkopplungseffekt entsteht.

Eine gefestigte berufliche Identität fördert professionelles Verhalten. Umgekehrt trägt Professionalität dazu bei, das berufliche Selbstbild zu definieren und zu festigen. Damit kann, wie bei Gerlach (2013) angeführt, von professioneller Identität gesprochen werden. Die gelebte Professionalität der Praxisanleitung wird durch das eigene Vorwissen und der Bewertung von Vorerfahrungen, gesetzlichen Rahmenbedingungen und definierten Lernzielangeboten des Praxislernortes maßgeblich beeinflusst (siehe Abbildung 4). Die folgenden beiden Kapitel sollen diesen Umstand unter Rückbezug auf das Tätigkeitsfeld von Praxisanleiter*innen abbilden.

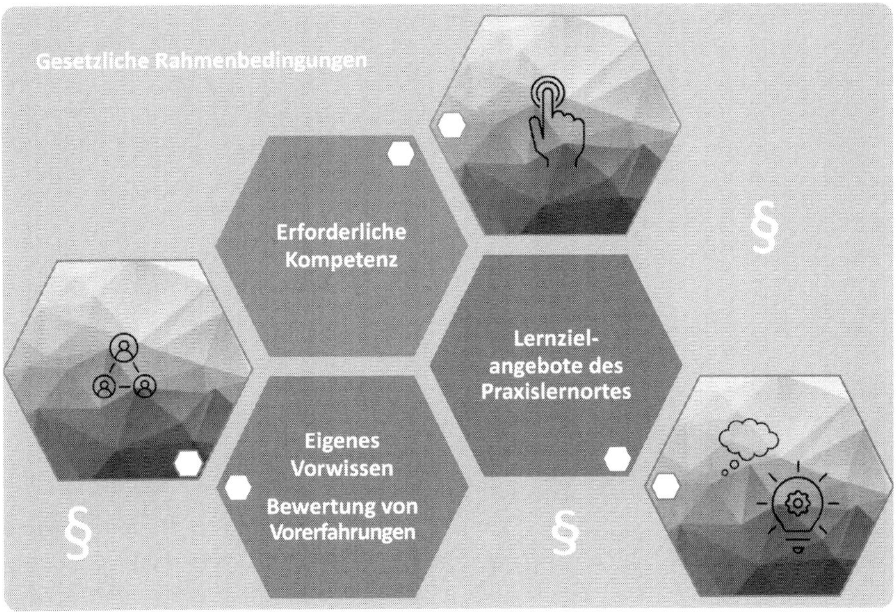

Abb. 4: Einflussgrößen im Rahmen der Praxisanleitung

1.4.1 Professionalität in der Praxisanleitung

Der Begriff Profession wird heute inflationär verwendet. Oft sind damit auch klassische handwerkliche Berufe, wie zum Beispiel Tischler*in oder Mechaniker*in, gemeint, obwohl es sich dabei nicht um Professionen im engeren Sinne handelt. Von einer Profession wird dann gesprochen, wenn ein Berufsstand durch bestimmte Merkmale definiert ist und in der Gesellschaft ein Handlungsmonopol und eine Alleinstellung aufweist (Kurtz, 2005).

Klassische und etablierte Professionen wären zum Beispiel Mediziner*in oder Anwält*in. Die Gesundheits- und Krankenpflege befindet sich, wie beispielsweise auch Lehrer*innen oder die Soziale Arbeit, in einem Prozess hin zur beruflichen Professionalisierung (Terhart, 2013).

Zu den Merkmalen von Professionen zählen nach Horn (2016) oder Mieg (2003):

- **Akademisch spezialisiertes Wissen:** Professionen verfügen über eine disziplineigene Wissenschaft, die wissenschaftlich fundiertes Wissen bedarfsorientiert zur Verfügung stellt. Dieses Wissen wird durch staatlich reglementierte akademische Ausbildungen erworben und in einem regen Theorie-Praxis- und Praxis-Theorie-Transfer im Zuge von Fort- und Weiterbildungen weiterentwickelt. Diese Selbstverpflichtung zur Fort- und Weiterbildung findet in lebenslangem Lernen und in der Bereitschaft zur Aktualisierung und Verbesserung des Fachwissens Niederschlag. Um den dafür notwendigen Transfer gelingend im Berufsstand zu institutionalisieren, dienen sogenannte Academic-Practice-Partnerships zwischen Hochschulen und Praxisfeld, wie bei Spoelstra, Kaiser und Vanderkooi (2019) beschrieben. Praxisanleitende bilden hier in Zukunft eine bedeutende Schnittstelle, wodurch sie ihr Tätigkeitsprofil im professionsbezogenen Rollenverständnis nachschärfen werden müssen.

- **Berufsständische Organisation:** Professionen haben eine Interessenvertretung in Form von Kammern oder Berufsverbänden. Diese vertreten die Interessen ihrer Mitglieder auf politischer und gesellschaftlicher Ebene und regulieren die Aus- und Weiterbildung. Damit in Verbindung steht eine Lizensierung, die den Zugang zur Berufsausübung reglementiert, um für Sicherheit und Qualität zu sorgen. In Österreich steht hierfür das Gesundheitsberuferegister zur Verfügung, das von der Arbeitskammer verwaltet wird. Eine Registrierung ist für die Ausübung eines Gesundheitsberufes, wie auch der Gesundheits- und Krankenpflege, zwingend notwendig. Als Interessensvertretung für die professionelle Gesundheits- und Krankenpflege dient des Weiteren der Österreichische Gesundheits- und Krankenpflegeverband (ÖGKV). In diesem Berufsverband gibt es auch eine spezifische Bundesarbeitsgemeinschaft für Praxisanleitung, die sich mit den diesbezüglichen Agenden befasst. Auf internationaler Ebene ist hier der International Council of Nurses (ICN) anzuführen, der die globalen Interessen von professionell Pflegenden vertritt.
- **Berufsethik:** Mitglieder einer Profession sind an einen Kodex mit ethischen Richtlinien und Berufsstandards gebunden, die für das Handeln in der Berufspraxis leitend und rahmend wirken. Damit soll auch die Integrität der Profession bestärkt und ihr gesellschaftliches Vertrauen und Ansehen gesteigert werden. Der oben angeführte International Council of Nurses definiert im ICN-Ethikkodex die grundlegenden ethischen Prinzipien und Werte für Pflegepersonal weltweit. Dieser Kodex stellt den Referenzrahmen in Österreich wie auch in anderen europäischen Ländern dar.
- **Autonomie und Gestaltungsfreiheit:** Professionen sind dahingehend gekennzeichnet, als dass sie ihre Tätigkeit mit einer hohen Eigenständigkeit ausführen und die Befugnis haben, eigenverantwortliche Entscheidungen zu treffen.
- **Gesellschaftlicher Auftrag und hohes öffentliches Ansehen:** Professionen erfüllen in der Regel eine integrale gesellschaftliche Funktion bzw. kommen einem wichtigen gesellschaftlichen Bedarf nach. Durch diesen Umstand sind sie in den meisten Fällen unverzichtbar für das friedvolle Zusammenleben und stellen Garanten der Zivilisation dar. Damit einhergehend ergibt sich eine hohe gesellschaftliche Anerkennung, die zu einem professionellen Status führt und sich in der professionellen Identität ausdrückt. Diesen Umstand gilt es im folgenden Teil noch weiter auszudifferenzieren.

1.4.2 Berufliche Identität in der Praxisanleitung

Die berufliche Identität (vocational identity) ist ein Teil der Gesamtidentität einer Person und bezieht sich auf das Bewusstsein, das Verständnis und die innere Auffassung einer Person in Bezug auf ihre Rolle und ihre Position innerhalb eines definierten Berufsfeldes (Fischer, 2013). Gerlach (2013) führt in diesem Zusammenhang an, dass die Konzepte von „beruflicher Identität" und „professioneller Identität" sowohl in der berufs- als auch in der professionssozilogischen Debatte weitgehend ohne theoretische Bezüge zum Grundkonzept der Identität geführt werden. Damit mangelt es in weiterer Folge an begrifflicher Strenge, was zu Unschärfen in der wissenschaftstheoretischen und der fachsprachlichen Verwendung führt.

Für das Tätigkeitsfeld von Praxisanleitenden ist aber zunächst wichtig, dass sich zwei Formen von Identität unterscheiden lassen, und zwar eine individuelle und eine kollektive. Die individuelle Identität kann als eine persönlichkeitsbezogene Reaktion des Individuums auf einen lebenslang anhaltendenden Prozess von Entwicklung und Anpassung verstanden werden. Die kollektive Identität bezieht sich auf eine übergeordnete Organisation oder ein Team und stellt einen referenzierenden Orientierungsrahmen für alle Mitglieder dar (Gerlach, 2013).

Für die Praxisanleitung hat die professionelle Identität folgende Implikationen:

- **Sinn und Richtschnur:** Die professionelle Identität ermöglicht es den Praxisanleitenden zu verstehen, wer sie in ihrem beruflichen Wirkungsbereich sind und welche (karrierebezogenen) Ziele sie erreichen können bzw. sollten.
- **Steigerung von Motivation und Engagement:** Eine starke berufliche Identität führt zu einer erhöhten Bindung zum Beruf und zur beruflichen Tätigkeit. Diese steigert wiederum das Engagement, das Selbstwirksamkeitserleben und die Zufriedenheit der Praxisanleitenden.
- **Unterstützung von Resilienz:** Die berufliche Identität weist Resilienz-Eigenschaften auf, da sie es den Praxisanleitenden ermöglicht, die Anpassungsfähigkeit bei der Bewältigung von beruflichen Herausforderungen zu steigern.
- **Schaffung von Zugehörigkeitsgefühl:** Die Identifikation mit der Berufsgruppe bzw. dem beruflichen Aufgabengebiet der Praxisanleitung erzeugt ein Gefühl von Zughörigkeit und Gemeinschaft, was wiederum zu mehr Resilienz und Sicherheit für das Team führt.
- **Professionelle Außenwirkung:** Die professionelle Identität beeinflusst, wie die Pflegeperson im Zuge der Praxisanleitung von Angeleiteten, Kolleg*innen oder Vorgesetzten wahrgenommen wird, und steigert somit das berufliche Ansehen und Prestige.

Mit dieser Darstellung endet dieses Unterkapitel, in dem die professionelle Identität unter Rückbezug auf das spezifische Tätigkeitsfeld der Praxisanleitung abgebildet wurde. Das nächste Kapitel soll darauf basierend aufzeigen, wie der Prozess der professionellen Identitätsbildung durch Selbstreflexion vorteilhaft beeinflusst werden kann.

1.5 Selbstreflexion und professionelle Identitätsbildung

Im folgenden Kapitel wird das Höhlengleichnis nach Platon vorgestellt. Dabei wird dessen Bedeutung für die Praxisanleitung erläutert, um die Selbstreflexion von Praxisanleitenden zu fördern und zur gelingenden Professionalisierung beizutragen. Im Besonderen gilt es dabei aufzuzeigen, welche Rolle Praxisanleitende im Wissens- und Erkenntniserwerb anderer Personen einnehmen. Darauf bezugnehmend erfolgt in den weiteren Unterkapiteln eine Darstellung zum Pflegeprozess sowie von Wissen und Wissensquellen in der Pflegewissenschaft, um Praxisanleitenden ein differenziertes Verständnis ihrer Profession zur Verfügung zu stellen. Im Besonderen gilt es durch dieses Vorgehen das Spannungsfeld zwischen normativ-paternalistischer Fremdbestimmung, also wie etwas zu sein hat, und gelingender Autonomie- und Selbstbestimmungsförderung und -übertragung, das mit (Aus-)Bildungsprozessen einhergehen kann, zu analysieren.

1.5.1 Das Höhlengleichnis nach Platon

Das Höhlengleichnis ist eines der bekanntesten Lehrstücke des griechischen Philosophen Platon. Es entstammt seinem Werk „Politeia" (griechisch für „der Staat"), das ungefähr 380 Jahre vor unserer Zeitrechnung entstanden ist. Die folgende Ausführung basiert auf der Übersetzung des Stückes von Krapinger (2017) und der Interpretation nach Benner und Stępkowski (2011).

Im Gleichnis erzählt Platon von Menschen, die in einer höhlenartigen unterirdischen Behausung leben. Diese Menschen sind von Geburt an so gefesselt, dass sie nur auf die Wand vor sich blicken können. Eine Veränderung der Position bzw. ein Umdrehen ist nicht möglich. Hinter ihnen brennt ein Feuer und zwischen dem Feuer und den Gefesselten befindet sich ein Weg, entlang dessen eine kleine Mauer errichtet wurde.

Hinter der Mauer tragen andere Menschen allerlei Gegenstände vorbei. Darunter Statuten von Menschen und Tieren, die aus Stein und Holz gefertigt sind und über die Mauer hinausragen. Aufgrund des Feuers werfen diese Gegenstände Schatten an die Wand, die die Gefesselten sehen können. Da sie nichts anderes als die Schatten sehen, halten sie diese für die Realität. Die Geräusche, die die Träger*innen der Gegenstände machen, erreichen die Ohren der Gefesselten, die daher annehmen, die Geräusche kämen von den Schatten an der Wand. Für die Gefesselten ist diese Schattenwelt die einzige bekannte Realität. Die Beobachtenden können jedoch sehen, dass es sich dabei nur um eine Illusion bzw. eine künstlich erschaffene Realität handelt.

Platon fährt fort sich vorzustellen, was passieren würde, wenn eine*r der Gefesselten befreit würde und sich umsehen könnte. Zunächst wäre das direkte Licht des Feuers schmerzhaft in seinen*ihren Augen und er*sie hätte Schwierigkeiten, die wirklichen Gegenstände, von denen er*sie ein Leben lang nur Schatten gesehen hatte, als solche zu erkennen. Wenn die befreite Person aus der Höhle geführt würde, wäre das Licht der Sonne noch schmerzhafter und sie könnte zunächst gar nichts mehr erkennen.

Mit der Zeit würde sie sich jedoch an das Licht gewöhnen und beginnen, die Welt außerhalb der Höhle zu erkunden. Zunächst einmal über das Bekannte aus dem eigenen Erfahrungshorizont, wie durch Schattenabbildungen oder Spiegelbilder im Wasser, in weiterer Folge aber auch die Gegenstände selbst. Schließlich würde die Person auch den Himmel und die Sonne betrachten können – nicht nur als Schattenverursacherin oder Reflexion im Wasser, sondern als wahre Gestalt als Himmelskörper.

Die Sonne verkörpert in diesem Gleichnis das Gute und die wahre Erkenntnis. Die befreite Person würde erkennen, dass die Sonne die Ursache für alles ist, was sie um sich herum sieht. Die Sonne wird als notwendig für die Erkenntnis wahrgenommen.

Nach dieser Art der universellen Erleuchtung würde die befreite Person Mitleid mit den Gefangenen empfinden und wieder in die Höhle hinabsteigen, um sie von ihren Ketten zu befreien. Allerdings wäre es für die Person zunächst schwierig, sich wieder an die Dunkelheit zu gewöhnen, und die Gefangenen würden ihre unbeholfenen Versuche, sich im Dunkeln zu bewegen, belächeln. Wenn die ehemalige gefangene Person nun versuchen würde, von der anderen und wahren Realität zu erzählen, würden die anderen Gefangenen diese Schilderung ob ihrer eingeschränkten Erfahrung und ihres mangelnden Wissens nicht verstehen und in Zweifel ziehen. Unter Umständen würden sie sie zum Selbstschutz auch ins Lächerliche ziehen. Würde die befreite Person die Gefangenen befreien, damit sich diese selbst überzeugen können, so könnten sie sich gegen sie richten, sie verletzen oder gar töten.

Das Höhlengleichnis ist eine sehr alte Metapher aus dem antiken Griechenland. Es zeigt aber sehr aktuelle Schwierigkeiten auf, die im Zusammenhang mit der Suche nach Wahrheit, mit Erkenntniserwerb und Wissensgenerierung stehen. Die Höhle symbolisiert dabei die limitierten Wahrnehmungskapazitäten des Menschen. Die Ketten stehen für die Beschränkungen des Menschen in der Wahrnehmung seiner Realität. Außerdem werden damit auch (Vor-)Urteile des Menschen symbolisiert, die mit dem Erkennen und der Erkenntnis dieser Realität in Verbindung stehen. Die Sonne repräsentiert die Erkenntnis und die Idee des Guten, die Platon als eine Art von universeller Realität ansieht und die bedingend für Wahrheit und Vernunft ist.

Durch das Höhlengleichnis zeigt Platon auf, dass die meisten Menschen nur ein Schattenbild der Wirklichkeit wahrnehmen (können). So wie die gefesselten Höhlenbewohner*innen die Schatten für die Realität halten, nehmen die Menschen oft auch ihre physische Welt als die einzige Realität wahr, ohne zu verstehen, dass es noch eine andere Ebene der Wahrheit gibt bzw. geben kann. Platon versteht dies als gedankliche Idee über das Wesen und die Art der wahren Realität.

Diese Ideenlehre nach Platon besagt, dass unsere erdachten Ideen das eigentlich Reale darstellen, während die Dinge, die wir mit unseren Sinnen wahrnehmen können, nur unvollkommene Abbilder dieser Ideen sind, die erst zu Ende gedacht bzw. verstanden werden müssen. Das Höhlengleichnis betont diese Sichtweise, indem es aufzeigt, dass die Wirklichkeit, die wir mit unseren Sinnen wahrnehmen können, nur ein unvollkommenes Abbild einer höheren und für unser Vorstellungsvermögen abstrakten Wirklichkeit ist.

Die Botschaft des Gleichnisses ist somit sehr tiefgründig und deutet an, dass menschliche Erkenntnis das Ergebnis eines schwierigen und mitunter auch schmerzhaften Entwicklungsprozesses ist, der auf Selbstreflexion, Infragestellung und Streben nach besserem Verständnis beruht. Platon warnt in diesem Zusammenhang vor den Gefahren des Dogmatismus (starres, unkritisches Festhalten an Anschauungen oder Lehrmeinungen) und der menschlichen Ignoranz. Damit zeigt er auf, wie wichtig es ist, offen für neue und alternative Perspektiven zu sein. Menschen sollten ihre Weltanschauung ständig hinterfragen und auch bereit sein, diese im Anlassfall zu ändern.

Platon sieht die Philosoph*innen (im modernen Verständnis die Lehrer*innen oder Praxisanleitenden) in der Verantwortung, die gefesselten Menschen dabei zu unterstützten, aus der Höhle zu entkommen, um Erkenntnis in Form von Wahrheit und Wahrhaftigkeit zu erlangen. Hierfür müssen sie aber in die Höhlen der Ignoranz oder des Dogmatismus hinabsteigen und den noch Gefesselten das Feuer der Erleuchtung anbieten. Dies stellt aber keine einfache Aufgabe dar, da diese Menschen oft an ihren Überzeugungen festhalten und sich gegen eine neue Weltansicht – die ihre eigene Ansicht, die ihnen Sicherheit gibt, infrage stellt – wehren.

Abschließend lässt sich feststellen, dass das Höhlengleichnis eine zeitlose und kraftvolle Allegorie ist, die Menschen dazu anregt, über die Natur von Wissen, Realität und Existenz nachzudenken. Zentral ist dabei die Frage, inwieweit die Wahrnehmung der Menschen durch ihre (Lebens-)Umstände eingeschränkt ist und inwieweit sie bereit sind, über diese Limitationen hinauszugehen, um eine tiefere und universelle Erkenntnis bzw. ein tiefes Wahrheitsverständnis zu erlangen. Das Höhlengleichnis stellt das Kernstück der platonischen Philosophie und einen der einflussreichsten Beiträge zum westlichen Denken über die Natur der Wirklichkeit und des menschlichen Erkenntnisvermögens dar. Im folgenden Teil gilt es, das Höhlengleichnis systematisch auf seine Bedeutung für Praxisanleitende aufzuarbeiten, um zu deren gelingender Selbstreflexion beizutragen.

1.5.2 Das Höhlengleichnis nach Platon und seine Bedeutung für die Praxisanleitung

Das Höhlengleichnis nach Platon hat besondere Bedeutung für Menschen, die mit Lernenden zu tun haben und Lehr- und Lernprozesse gestalten, somit auch für Praxisanleitende der Gesundheits- und Krankenpflege.

Mit dem Höhlengleichnis gehen bildungsbezogene Themen wie Illusion von Wirklichkeit, Unwissenheit, Beschränkung menschlicher Erkenntnis, Widerstand gegenüber Erkenntnis, Wahrheitsfindung und Erleuchtung einher. Zentral im Gleichnis sind die metaphorischen Schattenprojektionen, die eine eingeschränkte bzw. verzerrte Wahrnehmung der Realität bedingen, was Einfluss auf das Erkennen der Wahrheit und das Wahrheitsverständnis von Menschen hat (Benner & Stępkowski, 2011).

Merke: Das Höhlengleichnis nach Platon ist eine Metapher für Praxisanleitende im Rahmen ihres pädagogischen Auftrages, Lernende mit begrenztem, oberflächlichem Verständnis hin zu tieferem, kritischem Denken und zu Erkenntnis zu führen.

Praxisanleitende tragen das Feuer der Erleuchtung mit sich, müssen aber mitunter damit rechnen, dass sie auf Widerstände treffen. Um ihrer Aufgabe und Funktion trotzdem nachkommen zu können, sind sie zur professionellen Selbstreflexion angehalten. Basierend auf dem Höhlengleichnis nach Platon wären das die folgenden Themenbereiche:

- **Erkenntnistheoretische Grundlagen:** Das Höhlengleichnis soll ein Bild von der Natur des Wissens und der Erkenntnis zur Verfügung stellen und deren Grenzen begreifbar machen. Praxisanleitende müssen sich bewusst sein, welche Limitationen sich daraus ergeben, was die Möglichkeiten des Verstehens bzw. die damit einhergehenden Möglichkeiten des Lernens anbelangt. Dieses Bewusstsein ist grundlegend, um kritisches Denken und vertieftes Verständnis von Lernenden zu fördern.
- **Bedeutung von (Aus-)Bildung:** Das Gleichnis schreibt der Bildung eine transformative Kraft zu. Bildung zielt dabei nicht bloß darauf ab, Informationen zu vermitteln. Wissen und Wissensgenerierung tragen dazu bei, das Bewusstsein zu erweitern, und führen zu einer grundlegenden Veränderung der Wahrnehmung und des Verständnisses der Welt. Das ist insofern von Bedeutung, als damit die Profession Gesundheits- und Krankenpflege weiterentwickelt werden kann. Praxisanleitende leisten einen unschätzbaren Beitrag zu diesem Veränderungsprozess.

- **Rolle als „Erleuchter*innen“:** Praxisanleitende stellen im Verständnis des Höhlengleichnisses die befreiten Gefangenen dar, die zur Höhle zurückkehren, um die anderen zu befreien. Sie haben die Aufgabe, Lernende aus dem „Schattenreich“ des Unwissens zu führen, und unterstützen sie dabei, ein tieferes und besseres Verständnis der Welt und damit auch der Gesundheits- und Krankenpflege zu erlangen.
- **Widerstände im Zuge von Bildungsprozessen entgegenwirken:** Das Höhlengleichnis zeigt auch, dass Wissen und Erkenntnis oft auf Widerstand stoßen. Praxisanleitende sind dazu angehalten, sich dieser Herausausforderungen bewusst zu sein und Strategien zu entwickeln, um mit Abwehrhaltungen und Unverständnis von Lernenden umgehen zu können.
- **Reflexion der eigenen Anleitungspraxis:** Selbstreflexion und Bereitschaft zur kontinuierlichen Veränderung sind zentral im Verständnis des Höhlengleichnisses. So wie die Praxisanleitenden Lernende erleuchten, müssen sie auch bereit sein, sich selbst auf den lebenslangen Prozess des „Erleuchtetwerdens“ einzulassen.
- **Förderung von Autonomie und Autonomieübertragung:** Das Höhlengleichnis betont die Bedeutung von Autonomie und Selbststeuerung in Lernprozessen. Praxisanleitende ermutigen die Lernenden dazu, selbstständige und kritische Denker*innen zu werden, die sich auf die Suche nach der „Sonne“ begeben, anstatt sich mit „Schattenbildern“ zufriedenzugeben.
- **Ethische Dimension:** Die Verantwortung der Praxisanleitenden, Wissen, Prinzipien und Werte zu vermitteln, wird durch das Höhlengleichnis betont. Dabei wird aufgezeigt, dass es nicht ausreicht, Wissen und Informationen zu vermitteln. Praxisanleitende sind dazu angehalten, auch ethische Prinzipien und Werte zu vermitteln, damit die Lernenden die Nadel ihres moralischen Kompasses verantwortungsbewusst ausrichten und die „Fackel der Erleuchtung“ weitergeben können.

1.5.3 Einfluss von epistemologischen Überzeugungen der Praxisanleitenden

Das im Vorkapitel abgehandelte Höhlengleichnis nach Platon zeigt den Praxisanleitenden aus einer philosophischen Betrachtungsweise heraus auf, mit welchen Problemen sie im Zuge der Wissensvermittlung konfrontiert werden können. Es stellt ihnen aber auch eine Möglichkeit zur Verfügung, sich selbst auf ihrer Suche nach Wahrheit und Erkenntnis zu reflektieren. Im pädagogisch-wissenschaftlichen Verständnis wird hier von der Objektivierung von subjektiven Vorstellungen, was Wissen ist und wie dieses vermittelt werden kann, gesprochen.

Nach Wild und Möller (2020, S. 26) werden *„unter epistemologischen Überzeugungen (‚epistemological beliefs') […] die Annahmen einer Person über die Natur des Wissens verstanden. Epistemologische Überzeugungen bezeichnen also subjektive Vorstellungen über die Objektivität, die Richtigkeit, die Aussagekraft oder die Herkunft von Wissen."*

Merke: Epistemologische Überzeugungen sind tief verwurzelte Annahmen darüber, wie Wissen definiert wird, woher es stammt und wie es legitimiert wird. Diese Überzeugungen prägen daher sowohl die Art und Weise, wie Praxisanleitende Wissen, Fähigkeiten und Fertigkeiten vermitteln, als auch die Art, wie die Lernenden das Wissen aufnehmen und verarbeiten.

Praxisanleitende müssen im Zusammenhang mit ihren eigenen epistemologischen Überzeugungen folgende Aspekte reflektieren:

- **Eigenschaft und Natur des Wissens:** Hier geht es um die Frage, ob Wissen als feststehend und verbindlich oder als veränderlich angesehen wird. Wissen strebt zwar eine universell gültige Eigenschaft an, ist aber trotzdem einer dynamischen und kontextabhängigen Welt ausgesetzt. Damit kann es niemals als absolut angesehen werden, sondern nähert sich immer nur einem absoluten Zustand an.
- **Quellen des Wissens:** In diesem Zusammenhang geht es darum, woher das Wissen stammt und welche Arten von Wissen es gibt. Wissen kann beispielsweise von Autoritäten wie der Scientific Community durch Bücher, Fachzeitschriften oder Fachvorträge kommen. Gleichzeitig kann Wissen auch subjektiv vom Lernindividuum konstruiert werden. Im Sinne der epistemologischen Überzeugung gilt es, die beiden Wissensquellen in einen Konsens zu bringen.
- **Legitimierung von Wissen:** Hier geht es darum, wie entschieden wird, welches Wissen als legitim anzusehen ist. Im Kern geht es um das kritische Denken. Man verlässt sich auf empirische Beweise, logische Argumentation oder die Meinung einer Autorität. Jeder Zugang im Rahmen der Legitimierung von Wissen kann sinnstiftend sein und Gültigkeit haben.
- **Möglichkeiten von Wissenserwerb:** Mit den epistemologischen Überzeugungen geht auch einher, ob und inwieweit Menschen Wissen erwerben können oder auch sollen. Hier gilt es zu hinterfragen, ob es Grenzen dessen gibt, was wir wissen können. Außerdem gilt es auch zu hinterfragen, ob es immer notwendig bzw. sinnstiftend ist, alles zu wissen.

Wenn Praxisanleitende sich in Bezug auf diese epistemologischen Überzeugungen reflektieren, schärfen sie nicht nur ihr professionelles Kompetenzprofil, sondern leisten auch einen wertvollen Beitrag zur Qualität von Anleitungssituationen.

In diesem Kapitel wurde aufgezeigt, dass die Natur des Wissens von verschiedenen Menschen durchaus unterschiedlich aufgefasst bzw. verstanden werden kann. Es wurde die epistemologische Überzeugung von Praxisanleitenden, was Wissen und Wissensgenerierung angeht, abgehandelt, um sich diesem Phänomen auf verständnisbezogener Ebene anzunähern. Jedoch kann nicht nur jeder Mensch eine subjektive Vorstellung darüber haben, was Wissen ist – auch jede wissenschaftliche Disziplin hat verschiedene epistemologische Zugänge, was die Definition ihrer Wissensbestände angeht. Die folgenden Kapitel sollen diesen Umstand unter Rückbezug des Pflegeprozesses und der zugrundeliegenden Wissensquellen in der Pflegewissenschaft näher erläutern.

1.5.4 Praxisanleitung und Systematik des Pflegeprozesses

Ziel der hochschuldidaktischen Ausbildung der Gesundheits- und Krankenpflege ist die Erlangung von beruflicher Handlungskompetenz. Ein Zusammenspiel zwischen dem Lernort Hochschule und dem Lernort Praxis sowie eine selbstbewusst auftretende und professionelle Berufsgruppe sind unerlässlich.

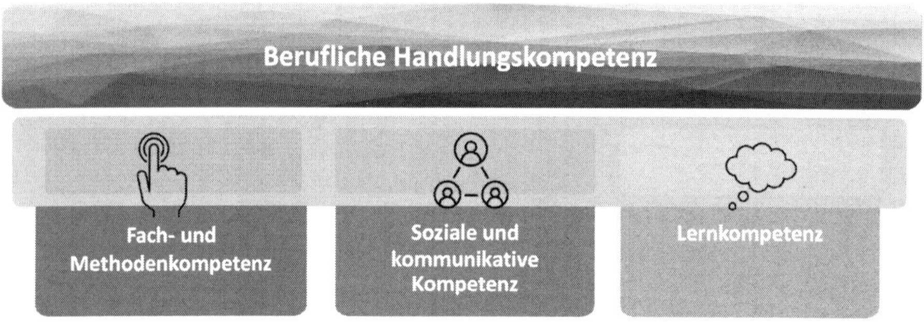

Abb. 5: Hochschuldidaktische Anleitung in Bezug auf den Kompetenzerwerb (eigene Darstellung)

Eine gelingende Praxisanleitung im hochschuldidaktischen Setting kann in der Systematik des Pflegeprozesses zusammenfassend dargestellt werden (siehe Abbildung 6).

(1) Informationssammlung und Orientierung: Im Curriculum definierte Lernergebnisse mit theoretischen und praktischen Anteilen stellen das Fundament dar. Eingegrenzt von gesetzlichen Rahmenbedingungen und der entsprechenden Ausbildungsverordnung startet der Prozess mit einer Orientierungsphase. Das Sich-Orientieren und das Einholen von Informationen sind für alle Lernorte eine wertvolle Basis. Theoretische Inhalte verbunden mit Trainings in Funktionsräumen können mit Praxislernphasen sinnvoll unterstützt werden. Die Voraussetzung für einen gelingenden Lernprozess im theoretischen und im praxisorientierten Feld ist

eine Lehr-, Anleitungs- und Lernumgebung in einem sicheren sozialen Kontext. Der Zusammenhalt im Team und eine wertschätzende Teamleitung mit einem offenen Kommunikationsstil schaffen Vertrauen und bieten Sicherheit (Peplau, 1991; Alfaro-LeFevre, 2001).

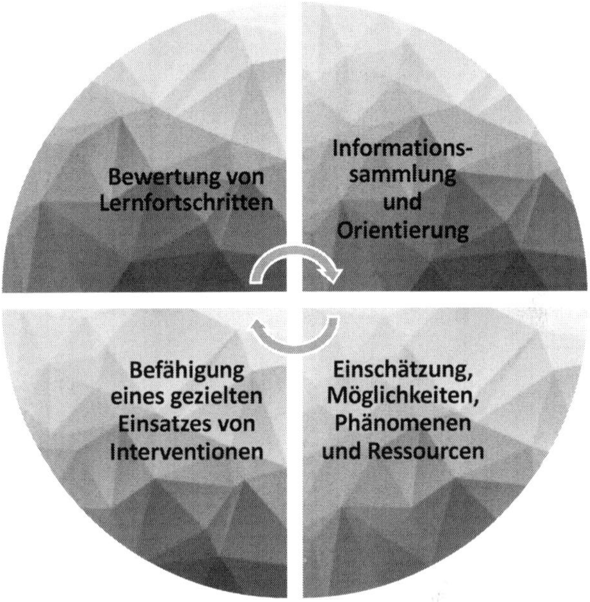

Abb. 6: Zusammenspiel Pflegeprozess und Praxisanleitung

(2) Einschätzen von Möglichkeiten, Phänomenen und Ressourcen: Lernorte können entsprechend ihres Aufgabenspektrums unterschiedliche Lernziele definieren und anbieten. Das eigene Rollenverständnis zu entwickeln und in komplexen Pflegesituationen zu leben, stellt für Auszubildende eine Herausforderung dar. Die gesetzliche Bestimmung, diverse Lernorte kennenzulernen und die Praxislernphase in unterschiedlichen Settings zu erleben, vervollständigt das professionelle Rollenverständnis. Das Definieren gemeinsamer Lernziele und ein gelebter Dialog der Reflexion führen einerseits zur (Weiter-)Entwicklung der Institution und andererseits zur Entwicklung und Stärkung von Kompetenzen. Die gemeinsam definierten Ziele im Praxisfeld führen zur **(3) Befähigung zum gezielten Einsatz von Interventionen:** Die Lernorte präklinisches (inkl. Rehabilitatives- und Langzeitsetting) und klinisches Setting trainieren bereits erprobte Interventionen der theoretischen Lernsequenzen und erweitern diese durch Adaptionen in individuellen Situationen und direkten Pflegesequenzen. **Die (4) Bewertung von Lernfortschritten** ist eine notwendige Ergänzung zur Selbst- und Fremdeinschätzung in der theoretischen Lernphase. Reflexionsgespräche nach durchgeführten Pflegeinterventionen im Rahmen des Pflegeprozesses oder der ungeplanten professionellen Pflege sowie die Pflegeberatung ermöglichen einen Kompetenzzuwachs und führen in weiterer Folge in die Phase der Orientierung und Informationssammlung über (Peplau, 1991; Alfaro-LeFevre, 2001).

1.5.5 Wissen, Wissensquellen und Kompetenz in der Pflegewissenschaft

In Kapitel 1.2 (Praxisanleitung aus einer bildungswissenschaftlichen Perspektive) wurde der Wissens- und Kompetenzbegriff allgemein und aus einer bildungswissenschaftlichen Perspektive heraus analysiert und in Kapitel 1.5.4 mit dem Pflegeprozess in Verbindung gebracht. In diesem Kapitel 1.5.5 gilt es – unter Rückbezug auf die in den vorhin angeführten Kapiteln dargelegten Inhalte –, Wissen, Wissensquellen und Kompetenz im Verständnis der Pflegewissenschaft diskutierend abzubilden. Das ist insofern wichtig, als Praxisanleitende für ihre Tätigkeit immer auf die Wissens- und Erkenntnisbestände beider Disziplinen zurückgreifen müssen, um ihrer Aufgabe vollumfänglich nachkommen zu können. Dieser Umstand wird in Kapitel 3 (Didaktik in der Praxisanleitung) nochmals aufgebarbeitet. In der Didaktik geht es darum, optimale Lehr- und Lernprozesse zu planen, durchzuführen und zu evaluieren. Hier wird einerseits auf bildungswissenschaftliches Wissen im Rahmen der sogenannten allgemeinen Didaktik zurückgegriffen, andererseits auf die sogenannte Fachdidaktik, die in der Planung, Durchführung und Evaluierung von Lehr- und Lernprozessen auf Wissen und Erkenntnisse sowohl der Bildungs- als auch der Pflegewissenschaft zurückgreift.

Der Begriff Wissen lässt sich auf den lateinischen Begriff *scientia* zurückführen und steht in Verbindung mit Erkenntnis und Erleuchtung, was auch in der englischen Bezeichnung *science* (Wissenschaft) Niederschlag findet. Durch die Wissenschaft wird unter Anwendung von systematischen Methoden ein sogenannter Body of Knowledge (akademischer Wissenskörper) erschaffen, der zum Verständnis über die Natur, die Welt und die darin stattfindenden sozialen Prozesse beitragen soll (Parahoo, 2014).

Dieses Wissen entsteht durch die individuelle Sicht einzelner Personen auf die Welt und beruht auf individuellen Erfahrungen dieser Personen (Chinn & Kramer, 1996). Professionell Pflegende – und damit auch Praxisanleitende – greifen für ihr praktisches Handeln auf unterschiedliche Wissensbestände zurück. Der Vorgang dieses Rückgriffs kann bewusst gesteuert werden oder auch unbewusst stattfinden. Des Weiteren ist festzustellen, dass sich die Wissensquellen nach ihrer Qualität in **strukturiert** (logische Schlussfolgerung und regelgeleitetes Forschen) und **unstrukturiert** (Intuition, Erfahrung, Versuch und Irrtum, Tradition und Autorität) unterteilen lassen (Mayer, 2019).

Chinn und Kramer (1996) identifizieren **vier grundsätzliche Wissensquellen**, die handlungsleitend für das pflegepraktische Feld sind:

1. **Empirisches Wissen**: gilt als wissenschaftlich abgesicherte, Hypothesen überprüfende und objektivierbare Fakten schaffende Wissensquelle
2. **Intuitives Wissen**: Wissensquelle, wo auf einverleibtes Wissen und Gefühl zurückgriffen wird, um spontane Entscheidungen zu treffen
3. **Persönliches Wissen**: Wissensquelle, die auf Erfahrung durch bewusste oder unbewusste Wahrnehmung der Umgebung und der Interaktion innerhalb dieser Umgebung basiert
4. **Ethisches Wissen**: die moralische Komponente des Wissens, wo auf Werte und Normen zurückgegriffen wird, um Entscheidungen zu treffen, die vertretbar und verantwortbar sind, da sie den eigenen Wertevorstellungen entsprechen

Bei diesen Wissensquellen gibt es keine Priorisierung nach Wichtigkeit. Nur ihr Zusammenspiel im Zuge der Pflegepraxis ermöglicht es professionell Pflegenden, umsichtige, ganzheitliche und nachhaltige Entscheidungen für ihr professionelles Handeln zu treffen (Chinn & Kramer, 1996; Mayer, 2019).

Merke: Professionell Pflegende greifen auf unterschiedliche Wissensquellen (empirisches, intuitives, persönliches und ethisches Wissen) zurück, um evidenzbasierte, ethisch begründete und nachhaltige Entscheidungen zu treffen, die zu einer pflegerischen Qualität führen, mit der sich alle am Versorgungsprozess beteiligten Personen identifizieren können.

Neben diesen Wissensquellen gibt es eine weitere für die Pflegewissenschaft relevante Form des Wissens, das **evidenzbasierte Wissen**. Dieses spezielle Pflegewissen wird durch das sogenannte Evidence-based Nursing generiert, implementiert und evaluiert und zielt darauf ab, die professionelle Pflegepraxis evidenzbasiert zu rahmen (Polit & Beck, 2017).

Behrens und Langer (2016, S. 25) definieren Evidence-based Nursing als *„die Nutzung der derzeit besten wissenschaftlich belegten Erfahrungen Dritter im individuellen Arbeitsbündnis zwischen Pflegebedürftigen oder einzigartigem Pflegesystem und professionell Pflegenden"*. Aus dieser Definition lassen sich, ähnlich wie auch vorhin bei Chinn und Kramer (1996) angeführt, Wissensquellen identifizierten. Im Besonderen sind das zwei Wissensquellen (interne und externe Evidenz) und im weiteren Verständnis zwei die evidenzbasierte Pflegepraxis beeinflussende Aspekte (Kontextbedingungen und Patient*innenpräferenzen). Die folgende Aufzählung soll diese Aspekte zusammenfassend darlegen und beschreiben:

- **Interne Evidenz** (Wissensquelle: Erfahrung der professionell Pflegenden)
- **Externe Evidenz** (Wissensquelle: wissenschaftlich abgesichertes Wissen)
- **Patient*innenpräferenzen** (Vorstellungen, Erfahrungen und Wünsche der Versorgten)
- **Kontextuelle und umgebungsbedingte Einflussfaktoren** (zum Beispiel gesetzliche Vorgaben, ökonomische Limitationen)

Abbildung 7 soll die Zusammenhänge dieser Wissensquellen und kontextuellen Rahmenbedingungen in der evidenzbasierten Pflegepraxis veranschaulichen:

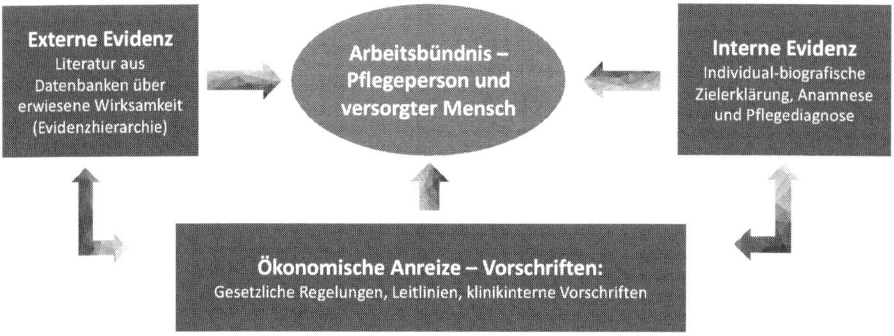

Abb. 7: Evidence-based Nursing im klinischen Alltag (Darstellung in Anlehnung an Behrens & Langer, 2016)

Dieses breitere Verständnis einer evidenzbasierten Pflegepraxis führt zu einem nachhaltigen Arbeitsbündnis zwischen professioneller Pflegeperson und versorgtem Menschen und dessen An- und Zugehörigennetzwerk. Diese Form von Pflegequalität ist aber nicht nur auf die Individualversorgung beschränkt. Evidenzbasierte Pflegeentscheidungen können im Zuge des Pflegeprozesses auf Individualebene getroffen werden (Mikroebene). Außerdem ist es durch ein solches Vorgehen möglich, evidenzbasierte Handlungsleitlinien auf organisationaler Ebene zu implementieren und auf ihre Effektivität hin zu evaluieren (Mesoebene). Aber auch auf nationaler Ebene können bindende Handlungsempfehlungen zur Steigerung der Pflegequalität festgelegt werden (Makroebene) (Behrens & Langer, 2016).

Wie aus der bisherigen Darstellung ableitbar ist, hat das persönliche Wissen von Pflegepersonen, ob Erfahrung, Intuition oder interne Evidenz, besondere Bedeutung für eine gelingende professionelle Pflegepraxis.

Dieses Wissen beruht aber auf einen lebenslangen Entwicklungs- und Reifungsprozess. Benner (2001) postuliert in ihrem Werk „From Novice to Expert" unter Rückgriff auf Hubert Dreyfus ein fünf Stufen umfassendes Modell der Pflegekometenzentwicklung. Diese Stufen sind:

- **Stufe 1: Anfänger*in** (Novice): Begrenzte Erfahrungspotenziale. Klare Struktur und Anleitung sind nötig, um Aufgaben erfüllen zu können.
- **Stufe 2: Fortgeschrittene*r Anfänger*in** (Advanced Beginner): Erste Erfahrungen wurden bereits gesammelt und Muster und Zusammenhänge können unter Anleitung erkannt werden. Erste selbstständige Übernahme von Tätigkeiten ist möglich. Bei komplexeren Aufgaben ist aber vermehrte Anleitungsunterstützung nötig.
- **Stufe 3: Kompetente Pflegeperson** (Competent): Auf dieser Stufe können Erfahrungen und Wissen situationsadäquat abgerufen werden, um Probleme zu lösen. Komplexe Zusammenhänge können analysiert und verstanden werden, was in weiterer Folge das Setzen von Prioritäten möglich macht.
- **Stufe 4: Erfahrene Pflegeperson** (Proficient): Ein tiefes Verständnis für die Zusammenhänge innerhalb komplexer Pflegesituationen wurde entwickelt. Dieses Wissen und diese Erfahrung können in verschiedenen Kontexten abgerufen und zur Problemlösung herangezogen werden.
- **Stufe 5: Pflegeexpert*in** (Expert): Die höchste Stufe der Kompetenz. Professionell Pflegende verfügen über umfassende Erfahrung und tiefes intuitives Verständnis von Gesundheits- und Krankenpflege. Komplexe Situationen können schnell, effektiv und zur Zufriedenheit aller Beteiligten gemeistert werden. Durch Pflegeexpert*innen wird die Pflegequalität maßgeblich verbessert und weiterentwickelt (Benner, 2001).

Abbildung 8 stellt die Stufen der Pflegekompetenzentwicklung nach Benner (2001) dar:

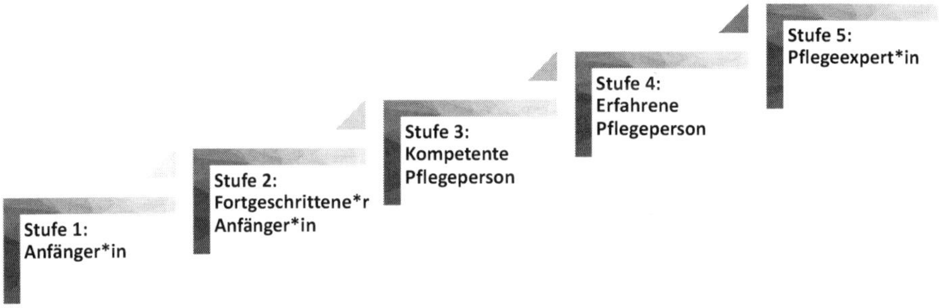

Abb. 8: Stufen der Pflegekompetenzentwicklung (Darstellung in Anlehnung an Benner, 2001)

Kaiser (2001) spricht außerdem noch von eine*m reflektiertem*r Expert*in, der*die als Stufe sechs das Modell nach Benner (2001) erweitern würde. Das wäre insofern notwendig, als auch bei erlangtem Expert*innenstatus eine übergeordnete Kompetenzstufe nötig sei, die auch eine kompetenzorientierte Weiterentwicklung möglich mache.

1.6 Zusammenfassung

Professionalisierung ist ein Prozess der beruflichen (Weiter-)Entwicklung, der darauf abzielt, spezifische Fähigkeiten und Fertigkeiten, Wissen und Expertise in einem bestimmten Berufs- oder Aufgabenfeld zu erwerben. Dadurch wird ein Zustand von professioneller Identität erreicht, der für Praxisanleitende strukturierend, rahmend und stabilisierend in der eigenen Profession, gegenüber anderen Berufsbildern und der Gesellschaft wirkt. Grundlegend für diesen Entwicklungsprozess ist die Fähigkeit, Wissen abzurufen und in kompetenter Art und Weise in der Anleitungspraxis anzuwenden. Zusätzlich bedarf es der fortwährenden Bereitschaft und Fähigkeit, sich selbst zu reflektieren und das eigene professionelle Verhalten zu adaptieren. Das Höhlengleichnis nach Platon stellt in diesem Zusammenhang eine geeignete Metapher dar, damit Praxisanleitende ihre eigenen epistemologischen Überzeugungen hinterfragen und dadurch sowohl ihre eigene Kompetenz in der Wissensvermittlung ständig verbessern als auch die Wissensgenerierung der von ihnen angeleiteten Personen optimal unterstützen können. Das fünfstufige Kompetenzmodell nach Benner (2001) bietet die Möglichkeit, diesen Entwicklungsprozess zu rahmen. Wichtig dabei ist für die Praxisanleitenden, ihre eigenen Wissensquellen der Pflegewissenschaft zu reflektieren und diese gelingend im Zuge der Praxisanleitungssituationen zu kombinieren und zu nutzen.

Literaturverzeichnis

Alfaro-LeFevre, R. (2001). *Applying Nursing Process. A Step-By Step Guide* (5. Auflage). Lippincott.

Atkins, S., & Williams, A. (1995). Registered nurses' experiences of mentoring undergraduate nursing students. *Journal of Advanced Nursing, 21*(5), 1006–1015.

Auböck, U., Haselwanter-Schneider, A., & Them, C. (2014). Die Rolle von Praxisanleitern und Praxisanleiterinnen in der klinisch-praktischen Ausbildung von österreichischen Pflegestudierenden. *Pflege & Gesellschaft, 19*(3), 251–267.

Bajer, M., & Pfabigan, D. (2022). *Qualifikationsprofil für die Spezialisierung „Lehraufgaben in der Pflege" – Ergebnisbericht* (2. Auflage). Gesundheit Österreich.

Bak, P. M. (2019). *Lernen, Motivation und Emotion: Allgemeine Psychologie II – das Wichtigste, prägnant und anwendungsorientiert.* Springer. https://doi.org/10.1007/978-3-662-59691-3

Behrens, J., & Langer, G. (2016). *Evidence-based nursing and caring* (4. Auflage). Hogrefe.

Benner, D., & Stępkowski, D. (2011). Die Höhle als Metapher zur Beschreibung von Bildungsprozessen – eine Studie zur Transformation von Platons Höhlengleichnis in bildungstheoretisch relevanten Diskursen. In O. Zlatkin-Troitschanskaia (Hrsg.), *Stationen Empirischer Bildungsforschung – Traditionslinien und Perspektiven.* VS Verlag für Sozialwissenschaften – Springer Fachmedien Wiesbaden.

Benner, P. (2001). *From Novice to Expert: Excellence and Power in Clinical Nursing Practice.* Prentice Hall.

Biggs, J. (1996). Enhancing Teaching through Constructive Alignment. *Higher education, 32*(3), 347–364. https://doi.org/10.1007/BF00138871

Chinn, P. L., & Kramer, M. K. (1996). *Pflegetheorie: Konzepte-Kontext-Kritik*. Ullstein Mosby.

Dörpinghaus, A., Poenitsch, A., & Wigger, L. (2013). *Einführung in die Theorie der Bildung*. Wissenschaftliche Buchgesellschaft.

Erpenbeck, J. (2012). *Der Königsweg zur Kompetenz. Grundlagen qualitativ-quantitativer Kompetenzerfassung*. Waxmann.

Fischer, R. (2013). *Berufliche Identität als Dimension beruflicher Kompetenz: Entwicklungsverlauf und Einflussfaktoren in der Gesundheits- und Krankenpflege*. wbv.

Gerlach, A. (2013). *Professionelle Identität in der Pflege: Akademisch Qualifizierte zwischen Tradition und Innovation*. Mabuse.

Gnahs, D. (2010). *Kompetenzen. Erwerb, Erfassung, Instrumente*. Bertelsmann.

Gudjons, H., & Traub, S. (2020). *Pädagogisches Grundwissen: Überblick – Kompendium – Studienbuch* (13. Auflage). Julius Klinkhardt, UTB.

GuKG. *Gesundheits- und Krankenpflegegesetz*. https://www.ris.bka.gv.at/GeltendeFassung.wxe?Abfrage=Bundesnormen&Gesetzesnummer=10011026

Horn, K.-P. (2016). Profession, Professionalisierung, Professionalität, Professionalismus – Historische und systematische Anmerkungen am Beispiel der deutschen Lehrerausbildung. *Zeitschrift für Pädagogik und Theologie, 68*(2), 153–164. https://doi.org/doi:10.1515/zpt-2016-0017

Kaiser, H. (2001). Die „Stufen der Pflegekompetenz" von P. Benner aus Sicht der Wissenspsychologie. *Skripten der Lehrerweiterbildung am Bildungszentrum für Gesundheitsberufe Kanton Solothurn* (2).

Krapinger, G. (2017). *Platon – Der Staat*. Reclam Universal-Bibliothek.

Krathwohl, D. R. (2002). A Revision of Bloom's Taxonomy: An Overview. *Theory Into Practice, 41*(4), 212–218. https://doi.org/10.1207/s15430421tip4104_2

Kurtz, T. (2005). *Die Berufsform der Gesellschaft*. Velbrück Wissenschaft.

Mayer, H. (2019). *Pflegeforschung anwenden: Elemente und Basiswissen für das Studium* (5. Auflage). Facultas.

Mieg, H. (2003). Problematik und Probleme der Professionssoziologie In H. Mieg & M. Pfadenhauer (Hrsg.), *Professionelle Leistung – Professional Performance. Positionen der Professionssoziologie* (S. 11–46). UVK.

Olbrich, C. (2022). *Pflegekompetenz* (4. Auflage). Hogrefe.

Parahoo, K. (2014). *Nursing research: principles, process and issues*. Bloomsbury.

Peplau, H. E. (1991). *Interpersonal Relations in Nursing*. Springer.

Polit, D. F., & Beck, C. T. (2017). *Nursing research: Generating and assessing evidence for nursing practice* (10. Auflage). Lippincott Williams & Wilkins.

Shulman, L. (1987). Knowledge and teaching: Foundations of the new reform. *Harvard educational review, 57*(1), 1–23.

Spoelstra, S. L., Kaiser, J., & Vanderkooi, M. (2019). Building an Academic-Practice Partnership to Support Doctor of Nursing Practice Projects. *Journal of Nursing Education, 58*(9), 530–533. https://doi.org/doi.org/10.3928/01484834-20190819-06

Terhart, E. (2013). *Erziehungswissenschaft und Lehrerbildung*. Waxmann.

Wild, E., & Möller, J. (2020). *Pädagogische Psychologie* (3. Auflage). Springer.

2 Theorie des Lernens und Wissenserwerbs in der Praxisanleitung

Lernergebnisse dieses Kapitels

- Die Leser*innen verstehen den Lernprozess im Allgemeinen und leiten daraus Handlungsrichtlinien für ihre Praxisanleitungskompetenz ab.
- Die Leser*innen wägen vergleichend ab, wie die Konzepte von Lerntypen, Lernstilen und Metakognition vorteilhaft in Anleitungssituationen Anwendung finden können.
- Die Leser*innen greifen auf lerntheoretisches Wissen zurück und integrieren es in ihre Anleitungspraxis.
- Die Leser*innen unterscheiden verschiedene lerntheoretische Positionen und reflektieren in Bezug darauf ihre Rolle als Praxisanleitende.
- Die Leser*innen verstehen den Einfluss von Volition, Motivation und Disziplin auf den Lernprozess und integrieren diese Aspekte in die Praxisanleitung.

2.1 Einleitung

Dieses Kapitel dient dazu, relevante lerntheoretische Positionen der Pädagogischen Psychologie unter Rückbezug auf das Tätigkeitsfeld von Praxisanleitenden abzubilden. Zunächst gilt es dafür den Prozess des Lernens allgemein zu skizzieren, indem Definitionen analysiert werden und ihre Bedeutung für die Praxisanleitung reflektiert wird. Darauf aufbauend wird das individuelle Lernen unter Rückbezug auf Lerntypen, Lernstile und die Metakognition näher erläutert. Dann werden die wichtigsten lerntheoretischen Strömungen und ihre Bedeutung für die Praxisanleitung mit praktischen Umsetzungsstrategien dargelegt. In weiterer Folge gilt es, die Rolle von Praxisanleitenden im Zuge dieser Lernprozesse reflexiv aufzuarbeiten. Außerdem werden Volition, Motivation und Disziplin erläutert.

2.2 Was passiert beim Lernen?

Lernen wird von Gudjons und Traub (2020, S. 220) aus einer pädagogischen Betrachtungsweise heraus als ein *„wertneutraler Begriff [definiert]. Es geht um die Kennzeichnung von Änderungen […] menschlicher Verhaltensdispositionen, die durch Verarbeitung von Erfahrung erklärt werden können."*

Dieser Definition folgend kann zunächst festgestellt werden, dass das Lernen von der Erziehung abgegrenzt werden muss. Die Erziehung widmet sich der Anpassung an ein gewünschtes Verhalten, während das Lernen auf die reflektierte Änderung von Verhaltensdispositionen abzielt. Für das gelingende Lernen bedarf es somit auch eines anderen Rollenverständnisses zwischen lernender Person und der Praxisanleitung. In der Erziehung gilt dieses als weitgehend determiniert, da gewünschtes Verhalten durch die lehrende Person vorgegeben und bei Nichteinhaltung auch sanktioniert wird. Damit geht auch eine festgelegte Machthierarchie einher. Um aber erfolgreiches Lernen zu gewährleisten, bedarf es der Autonomieübertragung und Selbstbestimmung der Lernenden. Diese lernatmosphärischen Bedingungen sind von Praxisanleitenden herzustellen, um die Voraussetzung für gelingendes Lernen gewährleisten zu können.

Außerdem gilt es, unter Rückbezug auf die in der Einleitung präsentierten Definition des Lernens die Erfahrungsverarbeitung zu hinterfragen. Erfahrungserwerb passiert auf einer höchst individuellen Ebene. Praxisanleitende sind aber gefordert, den individuellen Wissenserwerb mit einer objektivierbaren Leistungsfeststellung in Einklang zu bringen, damit die Beurteilung einer Praxislernphase erfolgen kann. Somit entsteht ein Spannungsbereich für die Praxisanleitenden – sie müssen etwas höchst Individuelles verallgemeinernd beurteilen. Ein ständiger Prozess der Selbstreflexion und die Bereitschaft zur Verbesserung der eigenen Anleitungskompetenz ist daher notwendig, um die Herausforderungen dieses Spannungsfeldes adressieren zu können.

Gegenüber der pädagogischen Definition nach Gudjons und Traub (2020) definieren Gerrig und Zimbardo (2018, S. 200) ihre Definition des Lernens aus psychologischer Sicht als einen *„erfahrungsbasierten Prozess, der in einer relativ konsistenten Änderung des Verhaltens oder der Verhaltenspotenziale resultiert"*.

Dieser Definition folgend ist zunächst festzustellen, dass ein Lernvorgang *prozesshaft vonstattengeht und auf Erfahrung* beruht. Die Erfahrung beruht auf der Aufnahme einer Information, deren Verarbeitung und Bewertung. Darauf aufbauend kommt es zu einer Reaktion auf die Umwelt, in der die Lernsituation stattfindet. Eine mögliche Reaktion wäre beispielsweise die Bewusstwerdung eines Erfahrungspotenzials. Die Wiederholung dieser auf Erfahrung beruhenden Reaktionen führt zu einer Abspeicherung im Gedächtnis. Dieses abgespeicherte Erfahrungswissen kann reaktiviert werden und führt zu Verhaltenspotenzialen, die die Lernenden einsetzen können, um auf gleiche, aber auch neue Anforderungen der Umwelt zu reagieren. Somit kommt es zu einem inflationären Wachstum der Erfahrungs- und Wissensbestände, die als Gedächtnis zusammengefasst werden können (Gerrig & Zimbardo, 2018).

Der Lernprozess selbst kann weder beobachtet noch unmittelbar durch diagnostische Instrumente nachgewiesen werden, sondern zeigt sich durch Performanz, also in Form von Leistung. Für die Leistungsfeststellung kann somit immer nur auf das unmittelbare Verhalten in Form von Performanz und Leistung zurückgegriffen werden. Auf eine mögliche Verhaltensänderung durch den Lernprozess kann somit nur indirekt geschlossen werden, wenn Leistungsfeststellung oder Leistungsbeurteilung zur Anwendung kommen (Gerrig & Zimbardo, 2018).

Merke: Lernen passiert implizit (verdeckt) und kann nicht direkt beobachtet oder gemessen werden. Zur Leistungsfeststellung müssen daher standardisierte Bewertungsinstrumente, wie zum Beispiel ein Qualifikationsnachweis, herangezogen werden. So kann der implizite Lernvorgang explizit als Performanz (Leistung) nachgewiesen werden.

Als letzten Aspekt – bezugnehmend auf die psychologische Definition des Lernens – muss noch auf die sogenannte *relativ konsistente Änderung* von Verhalten oder Verhaltenspotenzialen eingegangen werden.

Das Ziel von Lernprozessen ist die permanente Verhaltensänderung. Wird beispielsweise Radfahren einmal erlernt, so sollte es möglich sein, ein Leben lang auf das Erfahrungswissen zurückzugreifen. Bei fehlender Übung können einmal erworbenes Wissen, Fähigkeiten oder Fertigkeiten aber auch wieder auf das Ausgangsniveau zurücksinken, zum Beispiel bei Fremdsprachen oder dem Spielen von Musikinstrumenten. Wiederholung und Übung sind damit die Garanten für den Lernerfolg, benötigen aber Motivation, Volition und Disziplin von den Lernenden. In diesem Zusammenhang gilt es, auch auf das Vergessen hinzuweisen. Dieses hat beim Lernen auch eine Funktion, nämlich das Gehirn vor Überlastung zu schützen. Das Gehirn erinnert sich nur an Inhalte, die in regelmäßigen Abständen wiederholt und damit auch gebraucht werden (Gerrig & Zimbardo, 2018).

Diese theoretischen Überlegungen gilt es im folgenden Teil exemplarisch auf den Lern- und Erfahrungsprozess zur subkutanen Injektionsapplikation umzulegen:

- Wissen wird zunächst durch Informationsbereitstellung erworben. Das passiert durch theoretisches Grundlagenwissen, beispielsweise aus pflegerelevanten Bezugswissenschaften wie der Anatomie oder der Pharmakologie.
- Da es bei der subkutanen Injektion um eine praktische Fertigkeit geht, gilt es, den weiteren Erfahrungserwerb durch Demonstration zu gewährleisten. Das kann beispielsweise im Zuge von Trainings am sogenannten 3. Lernort

passieren. Hier werden, basierend auf dem theoretischen Grundlagenwissen, Erfahrungsprozesse gemacht, damit die Voraussetzungen für professionelles Verhalten geschaffen werden können.

- Im Praxisfeld wird dann theoretisches Grundlagenwissen mit bereits vorhandenen Verhaltenspotenzialen der angeleiteten Demonstrationssequenz abgeglichen, damit – begleitet durch Praxisanleitende – ein entsprechendes professionelles Verhalten im Zuge der subkutanen Injektion an den versorgten Personen umgesetzt werden kann.
- Neben Feedback und Reflexion durch die Praxisanleitenden ist es auch wichtig, das neu erworbene Wissen konsequent zu wiederholen, um für eine Sicherung zu sorgen. Zudem können darauf aufbauend auch neue Lern- und Erfahrungsprozesse initiiert werden. Auf die Erfahrungswerte kann für weitere Lernprozesse zurückgegriffen werden, zum Beispiel für die intramuskuläre Injektion.
- Sind die ersten Applikationen gut umgesetzt worden, geht es für die Lernenden darum, zu befähigten Anwender*innen zu werden. Hier müssen sie fähig werden, auf komplexe Begleitumstände, wie zum Beispiel Angst oder eine gesteigerte Schmerzsensitivität von Patient*innen, vorausschauend und wendig zu reagieren, damit sie sich auch in diesen Situationen professionell verhalten können.
- Wird das handlungsbezogene professionelle Verhalten im Zuge der subkutanen Injektion über längere Zeit nicht angewendet, kann ein angeleitetes Wiedererlernen notwendig werden. Praxisanleitende haben den Auftrag, entsprechende Lern- und Erfahrungsprozesse, zum Beispiel bei Wiedereinsteiger*innen in den Pflegeberuf, zu begleiten, damit diese wiederum zu befähigten Anwender*innen werden.

Der hier beschriebene Lernvorgang ist beispielhaft und betont allgemein gehalten. Es lässt sich aber feststellen, dass ihm unterschiedliche Arten und Variationen des Lernens zugrunde liegen. Die wichtigsten lerntheoretischen Grundlagen, Lerntypen, Lernstile und was es mit der Metakognition auf sich hat, gilt es in den folgenden Kapiteln näher zu erläutern.

2.3 Lerntypen, Lernstile und Metakognition für ein gelingendes Lernen

Die Kategorisierung der Lernenden in unterschiedliche Lerntypen oder Lernpersönlichkeiten soll dazu beitragen, dass Praxisanleitende möglichst vorteilhafte Lernstrategien für einen optimalen Wissenserwerb der Lernenden einsetzen können.

In diesem Kapitel werden die Lerntypen nach Vester (1997), die unterschiedlichen Lernstile von Kolb (1984) und die bei Hasselhorn und Artelt (2018) beschriebenen metakognitiven Lernstrategien näher erläutert, die Praxisanleitende dabei unterstützen können, Lernsituationen zu optimieren.

Vester (1997) unterscheidet vier grundlegende Lerntypen: den **visuellen**, den **auditiven**, den **haptisch-motorischen** und den **kommunikativ-intellektuellen**. Abbildung 9 soll diese Lerntypen veranschaulichen:

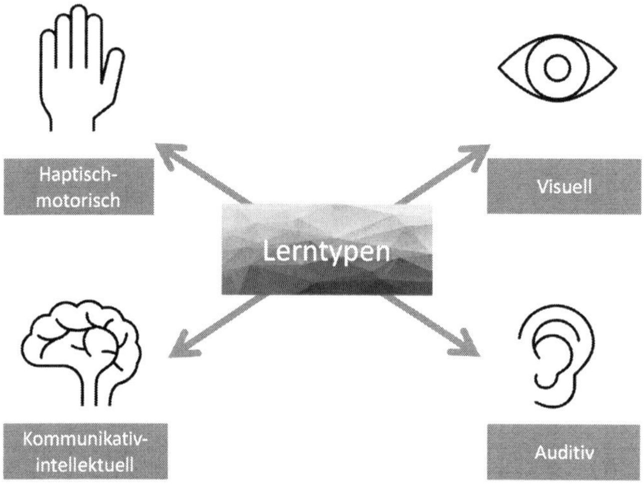

Abb. 9: Lerntypen nach Vester (1997)

Der *visuelle Lerntyp* nutzt den Sinneskanal des Sehens in Form von Bildern, Diagrammen oder Grafiken, um seinen Wissenserwerb zu strukturieren. Der *auditive Lerntyp* greift im Zuge des Wissenserwerbs auf gesprochene Inhalte, Ton oder Musik zurück. Der *Haptisch-motorische Lerntyp* bevorzugt das Tasten, Bewegung und praktische Handlungen zum Lernen. Der *kommunikativ-intellektuelle Lerntyp* generiert Wissen durch Diskussionen und reflexiven Austausch. Die meisten Menschen sind nicht auf einen Lerntyp beschränkt, sondern sind Mischtypen (Vester, 1997).

Das Lerntypenmodell nach Vester (1997) ist ein simples Übersichtsmodell, das Praxisanleitende dabei unterstützt, unterschiedliche Förderbedarfe und Ressourcenbereiche von Lernenden im Zuge des Wissenserwerbs einzuschätzen. Trotzdem gilt das Modell als nicht mehr zeitgemäß und steht in der zeitgenössischen pädagogischen Diskussion in teils heftiger Kritik. So wird angeführt, dass die Aufnahme von Information über verschiedene Sinneskanäle nicht gleichbedeutend mit verarbeitendem Lernen ist. Zudem konnten die Lerntypen empirisch nicht zufriedenstellend nachgewiesen werden, womit es an wissenschaftlichen Beweisen fehlt. Außerdem werden weder das Vorwissen noch die Motivation der Lernenden berücksichtigt (Daumiller & Wisniewksi, 2022; Willingham, Hughes, & Dobolyi, 2015). Trotz der Kritik findet das Modell nach wie vor weite Verbreitung. Der Einsatz kann mit der folgenden Begründung gerechtfertigt werden: Das Modell kann Praxisanleitende in der Wahl einer passenden didaktischen Vermittlungsstrategie unterstützen. Sie können in der Anleitungssituation auf mehrere unterschiedliche Sinneskanäle zurückgreifen. Damit wird Abwechslung gewährleitstet und gleichzeitig einer Bevorzugung von einzelnen Lerntypen entgegengewirkt.

Wie Vester (1997) aber schon selbst feststellt, gibt es auch sogenannte Mischtypen, da sich die Typen oft nicht trennscharf voneinander abgrenzen lassen. Kolb (1984) führt in diesem Zusammenhang aus, dass Lernende über vorteilhaftere und weniger vorteilhafte Strategien für den Wissenserwerb verfügen. Er klassifiziert auf diesem Gedanken aufbauend vier unterschiedliche Lernstile, die jede lernende Person beim Lernen durchlaufen sollte:

- **Entdecker*innen (Divergierender Lernstil)**: Die Lernenden generieren ihr Wissen aus reflektierten Beobachtungen und ersten Erfahrungen. Sie sind diskussionsfreudig und hinterfragen vieles. Ein sponates Vorgehen wird eher vermieden, weil der Prozess des Entdeckens noch im Vordergrund steht.
- **Denker*innen (Assimilierender Lernstil)**: Die Lernernden generieren ihr Wissen unter Rückbezug auf reflektiertes Beobachten, abstrakte Begriffsbildung und theoretische Modelle. Die Lernenden sind strukturiert, greifen auf Definitionen und Begriffserklärungen zurück. Sie leiten daraus allgemeingültige Schlussfolgerungen ab.
- **Entscheider*innen (Konvergierender Lernstil)**: Die Lernenden erkennen in der Praxis Muster und wollen theoretisches Wissen in die Praxis umsetzen.
- **Macher*innen (Akkomodierender Lernstil)**: Die Lernenden setzen zur Wissensgenerierung das aktive Experementieren ein. Sie schrecken vor der Herausforderung nicht zurück und wollen daran wachsen. Ihr Lernen basiert auf Versuch und Irrtum und dem damit in Verbindung stehenden Erfahrungsgewinn.

Diese Lernstile stellen keine individuellen Präferenzen oder Eigenschaften einzelner Lernindividuen dar, sondern bildenen einen geschlossenen Lernkreis, der einen idealtypischen Entwicklungsprozess darstellt. Der Lernprozess lässt sich in vier Phasen unterteilen:

1. Am Beginn kommt es zu einer sogenannten *konkreten Erfahrung*, wo die Lernenden sich mit Neuem auseinandersetzen müssen.
2. In der zweiten Phase kommt es zu einem *reflektiven Beobachten*, wo die Lernenden die Lernsituation beobachten und darauf aufbauend reflektieren.

3. In der dritten Phase kommt es zur *abstrakten Theoriebildung*, wo persönliche Theorien über die Lernsituation aufgestellt und Strategien dargelegt werden, wie diese bestmöglich bewältigt werden können.
4. In der vierten und letzen Phase *experimentieren* die Lernenden aktiv, indem sie die persönlichen Theorien im praktischen Feld anwenden, um den Lernprozess bewertend abschließen zu können (Kolb, 1984; Quilling, 2015).

Abbildung 10 stellt diesen Lernkreis und den damit in Verbindung stehenden Entwicklungsprozess dar:

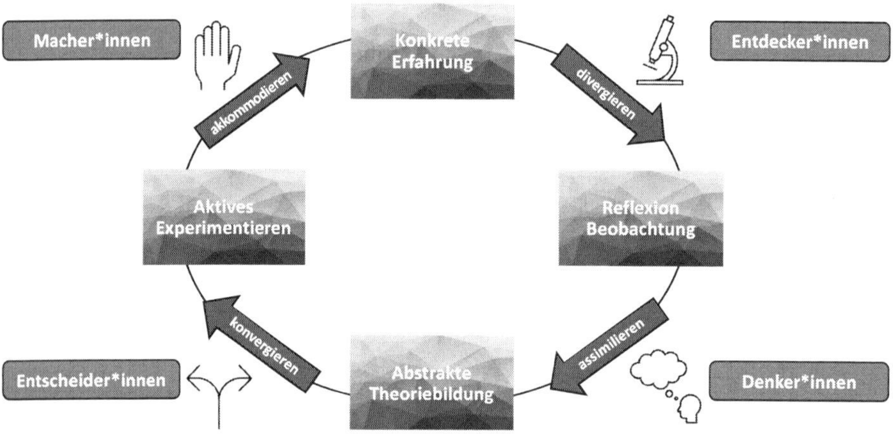

Abb. 10: Lernstile nach Kolb (1984) (eigene Darstellung)

Kolb (1984) führt weiter aus, dass Lernende ihr eigenes Lernen reflektieren müssen, um ihren Wissenserwerb beurteilen zu können. Sie sollen ihre eigene Lernkompetenz steigern. Praxisanleitende können die Lernenden in diesem Prozess begleiten, indem sie ihnen im Zuge des Wissenserwerbs sogenannte metakognitive Strategien aufzeigen.

Das Konzept der **Metakognition** setzt sich aus zwei Teilaspekten zusammen: Einerseits geht es um sogenanntes *(1) metakognitives Wissen* einer lernenden Person. Es handelt sich um das Bescheidwissen über das eigene Wissen und die damit einhergehenden kognitiven Informationsverarbeitungsprozesse. Andererseits bezieht sich das Konzept auf die Fähigkeit einer lernenden Person zur Kontrolle und Steuerung der eigenen kognitiven Prozesse, was als (2) *metakognitive Strategien/Prozesse* oder metakognitive Selbstregulation bezeichnet wird.

1. **Metakognitives Wissen** ist die Voraussetzung, um eine befähigte lernende Person zu werden. Dieses Wissen schließt Aspekte wie das Reflektieren über sich selbst als lernende Person ein. Dies wird auch als selbstbezogenes Wissen be-

zeichnet. Ein weiterer Aspekt bezieht sich auf das Wissen über Lernstrategien, die in bestimmten Lernsituationen vor- oder nachteilhaft eigesetzt werden können, also das strategiebezogene Wissen. Weitere Aspekte sind das Verstehen von verschiedenen Lernaufgaben und die dahingehende Anpassung des Lernproduktes als aufgabenbezogenes Wissen.

2. Die **metakognitiven Strategien/Prozesse** dienen als eine Art von eigenständiger Strukturierung und lernbezogene Erfolgskontrolle durch die Lernenden selbst. Hierfür ist ein Dreischritt notwendig. Die *Planung und Auswahl* von passenden kognitiven Lernstrategien ist die Voraussetzung für gelingendes Lernen. Dann gilt es den Lernerfolg *zu überwachen und zu kontrollieren*. Im letzten Schritt werden Lernprozesse gegebenenfalls *korrigiert bzw. optimiert* (Hasselhorn & Artelt, 2018).

Merke: Lerntypen, Lernstile und metakognitive Strategien ermöglichen es, das Lernen zu lernen und auf einer höheren Abstraktionsebene zu reflektieren. Lerntypen fokussieren unterschiedliche Informationskanäle im Wissenserwerb. In einem in sich geschlossenen Kreis kommen vier Lernstile zur Anwendung. Metakognitive Strategien führen dazu, dass Lernende das eigene Lernen überwachen, regulieren und steuern, um für mehr Effizienz zu sorgen.

2.4 Die wichtigsten lerntheoretischen Positionen

Zur Erklärung und Beschreibung von Lernvorgängen dienen unterschiedliche lerntheoretische Positionen. Manche dieser Theorien ergänzen sich oder bauen aufeinander auf. Andere Theorien können mitunter auch zu Gegensätzlichkeiten oder gar Widersprüchen führen. Eine allumfassende Theorie – eine sogenannte *Theorie von allem* – gibt es nicht. Dies ist in der Komplexität und Vielschichtigkeit von Lernprozessen begründet.

Nichtsdestotrotz ist es für Praxisanleitende unerlässlich, Lernprozesse unter Rückgriff auf unterschiedliche lerntheoretische Positionen zu verstehen, um Lernende zielgesteuert und bedarfsgerecht zu begleiten. Damit werden Frustrationen aller am Lernprozess Beteiligten reduziert, Lernerfolge optimiert und Praxisanleitende in ihrem Selbstwirksamkeitserleben bestärkt.

Zu den wichtigsten und damit in diesem Fachbuch behandelten lerntheoretischen Positionen zählen der Behaviorismus, der Kognitivismus, der Sozialkonstruktivismus und der Konnektivismus. Abbildung 11 stellt diese in zeitlicher Abfolge ihrer Entwicklung dar:

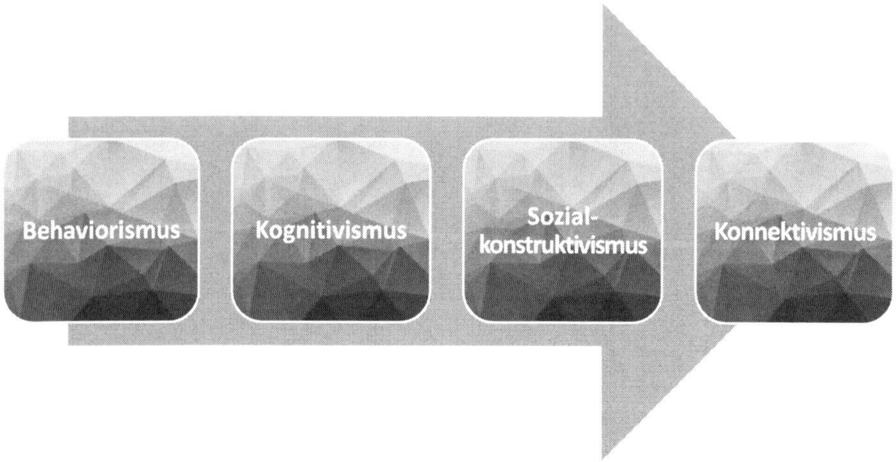

Abb. 11: Die wichtigsten Lerntheorien in der Praxisanleitung in chronologischer Abfolge

2.4.1 Die lerntheoretische Position des Behaviorismus

Als erste lerntheoretische Position gilt es den **Behaviorismus** näher zu beleuchten. Dieser Blickwinkel auf das Lernen basiert vor allem auf den Arbeiten von John Watson (1878–1958) und den Erweiterungen durch Burrhus Frederic Skinner (1904–1990). Die Wurzeln dieser lerntheoretischen Position liegen im positivistischen Wissenschaftsverständnis. Die Forschung beschränkt sich dabei auf das Positive, also das Tatsächliche, Wirkliche und Zweifellose. Das Lernen passiert nach diesem Verständnis als Reaktion auf externe Reize und Verstärkung. Verhalten wird durch Belohnung verstärkt und durch Bestrafung gehemmt. Dadurch werden die gewünschten Verhaltensweisen gefördert und verstärkt, während unerwünschtes Verhalten reduziert wird.

Merke: Der Lernprozess wird im behavioristischen Verständnis durch eine beobachtbare Verhaltensänderung (Reaktion) festgestellt und durch Belohnung und Bestrafung (Reiz/Manipulation) gesteuert, die zu einer Konditionierung führen → Reiz-Reaktions-Modell.

Das Lernen erfolgt durch sogenanntes Konditionieren, Verhaltensweisen werden durch die wiederholte Verbindung zwischen Reiz und Reaktion erworben. Die intrapsychischen Prozesse, also wie das Lernen im Gehirn passiert, bleiben bei dieser Theorie unberücksichtigt. Daher wird der behavioristische Ansatz auch als Black-Box-Modell bezeichnet. Die intrapsychischen Ablaufprozesse des Lernens werden als

„black“ (verdunkelt), als im Dunkeln oder im Vorborgenen angenommen. Es zählt nur, dass auf einen Reiz eine bestimmte Reaktion folgt, die beobachtet oder gemessen werden kann (Gerrig & Zimbardo, 2018). Abbildung 12 soll diese Zusammenhänge verdeutlichen:

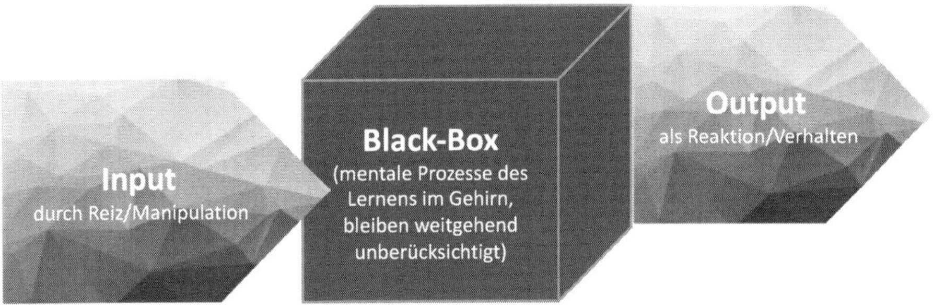

Abb. 12: Black-Box-Modell des Lernens im behavioristischen Verständnis (eigene Darstellung)

Kron, Jürgens und Standop (2014) sprechen vom Sozialbehaviorismus, um den Fokus auf die Beziehung zwischen Individuum und Umwelt im Zuge der Verhaltensmodifikation zu lenken. Das heißt, in dieser Auffassung wird der soziale Einfluss (zum Beispiel durch die Lerngruppe) auf das Lernindividuum untersucht. Es wird hinterfragt, wie der soziale Kontext das individuelle Verhalten der Lernenden beeinflusst. Vier Funktionen des behavioristischen Lernverständnisses sind von Bedeutung, um verhaltensbezogene Lernprozesse im Zuge der Praxisanleitung zu fördern:

1. Kultureller Einfluss der Umwelt auf die Lernenden und ihren Lernprozess,
2. Nutzung des Steuerungsmechanismus der Umwelt wie Verstärkung durch Belohnung von erwünschtem Verhalten,
3. Mechanismen zur Selbstverstärkung der Lernenden, wie zum Beispiel durch intrinsische Motivation, und
4. Optimierung von Anleitungssituationen in der Pflegepraxis durch die Anwendung von programmiertem Lehren und Lernen im verhaltenstheoretischen Verständnis (Kron et al., 2014).

Im behavioristischen Verständnis lassen sich zwei Hauptformen des Lernens unterscheiden, um von einem sogenannten programmierten Lehren und Lernen zu sprechen: die klassische und die operante Konditionierung.

1. Klassisches Konditionieren: Beim klassischen Konditionieren wird eine natürliche Reaktion auf einen neutralen Reiz übertragen, indem der neutrale Reiz wiederholt mit einem unbedingten Reiz gekoppelt wird, der die bestimmte natürliche Reaktion auslöst. Nach wiederholtem Vorgang wird der neutrale Reiz zu einem bedingten Reiz, der allein die konditionierte Reaktion auslösen kann. Ein

Beispiel hierfür ist das Experiment durch Iwan Pawlow (1849–1936) mit Hunden, bei dem er das Klingeln einer Glocke (neutraler Reiz) mit der Fütterung der Hunde (unbedingter Reiz) kombinierte, bis das Klingeln der Glocke allein eine Speichelproduktion (konditionierte Reaktion) auslöste.

2. **Operantes Konditionieren:** wird auch als instrumentelles Konditionieren bezeichnet. Das Verhalten der Lernenden wird durch Konsequenzen auf ein bestimmtes Verhalten verstärkt oder abgeschwächt. Eine positive Verstärkung erfolgt durch eine angenehme Konsequenz, beispielsweise Lob oder Belohnung, nach dem erwünschten Verhalten. Damit soll die Wahrscheinlichkeit erhöht werden, dass dieses Verhalten wiederholt wird. Negative Verstärkung ist das Ausbleiben einer unangenehmen Konsequenz (zum Beispiel einer Bestrafung), um die Wahrscheinlichkeit des erwünschten Verhaltensmusters zu erhöhen. Als Bestrafung wird die Konfrontation der Lernenden mit unangenehmen Konsequenzen nach unerwünschtem Verhalten verstanden. Dadurch soll die Wahrscheinlichkeit, dass es zu diesem Verhalten kommt, verringert werden (Gerrig & Zimbardo, 2018).

Für die Praxisanleitung ist zunächst festzuhalten, dass Konditionieren im behavioristischen Verständnis auf Manipulation durch Reize basiert, die zu einer erwünschten Reaktion führen sollen. Praxisanleitende sind aber dazu angehalten, ihr Vorgehen zu reflektieren, um bei den Lernenden keine nachteiligen instrumentalisierenden oder zweckentfremdenden Manipulationen zu provozieren. Eine professionelle Selbstreflexion ist damit unerlässlich für die gelingende Praxisanleitung. Trotzdem soll hier der sinnstiftende Einsatz dieser Lernform für die Praxisanleitung skizziert werden:

- Wichtig für Praxisanleitende ist das Verständnis, wie Konditionierung passiert, um das für das Praxisfeld erwünschte Verhalten zu verstärken. Das Ziel ist es, dass die Lernenden unerwünschtes Verhalten ablegen und durch erwünschtes ersetzen.
- **Verstärkerpläne** (schedules of reinforcement) können auch in der Erwachsenenbildung eingesetzt werden, um ein erwünschtes Verhalten zu fördern. Eine Ansatzmöglichkeit wäre beispielsweise, wenn die Lernenden regelmäßig verspätet zum Dienst erscheinen. Mit dem Verstärkerplan anhand eines Token-Systems (wörtlich übersetzt: „Münz-Eintausch-System") soll das erwünschte Verhalten (pünktliches Erscheinen) für einen definierten Zeitraum dokumentiert werden. Wird es zum Beispiel eine Woche lang umgesetzt, so ist dies mit einer für die Erwachsenenbildung angemessenen Maßnahme zu belohnen. Ein Beispiel könnte die Adaptierung des Einsatzplans an spezielle Wünsche der Lernenden sein. Wenn die Lernenden nicht pünktlich erscheinen, dann sind ent-

sprechende Maßnahmen zur Gegenregulation zu setzen, z. B. eine Drohung, dass die Unpünktlichkeit in der Endbeurteilung berücksichtigt wird. Aufgrund der paternalistischen Wirkung ist dies in vielen Fällen aber nicht angebracht.

- Bestrafung für unerwünschtes Verhalten muss in diesem Zusammenhang von der erzieherischen Bestrafung abgegrenzt werden. Praxisanleitende haben keinen Erziehungsauftrag für die Lernenden. Sehr wohl müssen sie aber einen Beitrag zur gelingenden Berufssozialisierung leisten. Pünktlichkeit ist hier eine Kardinaleigenschaft, weshalb sie auch positiv zu bestärken ist.
- Praxisanleitende sind dazu angehalten, kreativ zu sein, um für ihren Bereich passende Maßnahmen festzulegen, die zur Förderung von erwünschtem Verhalten bzw. zur Regulation von unerwünschtem Verhalten beitragen.
- Behavioristisches Lernen kann dazu genutzt werden, dass Lernende in Notfallsituationen unmittelbar situationsadäquat und richtig reagieren. Durch **gemäßigten Drill** wird erwünschtes Verhalten verstärkt. Zu erwähnen sei hier, dass diese Form der Verstärkung mit Wertschätzung und Empathie umgesetzt werden muss. Sie ist damit von einem militanten Drill abzugrenzen, wie er beispielsweise von US-amerikanischen Drill Sergeants angewandt wird. Der Drill hat grundsätzlich das Ziel, dass Verhaltensänderungen innerhalb kürzester Zeit eintreten, die die Überlebenschancen von Soldat*innen im Ernstfall steigern. Hier zeigen sich auch die Parallelen zum Pflege- und Gesundheitsbereich, womit eine Form von gemäßigtem Drill im behavioristisches Lernverständnis auch für die Praxisanleitung von Relevanz sein kann. Beispielhaft wäre hier die Covid-19-Pandemie anzuführen. Hier mussten Verhaltensstrategien rasch den Pandemiebedarfen angepasst werden, um Schutz und Sicherheit für alle Beteiligten gewährleisten zu können. Das hierfür notwendige Verhalten des Pflegepersonals kann durch gemäßigten Drill vorteilhaft beeinflusst werden.

2.4.2 Die lerntheoretische Position des Kognitivismus

Der **Kognitivismus** als lerntheoretische Position ist in den 1950er- und 1960er-Jahren als Reaktion auf den Behaviorismus entstanden. Die methodischen Grundlagen zur Untersuchung von kognitiven Prozessen wurden aber bereits früher vom niederländischen Physiologen Frans Cornelis Donders (1818–1989) entwickelt. Er führte Versuchsreihen durch, die den Zeitverbrauch zur Lösungserarbeitung zu bestimmten Denkaufgaben messen sollten (Gerrig & Zimbardo, 2018). Die Bearbeitungszeit ist eine wichtige Dimension für das kognitive Lernverständnis. Prüfungen sind zeitlich begrenzt, um die damit in Verbindung stehenden Lernprozesse transparent, messbar und vergleichbar zu machen.

Von Interesse sind dabei die intrapsychischen Prozesse des Lernens, die im Behaviorismus als „Black Box" weitgehend unberücksichtigt blieben. Die kognitivistische Position geht davon aus, dass das menschliche Gehirn ähnlich wie ein Computer funktioniert. Es nimmt Information auf, verarbeitet sie und kann sie dauerhaft im Gedächtnis abspeichern und wieder abrufen (Gerrig & Zimbardo, 2018).

Merke: Die kognitivistische Position vergleicht intrapsychische Vorgänge des Lernens mit der Funktion eines Computers. Informationen werden mit Sinnesorganen wahrgenommen, im Gehirn verarbeitet und im Gedächtnis abgespeichert.

Eine Computerdatei sollte problemlos in genau der Art wieder abgerufen werden können, wie sie abgespeichert wurde. Wird das Verständnis der elektronischen Datenverarbeitung aber auf menschliches Lernen übertragen, so zeigt sich, dass die damit in Verbindung stehenden Prozesse wesentlich komplexer sind (Kunter & Trautwein, 2013).

Zur vereinfachten Darstellung der Informationsverarbeitung kann aber sehr wohl auf das Drei-Speicher-Modell, welches in den späten 1960er-Jahren von Atkinson und Shiffrin (1971) entwickelt wurde, zurückgegriffen werden. Es beschreibt, wie Informationen im Gedächtnis verarbeitet und gespeichert werden, und besteht aus drei wesentlichen Komponenten:

- **Sensorisches Gedächtnis:** Die Informationen aus der Umwelt gelangen zunächst in das sensorische Gedächtnis, das auch als sensorisches Register bezeichnet werden kann. Es ist als eine Art Vorzimmer oder Warteraum des Gedächtnisses zu verstehen. Die Speicherung von Information ist sehr kurzfristig und umfasst alle Sinnesmodalitäten –auditive, visuelle, gustatorische, haptische und olfaktorische. Bei den Informationen handelt es sich beispielsweise um Bilder, Geräusche oder Gerüche. Die Informationsverarbeitung passiert unbewusst. Die meisten Informationen bleiben nur für Millisekunden bis wenige Sekunden erhalten. Wird eine Information als wichtig bewertet, wird sie ins Kurzzeitgedächtnis weitergereicht. Wenn nicht, wird sie mit neuen Informationen überschrieben.
- **Arbeitsgedächtnis:** Ein Teil des Arbeitsgedächtnisses ist das Kurzzeitgedächtnis. In manchen Quellen werden diese beiden Einheiten der menschlichen Informationsverarbeitung gar nicht unterschieden. Grundsätzlich gilt es aber festzustellen, dass das Kurzzeitgedächtnis nur einen kurzfristigen Speicher darstellt. Die Informationen können dort weder langfristig organsiert noch verarbeitet werden. Die kurzfristige Manipulation der gespeicherten Informationen kann in weiterer Folge aber durch das Arbeitsgedächtnis erfolgen. Diese Gedächtnisstruktur ist dafür verantwortlich, die aufbereiteten Informationen ins Langzeitgedächtnis überzuführen.

Trotz der Unterscheidung in Kurz- und Arbeitsgedächtnis kann festgestellt werden, dass in dieser Gedächtnisstruktur die erste bewusste Informationswahrnehmung stattfindet. Die Informationen werden hier für Sekunden bis Minuten behalten und verarbeitet. Die Kapazität des Arbeitsgedächtnisses ist relativ beschränkt und umfasst rund sieben Informationseinheiten, zum Beispiel von Zahlen oder Wörter, die man sich gleichzeitig merken kann. Das Kurzzeitgedächtnis wird daher auch als der „Flaschenhals" des Lernvorganges bezeichnet. Die bewusste Aufmerksamkeit bei der Informationsaufnahme kann in der Regel nur auf eine Sache gerichtet werden. Auf diese Erkenntnis bezogen kann geschlussfolgert werden, dass das Lesen von Grundlagenliteratur während des Anhörens eines zum Thema passenden Vortrags nicht automatisch das lernbezogene Ergebnis steigert.

- **Langzeitgedächtnis:** Es gilt als ein Speicher mit nahezu unbegrenzter Kapazität, in dem Informationen über längere Zeitabschnitte – von Stunden bis zu einem ganzen Leben – aufbewahrt werden können. Das Abspeichern von Information im Langzeitgedächtnis passiert grundsätzlich auf zwei Arten: Das explizite Gedächtnis tritt in Form von deklarativem Wissen (Fakten und Informationen, die bewusst abgerufen werden können, wie zum Beispiel Namen oder Zahlen) in Erscheinung. Das implizite Gedächtnis speichert prozedurales Wissen (unbewusste Fähigkeiten und Gewohnheiten, wie Fahrradfahren oder das Abschätzen des Einstichwinkels bei der Venenpunktion). Der Speicherprozess von Informationen erfolgt über Assoziationen und sogenannte Abrufhinweise. Das Wissen wird nicht nur an einer Stelle abgespeichert, sondern über Netzwerke von inhaltlich miteinander in Verbindung stehenden Begriffen assoziiert. Dabei wird neue Information mit bestehendem Vorwissen abgeglichen und somit werden Assoziationsbeziehungen verstärkt oder neue Querverbindungen hergestellt (Kunter & Trautwein, 2013).
- **Vergessen:** Das Vergessen ist nicht nur ein Zeichen für die Begrenztheit der Gedächtniskapazitäten, sondern auch ein aktiver Prozess, der hilft, das Gedächtnis zu organisieren und zu optimieren. Es ermöglicht es Menschen, sich an sich ständig verändernde Umgebungen und Herausforderungen anzupassen, indem Information, die nicht mehr benötigt wird oder nicht relevant ist, vergessen wird. Damit soll Platz für neue Erkenntnisse geschaffen werden. Zu erwähnen sei hier aber, dass Informationen durch den Vorgang des Vergessens nicht unwiederbringlich verschwunden sind. Zwar können sie für den Moment nicht mehr bewusst abgerufen werden, da die sogenannten Abrufhinweise nicht mehr vorhanden sind. Bei einem erneuten Lernen können sie aber wieder reaktiviert werden. Dieses Phänomen ist auch dann zu beobachten, wenn Menschen nach 20 Jahren eine einmal erlernte Sprache wieder erlernen. Am Beginn wird sich die lernende Person zwar noch auf Anfänger*innenniveau befinden, jedoch können vergessen geglaubte Inhalte reaktiviert werden und rasche Fortschritte werden sich einstellen (Lefrançois, 2015).

Abbildung 13 soll den Ablaufprozess des Drei-Speicher-Modells veranschaulichen:

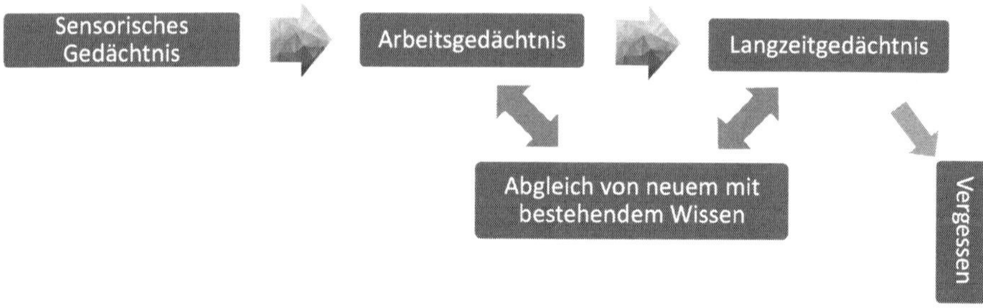

Abb. 13: Drei-Speicher-Modell nach Atkinson und Shiffrin (1971)

Neues Wissen wird – wie bereits beschrieben – über das Arbeitsgedächtnis (bzw. das darin enthaltene Kurzzeitgedächtnis) verarbeitet und an das Langzeitgedächtnis weitergegeben. Da aber dessen Kapazitäten limitiert sind, gilt es, passende Lernmethoden einzusetzen, um für effektive Lernprozesse zu sorgen (Kunter & Trautwein, 2013).

Die Cognitive-Load-Theorie, welche von Sweller, Ayres und Kalyuga (2011) entwickelt wurde, baut auf kognitivistischen Lerntheorien auf. Sie beschäftigt sich mit dem Wissenserwerb unter der Berücksichtigung der begrenzten Kapazitäten des Arbeitsgedächtnisses. In der Theorie wird postuliert, dass Lerninhalte so präsentiert und Lernaufgaben so gestellt werden müssen, dass sie der kognitiven Informationsverarbeitungsstruktur, wie im Drei-Speicher-Modell dargelegt, entsprechen. Damit soll für eine Ressourcen- und Aufwandsschonung des Arbeitsgedächtnisses gesorgt werden. Für ein optimiertes Lernergebnis gilt es, Schemata und spezielle Methoden zum Wissenserwerb und zur Informationsspeicherung anzuwenden (Sweller et al., 2011).

Hier können zwei kognitive Strategien genutzt werden:

- **Chunking:** Ein Chunk ist eine Bedeutungseinheit. Das kann zum Beispiel ein Buchstabe oder eine Zahl sein. Die kognitive Strategie des Chunkings steigert die Effizienz des Arbeitsgedächtnisses, indem die auf sieben Informationseinheiten beschränkten Speicherkapazitäten (zum Beispiel sieben Ziffern) erweitert werden. Anstatt sich beispielsweise eine zehnstellige Telefonnummer als zehn einzelne Ziffern zu merken, kann diese in Bedeutungseinheiten (Chunks) aufgeteilt werden, zum Bespiel die Vorwahl (etwa die Vorwahlnummer eines Netzbetreibers oder eine Länder- oder Regionsvorwahl), dann die Anschlussnummer (zum Beispiel die allgemeine Anschlussnummer des Krankhauses) und schließlich die Durchwahl (Stationsklappe). Damit wird eine zehnstellige Nummer durch

Chunking auf drei Bedeutungseinheiten reduziert. Somit stehen dem Arbeitsgedächtnis noch vier andere Informationseinheiten zur Verfügung, die anderwärtig genutzt werden können.

- **Rehearsal:** Hier handelt es sich um eine spezielle Mnemotechnik, um Informationen durch ständiges Wiederholen zu behalten. Dieses Im-Kopf-kreisen-Lassen der Informationen im Arbeitsgedächtnis führt dazu, dass eine Übertragung in das Langzeitgedächtnis gefördert wird. Es lassen sich dabei zwei Formen unterscheiden. Die eine ist das erhaltende Wiederholen, wo man wie beim Vokabellernen die neue Information immer wieder wiederholt, bis die Übertragung ins Langzeitgedächtnis abgeschlossen ist. Die andere Form wird als elaborierende Wiederholung bezeichnet. Hier wird gezielter vorgegangen, indem durch das Anknüpfen der neuen Information an bestehendes Vorwissen eine tiefere Verarbeitung hergestellt wird (Gerrig & Zimbardo, 2018).

Praxisanleitende müssen die Voraussetzung für effektives Lernen innerhalb ihrer Anleitungssituationen herstellen. Das beinhaltet auch das Verständnis über kognitive Verarbeitungsprozesse der Lernenden sowie darüber, wie diese während der Anleitungssituationen vorteilhaft eingesetzt werden können. *Chunking* kann dabei unterstützen, indem die große Menge an neuen Informationen durch die Praxisanleitenden organsiert wird, damit die Lernenden nicht überfordert werden. Das ist im Besonderen am Beginn der Praxislernphase von entscheidender Wichtigkeit. Die Praxisanleitenden müssen für ihre Tätigkeitsbereiche Bedeutungseinheiten (Chunks) des zu erlernenden Wissens identifizieren und überlegen, wie diese vorteilhaft gruppiert werden können. Zum Beispiel könnten die im Bereich eingesetzten medikamentösen Substanzgruppen einzelne Bedeutungseinheiten darstellen (zum Beispiel Analgetika oder Antazida), die es den Lernenden erlauben, gelingende Assoziationen herzustellen. Werden die großen Substanzgruppen beherrscht, kann jede davon weiter in Bedeutungseinheiten unterteilt werden. Bei den Analgetika könnten das zum Beispiel Opioide und nicht-steroidale Antirheumatika sein. Auch das Verständnis für die spezielle Medikamentengebarung oder für Nebenwirkungen kann durch Chunking erleichtert werden.

Damit das erreicht werden kann, braucht es aber eine weitere kognitive Lernstrategie, nämlich das *Rehearsal*. Es dient dazu, die neuen Informationen zu festigen. Eine spezielle Mnemotechnik stellt das elaborative Wiederholen dar. Hier wird neues Wissen mit Vorwissen der Lernenden abgeglichen, um einen effizienten Übergang von Arbeits- ins Langzeitgedächtnis zu fördern. Praxisanleitende begleiten diesen Prozess und evaluieren, ob der Wissenserwerb zufriedenstellend erfolgt ist.

2.4.3 Die lerntheoretische Position des Sozialkonstruktivismus

Weder im Behaviorismus noch im Kognitivismus findet die soziale Bedeutung des Lernens besondere Berücksichtigung. Soziale Interaktion ist aber die Grundlage jeglicher Lernprozesse. Der **Sozialkonstruktivismus** als lerntheoretische Position ergänzt die eingangs angeführten Informationsverarbeitungsansätze von Behaviorismus und Kognitivismus um die soziale Dimension und versteht Lernen als einen Wahrnehmungs-, Erkenntnis- und Denkprozess, der in einen sozialen Kontext eingebettet ist. So nähert man sich einem vollumfänglichen Verständnis des Lern-, Erfahrungs- und Wissenserwerbs weiter an (Kunter & Trautwein, 2013).

Das Fundament für den Sozialkonstruktivismus wird durch den Konstruktivismus gebildet. Es handelt sich dabei um eine erkenntnistheoretische Position, deren grundlegende Annahme es ist, dass Wissen nicht passiv aufgenommen wird, sondern eine aktive Konstruktionsleistung jedes Individuums darstellt. Die menschliche Wahrnehmung der Welt ist damit keine direkte Abbildung der Realität, sondern wird durch die Vorerfahrungen, intrapsychischen Verarbeitungsprozesse und die soziale Interaktion der konstruierenden Individuen geformt. Es gibt somit keine allumfassende objektivierbare Realität, die von allen Menschen gleich wahrgenommen werden kann, sondern immer nur subjektabhängige Realitäten von einzelnen Lernenden oder Praxisanleitenden (Kunter & Trautwein, 2013; Riedl & Schelten, 2013).

Merke: Sozialkonstruktivistische Lerntheorien gehen davon aus, dass Lernende sich das Wissen nicht einfach aneignen. Es entsteht immer aus der Interaktion mit anderen (Lehrende, Lernverband, beteiligte Personen im pflegerischen Versorgungsprozess) und stellt sowohl eine individuelle als auch eine soziale Konstruktionsleistung dar.

Die denklogische Grundlage für den Sozialkonstruktivismus ist die philosophische Strömung des Konstruktivismus. Der Verstand wird als ein vom Individuum konstruiertes, also erschaffenes Netzwerk verstanden. Wissen, Fähigkeiten und Kompetenzen sind Knotenpunkte dieses Netzwerkes, die je nach Bedarf abgerufen werden können. Beim Lernen werden nur die Bereiche des Netzwerkes aktiviert, die sich für den Lernprozess als nützlich erweisen. Das Lernen passiert durch einen Impuls von außen (Praxisanleitung, Praxissituation oder andere Lernende) und erfordert stets den Abgleich mit dem bestehenden Netzwerk. So werden neue Zusammenhänge innerhalb der Netzwerkverbindungen identifiziert und es kommt zu einer aktiven Konstruktion von Wissen. In der pädagogischen Fachsprache wird dieser Vorgang als *Autopoiese* (Prozess der Selbsterschaffung) bezeichnet. Das Lernen wird immer durch einen autopoietischen Impuls von außen angeregt bzw. gestört. Die Instruktionen von Praxisanleitenden sind damit nur als Anregungen zu verstehen, damit die Lernenden selbst zu einem Lösungsansatz gelangen. Es handelt sich dabei um ein gestütztes Problemlösen, das auf sozialem Austausch basiert. Dabei sind Authentizität, Austausch von Erfahrung, Weitergabe von Lerninhalten und Reflexion von Bedeutung. Das durch diesen Lernprozess erworbene Wissen stellt damit eine individuelle und auch eine soziale Konstruktionsleistung dar (Kunter & Trautwein, 2013; Riedl & Schelten, 2013).

Abbildung 14 soll das konstruktivistische Lernverständnis beim Verabreichen einer intravenösen Injektion veranschaulichen. Die Spritze symbolisiert das zu erwerbende Wissen bzw. die zu entwickelnde praktische Fertigkeit, welche unter Rückgriff auf das bestehende Netzwerk neu konstruiert, also erschaffen wird. Dabei entsteht ein neues Wissensnetzwerk. Bestehendes Wissen und Erfahrungen werden mit neuen abgeglichen.

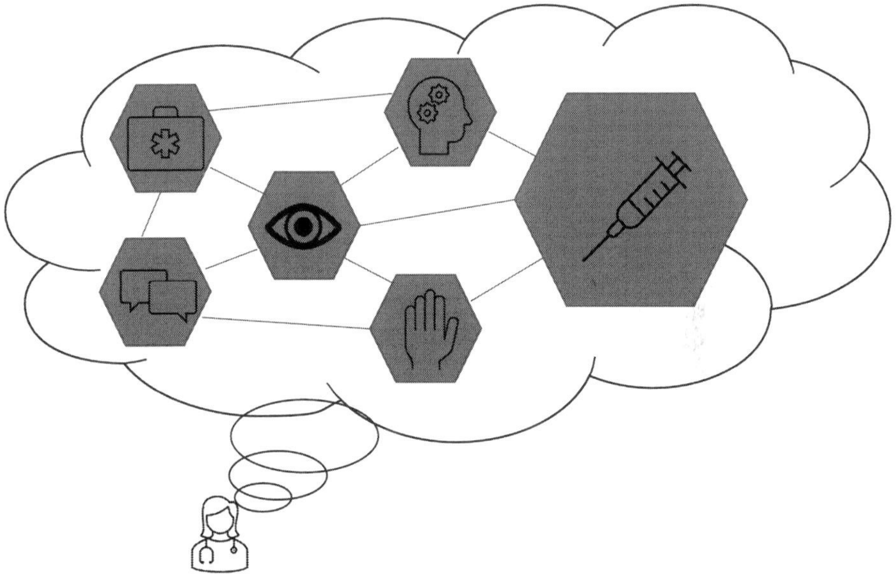

Abb. 14: Verstand als Netzwerk im konstruktivistischen Verständnis (eigene Darstellung)

Als Ausgangspunkt für soziokonstruktivistische Theorien gelten die Arbeiten des russischen Entwicklungspsychologen Lev Wygotski (1986–1934). Er postulierte die sogenannte soziokulturelle Entwicklungstheorie, die auch als kulturhistorische Theorie bezeichnet wird. Zentral für den Lernprozess ist laut Wygotski die soziale Interaktion in Form von Sprache und Kultur (Kunter & Trautwein, 2013).

Der Wissens- und Erfahrungserwerb passiert im Verständnis von Wygotski (1964) in Form einer **Ko-Konstruktion** zwischen Lehrperson/Praxisanleitung und lernender Person. Die Lehrperson/Praxisanleitung legt für einen Erfahrungs- und Wissenserwerb eine sogenannte Zone der nächsten Entwicklung fest. Es handelt sich dabei um den Abstand zwischen einem aktuellen und einem potenziellen Kompetenzniveau. Die gestellten Aufgaben und Herausforderungen des aktuellen Niveaus können von den Lernenden bereits ohne Anleitung und Unterstützung umgesetzt werden. Es handelt sich hierbei um die *Zone der Unterforderung*. Die Distanz zwischen dem, was die Lernenden selbstständig umsetzen können, und dem Bereich, wo Lernen und Wissenserwerb unter Anleitung und Beaufsichtigung der Lehrperson/Praxisanleitung stattfinden, wird als die *Zone der nächsten Entwicklung* definiert. Das ist der Bereich, in dem das Lernen am effektivsten vonstattengeht. Daran schließt die *Zone der Überforderung* an, die außerhalb des gelingenden Lernens liegt. Auf Dauer führt dieser Bereich für die Lernenden und die Lehrenden/Praxisanleitenden zu Frustration, da sich der Lernerfolg nicht oder nur sehr schwer einstellt.

Wie erwähnt, sind die Lernumgebung und der soziale Kontext nach Wygotski (1964) von entscheidender Bedeutung. De Corte (2000) definiert als weitere integrale Eigenschaft konstruktivistischer Lernprozesse, dass das Lernen nicht nur durch soziale Interaktion passiert, sondern auch selbst gesteuert und situativ vonstattengeht.

Konstruktivistische Lernprozesse werden auch als **situierte** oder **problemlösungsorientierte Lernprozesse** bezeichnet. Beim situierten Lernen wird davon ausgegangen, dass der Lernprozess innerhalb von bestimmten (praktischen) Situationen passiert, also situiert stattfindet. Die Lernumgebung stellt die Lernenden vor komplexe Aufgaben und Probleme, die in spezifischen (praktischen) Kontexten gelöst werden sollen und dafür ein hohes Maß an Selbststeuerung beanspruchen (Wild & Möller, 2020).

In der Berufspädagogik hat sich zur theoretisch-didaktischen Rahmung dieser Lernprozesse der **Cognitive-Apprenticeship-Ansatz** durchgesetzt. Diese von Collins, Brown und Newman (1988) entwickelte Methode geht davon aus, dass die Lernenden notwendige kognitive und metakognitive Fähigkeiten durch kompetente Praxisanleitende (wie ein*e Meister*in/Expert*in des Faches) erhalten. Damit werden die Lernenden befähigt, Herausforderungen und Probleme in bestimmten praktischen Situationen zu lösen. Des Weiteren wird auch ein Wissens- und Kompetenzerwerb gewährleistet. Durch den Cognitive-Apprenticeship-Ansatz wird nicht nur explizites, sondern auch implizites Wissen von Praxisanleitenden vermittelt, das den anleitenden Expert*innen in ihrer Routine oft selbst nicht bewusst ist. Das Ziel ist es, dass die Denkprozesse der Praxisanleitenden wie auch der Lernenden sichtbar gemacht werden, um für ein besseres Verständnis zu sorgen. Das implizite Wissen wird dabei auch als „stilles Wissen" verstanden, das von den Lernenden beobachtet, erfasst und anschließend verinnerlicht wird. Um für lernbezogene Selbststeuerung zu sorgen, werden die Praxisanleitenden und die Lernenden im Cognitive-Apprenticeship-Ansatz dazu animiert, die Lernergebnisse greifbar und nachvollziehbar zu gestalten. Damit wird der Nutzen des Lernens besser nachvollzogen, was auch für mehr Motivation und Selbstwirksamkeitserleben sorgt (Collins, Brown & Holum, 1991).

Für die Praxisanleitung ist zunächst festzustellen, dass die Lernenden für ein gelingendes ko-konstruierendes Lernen – im Sinne des Sozialkonstruktivismus – Ermutigung und Bestärkung brauchen. Praxisanleitende müssen ihre Rolle als anleitende Expert*innen reflektieren, um keine Hierarchiebarrieren entstehen zu lassen, die den Anleitungsprozess unter Umständen behindern könnten. Das gemeinschaftliche und kollaborative Lernen, das auf sozialer Interaktion beruht, steht im Vordergrund. Sprache und Kommunikation sind entscheidende Mittel innerhalb von soziokonstruktivistischen Lernprozessen. Durch Sprache wird Realität geschaffen bzw. ko-konstruiert. Für Praxisanleitende wie auch für Lernende ist es von entscheidender Bedeutung, die eigene Sprache und Sprachverwendung zu reflektieren, um zum gelingenden gemeinsamen Lernen beizutragen.

Das Verständnis von einer gemeinsamen Erschaffung der Realität kann von den Lernenden auch auf die unmittelbare pflegerische Versorgung übertragen werden. In allen Pflegehandlungen wird gemeinsam mit den versorgten Menschen Realität durch Sprache und Sprachanwendung geschaffen. Pflegepersonen, die durch soziokonstruktivistische Lernprozesse befähigt sind, ihr eigenes professionelles Handeln zu reflektieren, werden die von ihren versorgten Menschen besser verstehen und somit auch nachhaltigere und vorausschauendere Pflegehandlungen setzen können.

Außerdem gilt es zu berücksichtigen, dass neben der durch die Sprache vermittelten ko-konstruierten Realität auch kulturelle Normen und Werte weitergegeben werden. Damit soziokonstruktivistische Lernprozesse systematisch begleitet, strukturiert und evaluiert werden können, bieten sich die theoretischen Ansätze von Wygotski (1964) an. Auch auf die Arbeiten von Collins et al. (1988) kann zurückgegriffen werden, um situierte Lernprozesse im konstruktivistischen Verständnis innerhalb des Praxisfeldes zu begleiten. Diese theoretischen Ansätze werden in Kapitel 3.3.3 (Modell der soziokonstruktivistischen Praxisanleitung) im Zuge einer Theorieintegration miteinander verwoben, um für Praxisanleitende eine rahmende und strukturierende Ansatzmethode zur didaktischen Umsetzung zur Verfügung zu stellen.

2.4.4 Die lerntheoretische Position des Konnektivismus

Der **Konnektivismus** stellt eine neuere lerntheoretische Strömung dar und betont das vernetzte Lernen und den Einfluss von Technologien. Die Wissensgenerierung findet nicht ausschließlich in den Köpfen der Lernenden statt, sondern passiert innerhalb eines sozialen, globalen wie auch technologiegestützten Netzwerks, durch virtuelles Lernen und die Vernetzung durch das Internet. Die netzwerkbezogenen Lerneigenschaften des Sozialkonstruktivismus werden damit im konnektivistischen Verständnis durch Technologien des Informationsverarbeitungszeitalters erweitert. Wichtige Vertreter*innen dieser neuen lerntheoretischen Position sind Stephen Downes und George Siemens (Toth, 2019).

Merke: Der Konnektivismus ist eine Lerntheorie, die das vernetzte Lernen und den Einfluss von digitalen Technologien auf den Lernprozess betont. Lernende konstruieren ihr Wissen durch ein persönliches Netzwerk, das auf unterschiedliche Informationsquellen zurückgreift. Die Informationskompetenz wird priorisiert, indem das „Wissen, wie" und das „Wissen, was" durch das „Wissen, wo" ergänzt werden.

Der Konnektivismus ist eine Reaktion auf den Umstand, dass Informationen im Technologiezeitalter zeit- und ortsunabhängig sowie im Überfluss zur Verfügung stehen. Nicht nur der eigene Verstand wird als Netzwerk angesehen – die gesamte Umgebung ist ein übergeordnetes Wissensnetzwerk. Jeder Bestandteil des Netzwerkes dient als Wissensträger*in. Das sind unter anderem das Lernindividuum, die Praxisanleitung, formale Institutionen wie Fachhochschulen und Universitäten oder auch soziale Medien und das Internet. Die Quantität von aus dem Gedächtnis abrufbarem Wissen eines Lernindividuums ist nicht mehr entscheidend, sondern das Wissen, wo die Informationen ausgehoben werden können und wie sie kritisch zu beurteilen sind. Das bisherige Lernen („Knowing-how" und „Knowing-what") wird um das „Knowing-where" ergänzt. Dafür müssen die Lernenden persönliche Netzwerke entwickeln, die aus Knoten-, Orientierungs- und Ankerpunkten bestehen. Diese Knotenpunkte können sowohl Personen, (technologiebasierte) Ressourcen als auch Institutionen sein. Die Lernenden nutzen dieses Netzwerk, um Informationen zu finden, zu filtern, zu bewerten und in weiterer Folge zu teilen. Das Netzwerk wird fortlaufend überprüft und mit neuen Informationen abgeglichen, wodurch immer neue Beziehungen und Verschränkungen entstehen. Es wird außerdem regelmäßig von den Lernenden gewartet, indem die darin enthaltenen Informationen priorisiert und aktualisiert werden (Toth, 2019). Abbildung 15 soll das netzwerkbezogene und globale Lernen im Konnektivismus veranschaulichen:

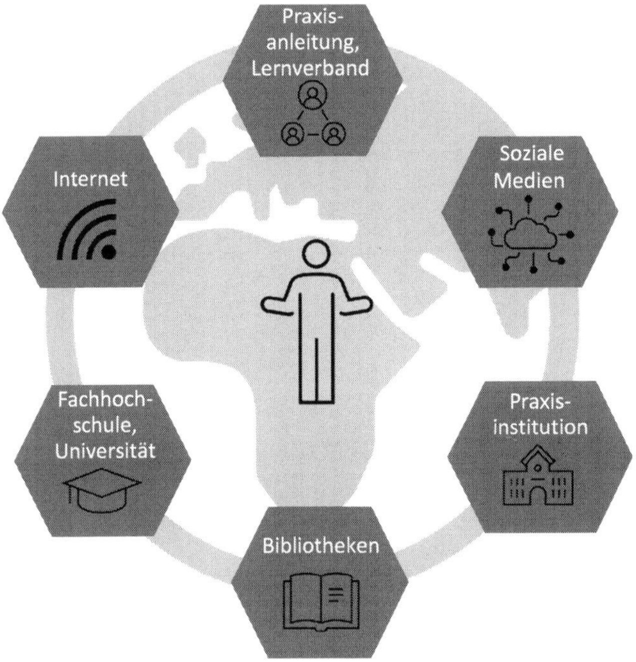

Abb. 15: Lernen im Zeitalter des Konnektivismus (eigene Darstellung)

Ein entscheidendes Charakteristikum des Konnektivismus ist, dass Wissen nicht klassisch durch eine Lehrperson oder Lernsituation vermittelt wird, sondern es sich die Lernenden selbst aneignen. Der Wissenserwerb muss daher auch anders vonstattengehen (Toth, 2019). Rey (2009) definiert vier Schritte des konnektivistischen Lernens:

1. **Aggregation von Information:** Zugangsherstellung und Sammlung von Ressourcen, die bearbeitet werden müssen. Das können verschiedene Medien, Dateiformate oder auch Spiele sein, die gelesen, gehört oder bearbeitet werden.
2. **Beziehung herstellen:** Das gelesene, gehörte oder bearbeitete Material wird in Bezug auf Vorwissen und Vorerfahrung hin reflektiert. Beziehungen und Verschränkungen werden hergestellt.
3. **Erschaffen von Neuem:** Das Ergebnis dieses Verschränkungs- und Reflexionsprozesses ist ein Lernprodukt. Das kann zum Beispiel ein Internet-Blog oder ein E-Portfolio wie Mahara® sein.
4. **Distribution von Lernergebnissen:** Veröffentlichung des Lernproduktes/Lernergebnisses in verschiedenen Internetforen oder Kanälen, wie beispielsweise YouTube®, TikTok® oder ResearchGate®.

Der Konnektivismus fördert neben lebenslangem Lernen auch die Selbstbefähigung, die Selbstbestimmung und das kritische Denken von Lernenden. Damit kann diese progressive lerntheoretische Position als sehr bedeutend für die Lernenden, die Praxisanleitung sowie die Pflegepraxis gewertet werden. Der Konnektivismus bringt eine noch nie dagewesene Liberalisierung des Wissens und der Wissensgenerierung mit sich. Vor allem der künstlichen Intelligenz wird in diesen Lernprozessen in Zukunft eine wichtige Rolle zukommen.

Außerdem ist festzustellen, dass sich die Merkmale von konnektivistischen Lernprozessen vorteilhaft auf den Theorie-Praxis-Transfer und den Praxis-Theorie-Transfer auswirken können. So ist zum einen das von den Lernenden generierte Wissen als aktuell anzusehen. Zum anderen wird dieses Wissen durch den kritischen Bewertungsprozess der Lernenden immer auf Anwendbarkeit und Angemessenheit in den Praxissituationen, aus denen es entsteht, überprüft. Damit kann der gesetzlichen Verpflichtung einer evidenzbasierten Gesundheits- und Krankenpflege nach dem aktuellen Stand der Forschung entsprochen werden. Weitere Merkmale, die konnektivistische Lernprozesse mit sich bringen, sind die Distribution und die Dissemination von Lernergebnissen. Die Weitergabe von Erkenntnissen in einschlägigen sozialen Medien kann als ein wichtiger Beitrag zur Weiterentwicklung des Berufsstandes und zur Schärfung des Professionsprofils angesehen werden. Außerdem wird damit der akademische Wissenskörper (Body of Knowlege) der Pflegewissenschaft erweitert. Zuletzt ist noch das entstehende Netzwerk der Lernenden anzuführen, von dem in weiterer Folge auch die Praxisanleitenden und die dahinterstehenden Institutionen profitieren können.

2.5 Die Rolle der Praxisanleitenden unter Rückbezug auf die Lerntheorien

Lerntheorien unterstützen Praxisanleitende dabei, die Lernprozesse von Lernenden zu verstehen, um sie beim Lernen gut unterstützen zu können. Da das Verständnis des Lernvorganges innerhalb der einzelnen theoretischen Positionen durchaus variiert, unterscheiden sich auch die daraus resultierenden Aufgaben und die Anleitungsintensität für Praxisanleitende. Sie sind daher angehalten, das eigene rollenbezogene Selbstverständnis unter Rückbezug auf die lerntheoretischen Positionen zu reflektieren.

Hierfür wird im folgenden Teil, bezugnehmend auf die im Vorkapitel präsentierten lerntheoretischen Positionen von Behaviorismus, Kognitivismus, Sozialkonstruktivismus und Konnektivismus, die Rolle von Praxisanleitenden in den einzelnen Lerntheorien skizziert.

Zuerst gilt es, das Rollenprofil von Praxisanleitenden im *behavioristischen Verständnis* zu reflektieren. Dort passiert das Lernen als eine Veränderung des beobachtbaren Verhaltens. Durch Lernreize tritt eine Reaktion ein. Die Praxisanleitenden gestalten aktiv die Lernumgebung, um durch Verstärkung ein erwünschtes Verhalten der Lernenden zu fördern. Der durch die Praxisanleitenden gesetzte Lernimpuls führt zu einem messbaren Lernerfolg, welcher durch die Verhaltensänderung der Lernenden bewertet wird. Der Lernprozess der Lernenden wird in diesem Lernverständnis fremdbestimmt durch die Praxisanleitenden gesteuert. Diese müssen ihr Verhalten in Bezug auf das Hierarchie- und Machtgefälle reflektieren, um den Lernenden ein für die Anleitungssituation passendes Ausmaß an autonomem Lernen zu ermöglichen.

Die nächste lerntheoretische Position ist der *Kognitivismus*. Der Lernprozess wird hier als ein intrapsychischer Verarbeitungsprozess von Informationen – von Aufnahme über Verarbeitung bis Abspeicherung – verstanden. Die Praxisanleitenden haben eine vermittelnde und gestaltende Rolle, die darauf abzielt, die inneren Prozesse des Lernens bestmöglich zu unterstützen. Sie bereiten die Lerninhalte so auf, dass die intrapsychischen Kapazitäten für die Verarbeitungsprozesse – vor allem das Arbeitsgedächtnis – optimal genutzt werden und der Erwerb von Wissen und Kompetenzen bestmöglich unterstützt wird. Das von Atkinson und Shiffrin (1971) beschriebene 3-Speicher-Modell und die von Sweller et al. (2011) postulierte Cognitive Load Theory beschreiben diese Informationsverarbeitungsprozesse im Zuge des Lernens und unterstützen die Praxisanleitenden in der Gestaltung der Lernsituationen. Wie auch im Behaviorismus basiert der Lernprozess im Kognitivismus auf Fremdbestimmung. Praxisanleitende definieren, was wie gelernt werden soll, und haben damit einen umfassenden Einfluss auf die Gestaltung des Lernprozesses. Damit entsteht ein asynchrones Machtverhältnis zwischen Praxisanleitenden und Lernenden, welches durch die Anleiter*innen kontinuierlich zu reflektieren ist.

Bei der dritten lerntheoretischen Position, dem *Sozialkonstruktivismus*, geht es darum, das Lernen als einen sozialen Prozess zu verstehen, der darauf basiert, dass Wissen aktiv durch soziale Interaktion, wie bei Wygotski (1964) angeführt, ko-konstruiert wird. Die Rolle der Praxisanleitenden verändert sich in diesem Lernverständnis umfassend im Vergleich zur behavioristischen und zur kognitivistischen Position. Partizipation steht im Vordergrund und die Praxisanleitenden haben beim Lernen eine moderierende bzw. koordinierende Funktion. Sie werden auch als Facilitator*innen bezeichnet, die eine kooperative Lernumgebung schaffen und damit Lernprozesse anstoßen, aber nicht aktiv leiten. Das kollaborative Lernen steht im Vordergrund und das Lernergebnis wird gemeinsam geschaffen, also ko-konstruiert.

Die vierte und letzte in diesem Buch beschriebene lerntheoretische Position ist die des *Konnektivismus*. Sie ist eine Konsequenz auf die digitale Technologieentwicklung. Wissen entsteht durch von Lernenden erschaffene und gewartete Netzwerke. Die Lernenden müssen zum Wissenserwerb über die drei Fähigkeiten verfügen: (1) neue Information aus unterschiedlichen Quellen ausheben, (2) deren Qualität kritisch überprüfen und (3) mit dem bestehenden Wissen aus dem eigenen Netzwerk abgleichen und neue Beziehungen herstellen. Praxisanleitende haben bei dieser lerntheoretischen Position die Funktion von Wegweisern, die die Lernenden dabei unterstützen, ihr professionelles Wissensnetzwerk aufzubauen.

Merke: Die Sicht auf Lernen und Wissen und auf die Art, wie dieses vermittelt werden kann bzw. soll, unterscheidet sich in den einzelnen lerntheoretischen Positionen. Damit einhergehend variiert auch das Aufgaben- und Rollenprofil von Praxisanleitenden, die ein effektives und nachhaltiges Lernen in ihren Anleitungssituationen ermöglichen sollen.

Zusammenfassend ist festzuhalten, dass alle lerntheoretischen Positionen Relevanz für die Praxisanleitung haben. Ein vorteilhaftes Kombinieren von theoretischen Zugängen kann durchaus angezeigt sein, um Lernprozesse nachhaltig zu gestalten. Festzustellen hierbei ist aber, dass verschiedene Lernsituationen von den anleitenden Expert*innen auch unterschiedliche Herangehensweisen benötigen. Hierfür müssen sich die Praxisanleitenden an die Erfordernisse der Anleitungssituationen anpassen können. Das erfordert eine ständige Reflexion ihrer Rolle, damit sie Herausforderungen bestmöglich bewältigen können. Während es bei der behavioristischen und der kognitiven Position vor allem um direkte Instruktion geht, die zu einer Verhaltensmodifikation führen soll, stehen im Sozialkonstruktivismus und Konnektivismus die soziale Interaktion und ein offenes und selbst gesteuertes Lernen im Vordergrund. Die Nutzung von Netzwerken und digitaler Technologie ist von großer Bedeutung. Hier begleiten und unterstützen die Praxisanleitenden im Aufbau und in der Wartung des entstehenden Wissensnetzwerkes der Lernenden.

2.6 Volition, Motivation und Disziplin

Der Prozess des Lernens und der Wissensaufbau ist anstrengend, stellenweise mühsam und kann mit frustrierenden Erlebnissen einhergehen. Für das erfolgreiche und gelingende Lernen bedarf es einer Leistungsbereitschaft vonseiten der Lernenden. In Praxisanleitungssituationen kann diese auch als Anstrengungsbereitschaft bezeichnet werden. Neben dem Verständnis für das Lernen ist es für Praxisanleitende von Bedeutung, die dahinterstehenden Prozesse der Anstrengungsbereitschaft zu verstehen, um Anreize zu schaffen, die das Lernen zu einer gelingenden und bestärkenden Erfahrung machen.

Hierfür sind drei Konzepte von Bedeutung: Volition, Motivation und Disziplin. Sie sind bei jeglichem Wissens- und Erfahrungserwerb vorausgesetzt. Die Interdependenz dieser drei Konzepte beim Lernerfolg wird in Abbildung 16 dargestellt:

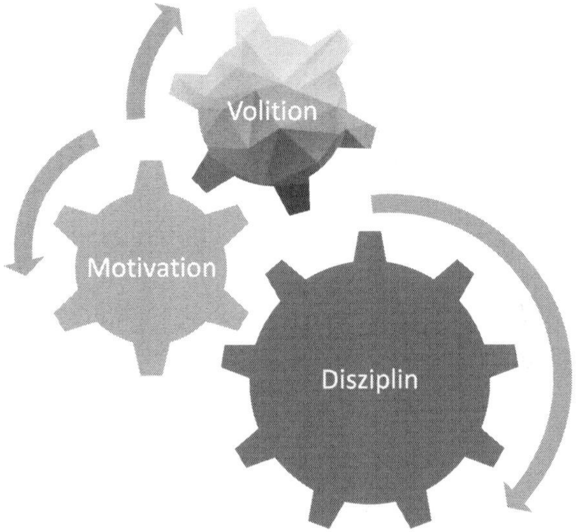

Abb. 16: Volition, Motivation und Disziplin (eigene Darstellung)

Bei der **Volition** (Wille) geht es um die Fähigkeiten von Lernenden, ihre Lernziele selbst zu setzen sowie den Lernprozess zu planen und umzusetzen, damit ein definiertes Lernergebnis erreicht werden kann. Durch die Anstrengungsbereitschaft im Zuge der Volition sowie die bewusste Steuerung und Selbstüberwachung von Lernaktivitäten wird der Unterpfad für das gelingende Lernen geschaffen (Bak, 2019).

Die **Motivation** kann als ein Überbegriff für alle Prozesse verstanden werden, die der Initiierung, Aufrechterhaltung und Richtungsweisung von physischen und psychischen Aktivitäten dienen. Das Konzept der Motivation im Zusammenhang mit Lernprozessen erklärt zum einen Verhaltensvariabilitäten, das heißt die Gründe dafür, warum das Lernen an einem Tag beinahe automatisiert abläuft, während es an einem anderen Tag überhaupt nicht gelingen will. Zum anderen wird mit der Motivation auch erklärt, wie es trotz Widrigkeiten zu Beharrlichkeit beim Lernen kommt. Hier geht es vor allem um Resilienzfaktoren, die die Lernenden trotz Frustrationserfahrungen dazu animieren, den Lernvorgang wieder aufzunehmen. Das Konzept der Motivation lässt sich in eine intrinsische Motivation – zum Beispiel durch persönliches Interesse oder Neugier – und eine extrinsische Motivation – also von außen bestimmt, wie beispielsweise durch eine Prüfung – unterteilen (Gerrig & Zimbardo, 2018; Rietmann & Deing, 2019).

Die **Disziplin** von Lernenden ist sowohl für die Motivation als auch für die Volition entscheidend, damit ein Wissens- und Erfahrungserwerb gelingend und auf Dauer umgesetzt werden kann. Durch Disziplin können Lerngewohnheiten etabliert werden, die tief ins Verhaltensrepertoire der Lernenden eingeschrieben werden und somit automatisiert abgerufen werden können (Bak, 2019).

Merke: Volition, Motivation und Disziplin sind eng miteinander verwoben und bilden die Grundlage für erfolgreiches Lernen. Daher sind sie von Praxisanleitenden zu berücksichtigen und zu fördern.

Zusammenfassend ist festzuhalten, dass volitionäre Fähigkeiten, eine ausgeprägte Motivation und Disziplin zu einem selbstregulierten Lernen führen. Sie befähigen die Lernenden dazu, ihre Lernprozesse aktiv und selbstbestimmt zu steuern, Lernhindernisse vorausschauend zu überwinden und effektive Lernstrategien zu entwickeln (Bak, 2019). Davon lässt sich ableiten, dass die Verantwortung für erfolgreiches selbstreguliertes Lernen bei den Lernenden selbst liegt. Die Praxisanleitenden können nur Rahmenbedingungen zur Verfügung stellen und Impulse setzen, um eine gute Lernatmosphäre zu schaffen.

Kunter und Trautwein (2013) führen folgende Faktoren an, durch welche Praxisanleitende für mehr Volition, Motivation und Disziplin bei den Lernenden sorgen können:

- **Kompetenzerleben:** Die Lernenden können etwas selbst durchführen und werden von den Praxisanleitenden dabei positiv bestärkt. Hierfür muss aber vorab ein passendes Niveau der Herausforderung durch die Praxisanleitenden definiert werden.
- **Interessenserfahrung:** Praxisanleitende sollten ihre Lernsituationen interessant aufbereiten, um Neugierde und Fokussierung zu fördern.
- **Erleben von Bedeutsamkeit:** Die Tätigkeit im Tätigkeitsfeld muss als bedeutsam eingeschätzt werden. Der Ausspruch „Nicht jeder kann Pflege" muss sich hier wiederfinden.
- **Erleben von sozialer Eingebundenheit:** Das Gefühl, angenommen zu sein, ist entscheidend, damit Lernen im Praxisfeld gelingen kann. Eine umfassende und gleichberechtigte Einbindung der Lernenden im Praxisalltag ist hierfür unerlässlich.
- **Nützlichkeitsüberzeugungen:** Auch wenn eine zu erlernende Tätigkeit nicht unmittelbar als herausfordernd oder sinnstiftend angesehen wird, sind die Praxisanleitenden dazu angehalten, die langfristige Gesamtbedeutung darzulegen.

- **Belohnung und Bestrafung:** Es handelt sich hierbei um extrinsische Motivationsanreize, die der behavioristischen Lerntradition zuzuordnen sind. Ob und inwiefern sie in der Erwachsenenbildung passend sind, gilt es zu hinterfragen. Trotzdem stellen sie auch dort eine effektive Strategie dar, um die Anstrengungsbereitschaft beim Lernen zumindest kurzfristig positiv zu beeinflussen (Kunter & Trautwein, 2013).

2.7 Zusammenfassung

Lernen beruht auf individuellen Erfahrungen der Lernenden und führt zu einer Verhaltensänderung, die von Praxisanleitenden durch eine Endbeurteilung evaluiert werden kann. Sowohl Praxisanleitende als auch Lernende benötigen ein Grundlagenwissen und Verständnis für die dahinterliegenden Prozesse, um zum Wissenserwerb beitragen zu können. Hierfür bieten sich unterschiedliche lerntheoretische Positionen an.

Grundsätzlich ist festzustellen, dass eine Lerntheorie allein die Komplexität und Vielschichtigkeit des menschlichen Lernvorgangs nicht abbilden kann. Nur gemeinsam können sie zu einer Verständnisannäherung beitragen. Daher muss von Praxisanleitenden sowohl das Verbindende wie auch das Trennende aller Strömungen reflektiert werden, um in der täglichen Anleitungspraxis Lernprozesse optimal unterstützen zu können.

Besondere Bedeutung wird in Zukunft der lerntheoretischen Position des Konnektivismus zukommen. Das digital-technologische Lernen sprengt nämlich den Rahmen der klassischen Lerntheorien, weshalb die Entwicklung dieser neuen Lerntheorie notwendig wurde. Zudem adressieren diese nicht die Aspekte von Wissensverfall und Halbwertszeiten von bestehenden wissenschaftlichen Erkenntnissen. Nicht das „Vielwissen", sondern das rasche Abrufen-Können von Wissensquellen unter Rückgriff auf digitale Technologien wird im Vordergrund stehen. Der Konnektivismus wird zukünftige Pflegepersonen dabei unterstützen, die Pflegequalität zu steigern, indem sie der gesetzlichen Verpflichtung zu einer evidenzbasierten Gesundheits- und Krankenpflege, die dem aktuellen Stand der Forschung entspricht, umfassend nachkommen können. Bis dahin sind aber noch viele Entwicklungs- und nachhaltige Veränderungsprozesse notwendig.

Literaturverzeichnis

Alfaro-LeFevre, R. (2001). *Applying Nursing Process. A Step-By Step Guide* (5. Auflage). Lippincott.

Atkinson, R. C., & Shiffrin, R. M. (1971). The Control of Short-Term Memory. *Scientific American, 225*(1), 82–90.

Bak, P. M. (2019). *Lernen, Motivation und Emotion: Allgemeine Psychologie II – das Wichtigste, prägnant und anwendungsorientiert*. Springer. https://doi.org/10.1007/978-3-662-59691-3

Collins, A., Brown, J. S., & Holum, A. (1991). Cognitive apprenticeship: Making thinking visible. *American Educator. The Professional Journal of the American Federation of Teachers, 15*(3), 6–11.

Collins, A., Brown, J. S., & Newman, S. E. (1988). Cognitive Apprenticeship: Teaching the Craft of Reading, Writing and Mathematics. *Thinking. The Journal of Philosophy for Children, 8*(1), 2–10. https://doi.org/10.5840/thinking19888129

Daumiller, M., & Wisniewksi, B. (2022). Lerntypen. Warum es sie nicht gibt und sie sich trotzdem halten. *The Inquisitive Mind, 2*(3).

De Corte, E. (2000). Marrying theory building and the improvement of school practice: a permanent challenge for instructional psychology. *Learning and instruction, 10*, 249–266. https://doi.org/10.1016/S0959-4752(99)00029-8

Gerrig, R., & Zimbardo, P. (2018). *Psychologie* (21. Auflage). Pearson.

Gudjons, H., & Traub, S. (2020). *Pädagogisches Grundwissen: Überblick – Kompendium – Studienbuch* (13. Auflage). Julius Klinkhardt, UTB.

Hasselhorn, M., & Artelt, C. (2018). Metakognition. In D. H. Rost, J. R. Sparfeldt, & S. Buch (Hrsg.), *Handwörterbuch Pädagogische Psychologie* (5. Auflage, S. 520–526). Beltz.

Kolb, D. A. (1984). *Experiential learning: Experience as the source of learning and development*. Prentice Hal.

Kron, F. W., Jürgens, E., & Standop, J. (2014). *Grundwissen Didaktik* (6. Auflage). Reinhardt, UTB.

Kunter, M., & Trautwein, U. (2013). *Psychologie des Unterrichts*. Schöningh, UTB.

Lefrançois, G. R. (2015). *Psychologie des Lernens* (5. Auflage). Springer.

Peplau, H. E. (1991). *Interpersonal Relations in Nursing*. Springer.

Quilling, K. (2015). *Lernstile und Lerntypen*. Bertelsheim Stiftung. https://www.die-bonn.de/wb/2015-lernstile-01.pdf (28.12.2023).

Rey, G. D. (2009). *E-Learning: Theorien, Gestaltungsempfehlungen und Forschung*. Huber.

Riedl, A., & Schelten, A. (2013). Konstruktivismus als Erkenntnistheorie. In A. Riedl & A. Schelten (Hrsg.), *Grundbegriffe der Pädagogik und Didaktik beruflicher Bildung* (S. 133–134). Franz Steiner.

Rietmann, S., & Deing, P. (2019). *Psychologie der Selbststeuerung*. Springer Fachmedien.

Sweller, J., Ayres, P., & Kalyuga, S. (2011). *Cognitive Load Theory*. Springer.

Toth, C. T. (2019). *Massive Open Online Courses (MOOCs)*. Springer Fachmedien Wiesbaden.

Vester, F. (1997). *Denken, Lernen, Vergessen: was geht in unserem Kopf vor, wie lernt das Gehirn und wann lässt es uns im Stich?* (24. Auflage). Deutscher Taschenbuch-Verlag.

Wild, E., & Möller, J. (2020). *Pädagogische Psychologie* (3. Auflage). Springer.

Willingham, D. T., Hughes, E. M., & Dobolyi, D. G. (2015). The scientific status of learning styles theories. *Teaching of Psychology, 42*(3), 266–271.

Wygotski, L. S. (1964). *Denken und Sprechen*. Fischer.

3 Didaktik in der Praxisanleitung

Lernergebnisse dieses Kapitels

- Die Leser*innen verstehen die Bedeutung von didaktischen Modellen für die gelingende Strukturierung von Praxisanleitungssituationen.
- Die Leser*innen unterscheiden die allgemeine Didaktik von der Fachdidaktik und integrieren sowohl bildungs- wie auch pflegewissenschaftliche Erkenntnisse in ihre Anleitungspraxis.
- Die Leser*innen analysieren mithilfe von didaktischen Modellen die eigene Anleitungskompetenz und leiten daraus Handlungsempfehlungen für ihre Anleitungspraxis ab.

3.1 Einleitung

Erfolgreiches Lehren und Lernen braucht theoriebasierte Vorüberlegungen, um die zu erlernenden Inhalte auf qualitativ hochwertige Art und Weise wieder- und weitergeben zu können. Eine Hilfestellung hierfür können didaktische Modelle darstellen. Diese theoriegeleiteten Baupläne des Unterrichtens unterstützen Praxisanleitende dabei, Lernprozesse zu strukturieren, zu planen und zu evaluieren. Damit wird ein Beitrag zur effektiven Gestaltung von Lernprozessen geleistet. Die Didaktik als Handlungswissenschaft in der Praxisanleitung kann zunächst aus der Perspektive der allgemeinen Didaktik betrachtet werden. Dort werden Praxisanleitende vor allem mit Wissen aus der Bildungswissenschaft bestärkt, indem Erkenntnisse in allgemeinen didaktischen Modellen aufarbeitet und dargeboten werden. Darüber hinaus sind Praxisanleitende gefordert, ihre Anleitungskompetenz aus einer fachdidaktischen Perspektive zu rahmen. Bei dieser didaktischen Form handelt es sich um eine Spezifikation der allgemeinen Didaktik. Die Fachdidaktik erlaubt es, die speziellen Anforderungen eines Lerngegenstandes oder einer ganzen Disziplin bzw. die speziellen Lernbedürfnisse der Lernenden innerhalb dieser Disziplin zu adressieren. Für die Gesundheits- und Krankenpflege ist das notwendig, um Wissen und Erkenntnisse aus zwei Blickwinkeln heraus miteinander zu verweben. Das ist einerseits die Bildungswissenschaft und andererseits die Pflegewissenschaft. Damit wird es möglich, lernbezogene, professionelle, gesellschaftliche und wissenschaftliche Bedarfe zu adressieren.

Dieses Kapitel bildet zunächst die allgemeine Didaktik ab und erläutert ihre Bedeutung für die Praxisanleitung. Danach gilt es, die Fachdidaktik der Praxisanleitung näher zu beleuchten. Dafür werden die Methode des Cognitive Apprenticeship nach Collins, Brown und Holum (1991) und die soziokulturelle Entwicklungstheorie nach Wygotski (1964) vorgestellt. Diese didaktischen bzw. lerntheoretischen Ansätze gilt es anschließend zum Modell der soziokonstruktivistischen Praxisanleitung zu verbinden. Damit sollen Praxisanleitende einen theoriebasierten Handlungsrahmen für ihre Tätigkeit erhalten.

3.2 Allgemeine Didaktik in der Praxisanleitung

Die allgemeine Didaktik stellt die grundständige Berufs- und Praxiswissenschaft für alle Personen dar, die Lehr- und Lernprozesse professionell gestalten und begleiten. Damit sind die Erkenntnisse dieser Wissenschaft – neben jenen der Pflegewissenschaft – auch für Praxisanleitende von Bedeutung. Ein didaktisch gerahmtes Vorgehen ermöglicht effektive Anleitungssituationen, die auf eine systematische Planung, Durchführung und Reflexion von Lernprozessen beruhen und sich somit optimal an die Lernbedürfnisse der Angeleiteten anpassen. Eine didaktisch ausgerichtete Praxisanleitung führt nicht nur zu einem Wissenstransfer, sondern ermöglicht außerdem, dass ein komplexer Prozess der Kompetenzentwicklung angestoßen werden kann.

Merke: Die Didaktik ist die Theorie und Praxis des Lehrens und Lernens, die sich mit Methoden und Strategien befasst, um Bildungsinhalte zielgerichtet und effektiv zu vermitteln. Sie stellt eine Teildisziplin der Pädagogik dar und greift auf deren wissenschaftliche Erkenntnisse zurück.

Als Begründer der modernen Didaktik gilt der Pädagoge Johann Amos Comenius (1592–1670), auch bekannt als Jan Amos Komenský. Er verfasste im 17. Jahrhundert die sogenannte Didactica magna (Die große Didaktik), in der er einen systematischen und zielgerichteten Unterrichtsansatz postuliert. Der Begriff Didaktik leitet sich vom altgriechischen Wort „didaktike techne“ ab und bedeutet so viel wie „Lehrkunst“. Die Disziplin kann im weiteren Sinne auch als Unterrichtswissenschaft angesehen werden. Zentral ist dabei, dass sich die Didaktik neben dem optimalen Lehren auch mit dem gelingenden Lernen beschäftigt (Gudjons & Traub, 2020). Kron, Jürgens und Standop (2014) definieren die starke handlungswissenschaftliche Orientierung als eine Kardinaleigenschaft der Didaktik. Dieses Handeln steht auf dem Fundament von Theorien, Konzepten und Modellen.

Während sich die **allgemeine Didaktik** mit übergeordneten Prinzipen und Methoden des Lehrens und Lernens beschäftigt, untersucht die **Fachdidaktik** das optimale

Lehren und Lernen innerhalb eines bestimmten Fachgebiets oder Fachgegenstandes und stellt Lehrenden in diesen Bereichen Handlungsempfehlungen zur Verfügung (Gudjons & Traub, 2020).

Im folgenden Kapitel gilt es die Bedeutung der Fachdidaktik für die Praxisanleitung darzulegen. Im Zuge dessen werden zwei theoretische Ansätze der Fachdidaktik exemplarisch aufgezeigt, die Praxisanleitende in der systematischen Planung, Durchführung und Reflexion von Anleitungssituationen unterstützen können.

3.3 Fachdidaktik in der Praxisanleitung

Die Fachdidaktik der Praxisanleitung beschäftigt sich mit den am besten geeigneten Lehr- und Lernmethoden für die Praxisanleitung. Diese sollen einerseits einen optimalen Theorie-Praxis-Transfer in der professionellen Pflege gewährleisten und andererseits zu einem nachhaltigen Wissens- und Kompetenzerwerb bei den angeleiteten Personen führen. Hierfür greifen die Praxisanleitenden auf fachdidaktische Modelle und Methoden zurück. Sie planen Anleitungssituationen systematisch, führen diese gemeinsam mit den Lernenden durch und reflektieren sowie beurteilen sie in Bezug auf den Lernerfolg und Kompetenzerwerb. Die Fachdidaktik muss neben allgemeinen pädagogischen Prinzipien auch das zu vermittelnde Wissen der disziplinbezogenen Wissenschaft berücksichtigen; für Praxisanleitende ist das die Pflegewissenschaft. Damit sollen sowohl lernbezogene, professionsbezogene und gesellschaftliche als auch berufliche Anforderungen und Bedarfe gedeckt werden. Gleichzeitig gilt es in diesem Zusammenhang zu erwähnen, dass aus diesen Anforderungsbereichen auch Spannungsfelder entstehen können, wenn es darum geht, den Bedarfen und Interessensbelangen aller Anspruchsgruppen nachzukommen.

Merke: Die Fachdidaktik greift nicht ausschließlich auf Erkenntnisse der Bildungswissenschaft zurück, sondern muss in Lehr- und Lernprozessen auch fachwissenschaftliche Erkenntnisse der Bezugswissenschaft berücksichtigen, der sie zugeordnet ist. Im Fall der Praxisanleitung ist die Bezugswissenschaft die Pflegewissenschaft.

Praxisanleitende können in Anleitungssituationen auf fachdidaktische Modelle und Methoden zurückgreifen, um den Kompetenz- und Wissenserwerb zu fördern. Das dort stattfindende Lernen ist dem **situierten** bzw. **problemlösungsorientierten Lernen** zuzuordnen.

Die dafür notwendigen Vorgänge im Wissens- und Kompetenzerwerb sind wiederum der Strömung des Sozialkonstruktivismus zuzuordnen. Diese lerntheoretische Position geht davon aus, dass Lernen am effektivsten ist, wenn es in einem Kontext stattfindet, der dem realen Anwendungsbereich des Gelernten nahekommt.

Die Authentizität des Lernens steht im Vordergrund, was zu einem nachhaltigen Wissens- und Kompetenzerwerb führt. Wie in allen soziokonstruktivistischen Lehr- und Lernansätzen steht die soziale Interaktion und Kollaboration im Vordergrund. Die tiefgehende Integration von theoretisch erworbenem Wissen findet in diesem Lernverständnis durch situiertes und problemlösungsorientiertes Lernen statt. Hier übernehmen die Lernenden aktiv und selbst gesteuert Praxisaufgaben, die ihre kognitiven, handlungsbezogenen und sozialen Fähigkeiten, Fertigkeiten und Kompetenzen fordern, fördern und damit erweitern (Wild & Möller, 2020).

Bei den in den Folgekapiteln exemplarisch abgebildeten Methoden und theoretischen Ansätzen des situierten bzw. problemlösungsorientierten Lernens handelt es sich einerseits um den Sozialkonstruktivismus, wie durch Wygotski (1964) beschrieben, und andererseits um die dieser lerntheoretischen Strömung zuordenbare Cognitive-Apprenticeship-Methode nach Collins et al. (1991). Beide Ansätze werden in den nächsten zwei Kapiteln theoretisch erläutert und deren Bedeutung für die Praxisanleitung wird dargelegt. Anschließend werden beide theoretisch-konzeptionellen Ansätze miteinander verwoben, um ein für die Praxisanleitung relevantes fachdidaktisches Modell mit Handlungsempfehlungen für die unmittelbare Praxisanleitung abzuleiten.

3.3.1 Die Cognitive-Apprenticeship-Methode

Cognitive Apprenticeship ist als „kognitive Meisterlehre" oder „kognitive Ausbildung" zu übersetzen. Es handelt sich um einen instruktionspsychologischen Ansatz, der der konstruktivistischen Didaktik zuzuordnen ist. Der theoretische Rahmen wird durch die Theorie der situierten Kognition repräsentiert, womit eine enge Verbindung zur Methode des situierten Lernens besteht. Als Ausgangspunkt dieses pädagogischen Ansatzes dienen die Prinzipien der Wissensvermittlung von traditionellen Handwerkslehren. Dort werden nämlich seit jeher unter Anleitung eine*r Meister*in neben Wissen auch Fähigkeiten und Fertigkeiten an Lehrlinge weitergeben, bis diese das Handwerk selbstständig beherrschen. Dieses Prinzip der Wissens- und Kompetenzvermittlung wurde in einem bildungswissenschaftlichen Projekt neu entdeckt und im Zuge des Cognitive-Apprenticeship-Ansatzes ins formale Schulsystem übertragen. Das Ziel war es, diese spezielle Form des Modelllernens (observational learning) zwischen Meister*in und Lehrling auf das Erwerben von Lese-, Schreib- und Rechenkompetenz von Schüler*innen zu übertragen (Wild & Möller, 2020).

Der Cognitive-Apprenticeship-Ansatz ist nicht für alle Lernbereiche bzw. Lernsituationen gleich gut geeignet. Da diese Methode aber Aspekte von traditionellen Handwerkslehren mit denen des formalen (Hoch-)Schulsystems verknüpft, eignet sich das Cognitive Apprenticeship als didaktische Grundlage in der Praxisanleitung von Pflege- und Gesundheitsberufen.

Entwickelt wurde diese Lehr- und Lernmethode Ende der 1980er-Jahre von Allen Collins, John Seely Brown und Susan Newman an der University of Illinois. Zentral am Cognitive-Apprenticeship-Ansatz ist, dass **implizite kognitive Denkprozesse** in der Umsetzung von komplexen praktischen Fertigkeiten für Lernende durch die lehrenden Expert*innen sichtbar gemacht werden.

Als Ausgangssituation für die Methode wird angenommen, dass die Expert*innen bei professionellen Pflegemaßnahmen automatisierte Handlungsstrategien anwenden, die sie selbst meist nicht mehr reflektieren. Das Wissen ist einverleibt (in Fleisch und Blut übergegangen) und wird automatisiert umgesetzt. Die Expert*innen nehmen die impliziten kognitiven Denkprozesse, die sie selbst oft mühsam erlernen bzw. erwerben mussten, bei den Lernenden als vorausgesetzt an. Daher wissen sie nicht, welchen Wissens- und Lernbedarf diese tatsächlich haben. Dieser Umstand führt oft zu Überforderung in Praxisanleitungssituationen.

Der Cognitive-Apprenticeship-Ansatz soll diesen Umstand adressieren und die Lernsituation zunächst als einen **definierten und authentischen Kontext** festlegen. Hier beginnen die Expert*innen zu reflektieren, über welche impliziten Denkprozesse die Lernenden verfügen müssen, damit komplexe Pflegesituationen gemeistert werden können und das Lernen gelingen kann. Diese impliziten Denkprozesse werden von den Expert*innen verbal oder durch Vorzeigen dargeboten, wodurch die Lernenden befähigt werden, sie anzuwenden und ihr Wissen auch auf andere praktische Situationen umzulegen (Collins et al., 1991).

Merke: Der Cognitive-Apprentice-Ansatz ist eine sechs Schritte umfassende didaktische Methode, die implizite Denkvorgänge von Praxisanleitenden innerhalb von authentischen Lernumgebungen und -situationen für die Lernenden transparent macht. Mit diesem fachdidaktischen Handwerkszeug können Praxisanleitende strukturiertes, tiefgehendes und nachhaltiges Lernen fördern.

Der Cognitive-Apprenticeship-Ansatz umfasst eine sogenannte gesamte Lernumgebung, in der die Praxisanleitungssituationen stattfinden. Diese Lernumgebung setzt sich nach Collins et al. (1991) aus vier Bereichen zusammen: (1) wissens- und inhaltsbezogener Bereich (Content), (2) Bereich der methodischen Umsetzung (Method), (3) Bereich des gestuften Kompetenzerwerbs (Sequencing) und (4) Bereich der sozialen Lernumgebung (Sociology).

Abbildung 17 soll diese Bereiche zusammenfassend veranschaulichen, bevor sie im weiteren Teil des Kapitels genauer erläutert werden:

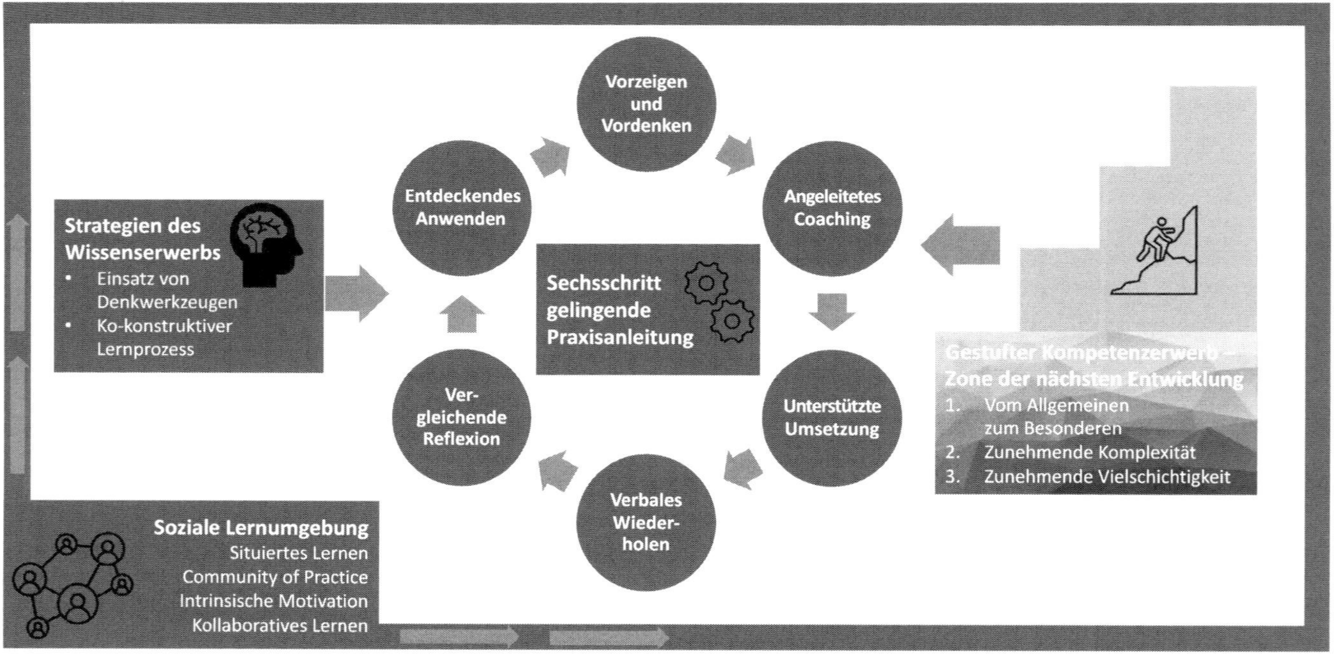

Abb. 17: Hauptbereiche des Cognitive-Apprenticeship-Ansatzes nach Collins et al. (1991) (eigene Darstellung)

Im **wissens- und inhaltsbezogenen Bereich** geht es darum, wie das Lernen im Zuge der Wissensgenerierung vonstattengeht und durch welche Prozesse es beeinflusst wird. Das Ziel ist es, die Lernenden mit strategischem Wissen auszustatten, das sich den Anforderungen in den Praxisanleitungssituationen anpassen kann.

Der erste Teilbereich innerhalb dieses wissens- und inhaltsbezogenen Bereichs ist die *Domäne Wissen*. Hier müssen sich die Lernenden ein grundlegendes Fachwissen in Form von beispielsweise Theorien, Konzepten oder Fakten aneignen. Dieses Fachwissen kann von den Praxisanleitenden durch direkte Instruktion zur Verfügung gestellt werden. Es kann auch durch unterschiedliche Medien erworben werden, wie zum Bespiel Lehrbücher, Lernvideos oder evidenzbasierte Handlungsleitlinien. Beim nächsten Teilbereich sollen die Lernenden fähig sein, *heuristische Strategien* umzusetzen. Als Heuristik werden in diesem Zusammenhang Methoden zur Problemlösung definiert, die aus der praktischen Erfahrung resultieren. Im Deutschen würde man Heuristiken als „Daumenregeln" bezeichnen, wenn es „schnell und schmerzlos" vonstattengehen soll, im Englischen als „quick and dirty". Komplexe Probleme können mit heuristischen Strategien bewältigt werden, um akzeptable, wenn auch nicht notwendigerweise optimale Lösungen zu schaffen. Beim dritten Teilbereich kommen *Kontrollstrategien* im Zuge des Wissens- und Erkenntniserwerbs zur Anwendung. Hier überwachen die Angeleiteten ihren Lernerfolg selbst und setzen bei Bedarf im Zuge der Problemlösung korrigierende Anpassungen. Es handelt sich dabei um eine Form des selbstregulierten Lernens. Diese Form der Selbstüberwachung für ein optimiertes Lernen wird als Metakognition bezeichnet. Der vierte und letzte Teilbereich bezieht sich auf die *Lernstrategien*. Den Lernenden stehen immer mehr Problemlösungsstrategien zur Verfügung, sie können aus einem Set von möglichen Lernstrategien die geeignetste auswählen. Es handelt sich bei dieser Form der lernbezogenen Selbstreflexion um metakognitive Lernstrategien. Durch deren Anpassung wird, wie bereits im Teilbereich der Kontrollstrategien beschrieben, effektives Lernen gelernt. Tabelle 1 soll die vier Teilbereiche des wissens- und inhaltsbezogenen Bereichs zusammenfassen:

Wissens- und inhaltsbezogener Bereich (Wissensquellen und Strategien des Wissenserwerbs)	
Domäne Wissen	Fachwissen als Grundlage, damit fachspezifische Fragen in realistischen und praxisnahen Situationen beantwortetet werden können
Heuristische Strategien	Spezielle Problemlösungsstrategien und -techniken, die den Wissenserwerb der Angeleiteten – neben dem Fachwissen – erweiternd unterstützen
Kontroll-strategien	Kontrolle und Monitoring von Problemlösungsstrategien und deren Anpassung auf einer Metaebene
Lern-strategien	Eine Form der lernbezogenen Selbstreflexion. Durch die Anwendung von metakognitiven Lernstrategien wird effektives Lernen gelernt.

Tab. 1: Wissens- und inhaltsbezogener Bereich im Cognitive Apprenticeship nach Collins et al. (1991)

Der nächste Teilbereich widmet sich der **methodischen Umsetzung** des Cognitive Apprenticeship im Zuge der Praxisanleitung. Hier werden von Collins et al. (1991) sechs aufeinanderfolgende Schritte beschrieben: (1) Vorzeigen und Vordenken, (2) angeleitetes Coaching, (3) unterstützte Umsetzung, (4) verbales Wiederholen, (5) vergleichende Reflexion und (6) entdeckendes Anwenden. Das rollenbezogene Aufgabengebiet der Praxisanleitendenden verändert sich innerhalb dieser sechs Schritte. Während in den ersten Schritten mehr angeleitetes Führen notwendig ist, erhöht sich bei den späteren Schritten die Selbstständigkeit der Lernenden. Die Praxisanleitenden ziehen sich graduell in ihrer Anleitungspräsenz zurück.

Nun werden die einzelnen Schritte näher erläutert, indem die Aufgaben der Praxisanleitenden skizziert werden:

(1) Vorzeigen und Vordenken (Modeling)

Die Praxisanleitenden agieren in diesem Schritt durch Vorzeigen und Vordenken. Es werden kognitive Lösungswege für ein definiertes Problem erklärt, indem die eigenen Gedankengänge erläutert und mit Argumenten begründet werden. Damit wird für Transparenz des zu erlernenden Problembereichs gesorgt. Die Lernenden hören hier zunächst aktiv zu und werden animiert, verständnisbezogene Fragen zu stellen. In weiterer Folge beobachten sie die Praxisanleitenden in der Umsetzung der Tätigkeit genau. Das Gehörte und Gesehene wird reflektiert sowie in Bezug zum Vorwissen gesetzt. Durch diese modellbezogene Darstellung durch die Praxisanleitenden generieren die Lernenden eine eigene Vorstellung davon, wie ein Problem zu lösen ist. Charakteristisch bei diesem Schritt ist, dass die Praxisanleitenden implizite, also im Verborgenen stattfindende Denkprozesse durch Erklären explizit (sichtbar) machen. Diese Form der Transparentmachung wird als Externalisierung bezeichnet.

(2) Angeleitetes Coaching (Coaching)

In diesem Schritt verändert sich die Rolle der Lernenden. Während sie im ersten Schritt eher passive Beobachter*innen waren, werden sie nun durch angeleitetes Coaching aktiv im selbstständigen praktischen Problemlösen bestärkt. Vorausgesetzt ist natürlich, dass sie auf die handlungsbezogenen Erkenntnisse für den definierten Problem- bzw. Lernbereich aus dem ersten Schritt zurückgreifen können. Das Ziel ist es, die Lernenden weiter an die Expert*innenperformanz heranzuführen. Durch die selbstständige Durchführung können sie feststellen, ob ihre in Schritt eins generierten mentalen Ablaufmodelle in der Problemlösung auch effektive Anwendung in der Praxis finden können. Die Praxisanleitenden unterstützen in diesem Schritt des angeleiteten Coachings durch Hinweise, Feedback und nochmaliges Vorzeigen und Vordenken, wenn notwendig.

(3) Unterstützte Umsetzung (Scaffolding)

Aufbauend auf Schritt zwei kommt es zu mehr Autonomieübertragung an die Lernenden. Gegebenenfalls können auch alternative Problemlösungsstrategien aufgezeigt werden, die die Lernenden dabei unterstützen, ein möglichst differenziertes Verständnis der Praxissituation zu entwickeln. Stärken und Schwächen der Lernenden werden analysiert und besprochen. Die Praxisanleitenden greifen dort ein, wo die Lernenden noch nicht selbstständig sind. Dieser Schritt ist betont regelgeleitet. Mit den Lernenden werden individuelle Regeln und Leitfäden erstellt, die die Anleitungssituation rahmen. „Scaffolding" bedeutet so viel wie Gerüst. Das Gerüst der Anleitungssituation wird durch diese Regeln und Leitlinien repräsentiert. Ziel ist es für Praxisanleitende, sich immer weiter aus der Anleitungssituation zurückzuziehen und den Lernenden die Möglichkeit zu geben, „Fehler" zu machen bzw. Bestärkung durch Selbstwirksamkeitserleben zu erfahren.

(4) Verbales Wiederholen (Articulation)

Die Praxisanleitung fordert die Lernenden in diesem Schritt dazu auf, das erworbene deklarative Wissen (Sachwissen) und das prozedurale Wissen (tätigkeitsbezogenes Wissen) in eigenen Worten wiederzugeben. Die Lernenden beschreiben alle für die Problemlösung notwendigen Handlungsabläufe sowie das dafür notwendige Sachwissen und bringen es in Verbindung mit ihrem Vorwissen. Durch diese aktive Verbalisierung erfolgt eine Bewusstwerdung, womit der Lernprozess zusätzlich unterstützt und eine Verankerung im Gedächtnis gefördert wird.

(5) Vergleichende Reflexion (Reflection)

In diesem Schritt reflektieren die Lernenden ihre eigenen Problemlösungsstrategien mit denen der Expert*innen. Verbesserungs- und Optimierungspotenziale werden aufgezeigt. Zur Besprechung kann auf die Regeln und Handlungsleitlinien aus Schritt drei zurückgegriffen werden. Damit werden die Lernprozesse sichtbar gemacht und eine nachhaltige Wissensgenerierung wird gefördert.

(6) Entdeckendes Anwenden (Exploration)

Das entdeckende Anwenden ist der letzte Schritt. Hier werden die Lernenden dazu ermutigt, die erworbenen Problemlösungsstrategien in der Praxis zu festigen bzw. selbstständig alternative Problemlösungsstrategien zu entdecken. Der selbstregulierte Lernprozess steht im Vordergrund. Praxisanleitende ziehen sich weitegehend zurück, stehen aber im Anlassfall zur Verfügung. In diesem letzten Schritt gilt es, Rahmenbedingungen und Ziele aufzuzeigen, beispielsweise im Zwischengespräch, die zur abschließenden Leistungsfeststellung (Beurteilung der Praxislernphase) selbstständig zu erreichen sind (Collins et al., 1991).

Tabelle 2 bildet die sechs Schritte der methodischen Umsetzung des Cognitive-Apprenticeship-Ansatzes zusammenfassend ab:

Bereich der methodischen Umsetzung (Förderung im professionsbezogenen Entwicklungsprozess)	
Vorzeigen und Vordenken	Praxisanleitung führt die Aufgabe/Handlung vor und denkt dabei laut. So werden implizite (unsichtbare) Denkprozesse explizit (sichtbar) gemacht. Lernende erhalten im Rahmen eines inneren geistigen Modells eine erste „Idee" für die Umsetzung der praktischen Handlung/Problemlösung.
Angeleitetes Coaching	Lernende werden in die Praxis tätig. Die Praxisanleitenden beobachten intensiv und unterstützen mit Hinweisen, Feedback und Anleitung.
Unterstützte Umsetzung	Die Praxisanleitung erstellt basierend auf den Beobachtungen ein personalisiertes Anleitungskonzept, eine Art Gerüst.
Verbales Wiederholen	Die Lernenden verbalisieren gegenüber der Praxisanleitung die Denkprozesse im Zuge der praktischen Umsetzung/Problemlösung und fördern damit die Abspeicherung im Gehirn.
Vergleichende Reflexion	Praktische Handlungen und Problemlösungsprozesse werden mit jenen der Expert*innen verglichen und Verbesserungsmöglichkeiten werden abgeleitet.
Entdeckendes Anwenden	Anwenden der Problemlösungsstrategien in der Praxis. Die Praxisanleitung zieht sich weitgehend zurück, steht aber bei Rückfragen zur Verfügung.

Tab. 2: Bereich der methodischen Umsetzung im Cognitive-Apprenticeship-Ansatz nach Collins et al. (1991)

Der dritte Bereich des Cognitive-Apprenticeship-Ansatzes widmet sich dem **gestuften Kompetenzerwerb** (Sequencing). Dabei gilt es, die Abfolge des Lernprozesses für die Angeleiteten zu strukturieren, um nachhaltiges Lernen zu ermöglichen. Hierbei kommen drei zentrale Prinzipien zur Anwendung: *(1) Prinzip vom Allgemeinen zum Besonderen*: Zuerst gilt es, ein konzeptionelles Gesamtmodell dessen zu erstellen, was zu erlernen ist. Erst dann werden einzelne zu erreichende Fähigkeiten und Fertigkeiten definiert. *(2) Prinzip der zunehmenden Komplexität*: Die Abfolge der zu erwerbenden Fähigkeiten und Fertigkeiten orientiert sich am aktuellen Kompetenzniveau der Lernenden. Umfang und Komplexität steigern sich im Zuge des Lernprozesses. *(3) Prinzip der zunehmenden Vielschichtigkeit*: Neben der Komplexität gilt es auch das Anwenden alternativer Problemlösungsstrategien zu fördern. Die Lernenden sind dazu zu befähigen, neue Lösungsstrategien zu entwickeln, die auf unterschiedliche Situationen übertragen werden können.

Tabelle 3 veranschaulicht die drei Prinzipien des gestuften Kompetenzerwerbs:

Bereich des gestuften Kompetenzerwerbs (Prinzipien zur Strukturierung der Lernprozesse)	
Prinzip vom Allgemeinen zum Besonderen	Das Große und Ganze festlegen, bevor einzelne zu erreichende Fähigkeiten und Fertigkeiten definiert werden
Prinzip der zunehmenden Komplexität	Sinnstiftender Kompetenzerwerb, Schwierigkeitsgrad steigert sich
Prinzip der zunehmenden Vielschichtigkeit	Anwendung von unterschiedlichen Lösungsstrategien, um ein breites und differenziertes Repertoire an Strategien zu erhalten

Tab. 3: Bereich des gestuften Kompetenzerwerbs im Cognitive-Apprenticeship-Ansatz nach Collins et al. (1991)

Der vierte und letzte Bereich des Cognitive-Apprenticeship-Ansatzes bezieht sich auf die **soziale Lernumgebung** (Sociology). Der Bereich ist in vier Teilbereiche unterteilt. Beim *(1) situierten Lernen* wird davon ausgegangen, dass Lernprozesse am nachhaltigsten in authentischen und spezifischen Kontexten stattfinden können, wie es auch im Zuge der Praxislernphase der Fall ist. Im zweiten Teilbereich wird die Lernumgebung als *(2) Community of Practice* definiert. Es handelt sich dabei um eine praxisbezogene Gemeinschaft von Personen, die vor ähnlichen Aufgaben und Herausforderungen stehen und voneinander lernen wollen. Durch Selbstbestimmung und aktive Kommunikation werden solche Lerngemeinschaften gefördert, sie führen zu einer nachhaltigen Lernkultur. Der dritte Teilbereich widmet sich der *(3) intrinsischen Motivation* der Lernenden, die darauf abzielt, dass sie eine Lernumgebung vorfinden, in der sie Lerntempo und Lernziele mitbestimmen können. Damit wird das Lernen als sinnstiftend erlebt und die Motivation der Lernenden steigt. Der letzte Teilbereich bezieht sich auf das *(4) kollaborative Lernen*. Eine Kultur des Gemeinsamen ist kennzeichnend für den Cognitive-Apprenticeship-Ansatz. Dadurch werden neben einem Miteinandergefühl auch zwischenmenschliche Fertigkeiten für eine nachhaltige Teamfähigkeit vermittelt.

Tabelle 4 verdeutlicht die vier Aspekte der sozialen Lernumgebung zusammenfassend:

Bereich der sozialen Lernumgebung (soziale Charakteristika der Lernumgebung)	
Situiertes Lernen	Lernen findet in realen und authentischen Situationen statt – wie der Praxislernphase.
Community of Practice	In einer Lerngemeinschaft werden verschiedene Möglichkeiten der Problemlösung erarbeitet und ihre Plausibilität wird diskutiert.
Intrinsische Motivation	Mitbestimmung im Lernprozess fördert die Selbstmotivation.
Kollaboratives Lernen	Lernende arbeiten zusammen und erreichen gemeinschaftlich Ziele.

Tab. 4: Bereich der sozialen Lernumgebung im Cognitive-Apprenticeship-Ansatz nach Collins et al. (1991)

Zusammenfassend lässt sich feststellen, dass der Cognitive-Apprenticeship-Ansatz darauf abzielt, komplexe und implizite Denkvorgänge in authentischen Lernumgebungen und -situationen transparent zu machen, um ein tiefgehendes und nachhaltiges Lernen zu fördern. Damit stellt diese sechs Schritte umfassende didaktische Methode den Praxisanleitenden ein Handwerkzeug zur Verfügung, um Lernprozesse optimal zu strukturieren.

Der Cognitive-Apprenticeship-Ansatz betont die Wichtigkeit und den Einfluss des kollaborativen Lernens. Ein wichtiger Vordenker für die hierfür notwendigen soziokonstruktivistischen Lernprozesse ist der russische Psychologie Lev Wygotski, der das soziokonstruktivistische Lernen im Zuge seiner soziokulturellen Entwicklungstheorie beschreibt (Wygotski, 1964). Das folgende Kapitel wird diese näher erläutern und ihre Bedeutung für die Praxisanleitung beschreiben.

3.3.2 Soziokonstruktivistisches Lernen und die soziokulturelle Entwicklungstheorie

Wygotski (1964) entwickelte die soziokulturelle Entwicklungstheorie, die auch als kulturhistorische Theorie bezeichnet wird. Grundlegend in dieser Theorie ist, dass der kulturelle Kontext und damit die soziale Interaktion Einfluss auf das Lernen und den Wissenserwerb nimmt. Kulturelle Werkzeuge wie die Sprache und Symbole wie das Schriftsystem beeinflussen das Lernen. Die hierfür notwendigen kognitiven Vorgänge passieren zunächst auf der Ebene der sozialen Interkation zwischen zwei oder mehreren Menschen (interpsychisch). Darauf aufbauend kommt es zur individuellen Verarbeitung bei den einzelnen Personen (intrapsychisch) im Rahmen der soziokonstruktivistischen Wissensgenerierung. Lev Wygotski beschreibt dies als **Zone der nächsten Entwicklung (ZNE)**. Die Lernenden erlangen mit der Unterstützung einer kompetenten Person (**More Knowledgeable Other**), wie zum Beispiel eines*einer Lehrenden oder Praxisanleitenden, durch eine Ko-Konstruktion von Wissen Fähigkeiten und Fertigkeiten, die sie ohne diese Begleitung nicht erwerben könnten (Wild & Möller, 2020). Zu erwähnen ist an dieser Stelle, dass Lev Wygotski seine theoretischen Vorstellungen aufgrund eines frühen Todes unvollendet zurückließ. Viele Konzepte seiner Theorie, wie zum Beispiel die Zone der nächsten Entwicklung, wurden von seinen Schüler*innen weiterentwickelt (Barrs, 2021). Die folgenden Ausführungen beziehen sich auf Lev Wygotski, seine Schüler*innen müssen aber immer mitgedacht werden.

Merke: Die in der Pflegepraxis stattfindende soziale Interaktion und der dazugehörige kulturelle Kontext bilden die Grundlage von soziokonstruktivistischen Lernprozessen. Denken und Lernen findet durch die Beziehung zu fachkompetenteren Praxisanleitenden statt. Sie unterstützen den Wissens- und Kompetenzerwerb, indem sie eine Zone der nächsten Entwicklung aufzeigen und bei deren Erreichen unterstützen.

Wygotski (1964) geht im Zuge seiner soziokonstruktivistischen Lerntheorie davon aus, dass für die menschliche Entwicklung zwei Aspekte von Wichtigkeit sind. Er beschreibt sie als Funktionen, die Voraussetzungen für das menschliche Sein generell sind. Das ist zum einen eine biologische Funktion, wie zum Beispiel die biologische Reifung des Gehirns eines Kindes, um komplexe und abstrakte Lernvorgänge überhaupt möglich zu machen. Zum anderen ist es die soziokulturelle Funktion des Menschseins. Diese Funktion unterliegt keinem Reifungs- oder Entwicklungsprozess, sondern die kontextuellen Bedingungen wirken ständig auf einen Menschen ein. Ein Mensch ist immer in ein soziales Netzwerk verwoben, das auf ihn wirkt, bzw. wirkt er auch auf dieses zurück. Ein Beispiel hierfür ist das An- und Zugehörigennetzwerk (Familie, Schule oder die Gesellschaft).

Diese Funktionen bilden das Fundament für den Kompetenzerwerb im Rahmen der soziokonstruktivistischen Wissenskonstruktion. Hier haben zwei höhere psychische Prozesse Bedeutung: die *Beherrschung* und die *Bewusstwerdung*.

1. Das **Beherrschen** bezieht sich auf kulturelle Fähigkeiten wie Sprechen, Rechnen oder Schreiben. Diese müssen von den Lernenden beherrscht werden, damit die Bewusstwerdung gelingen kann.
2. Die **Bewusstwerdung** ist nicht auf das bloße Wahrnehmen von Reizen und deren Verarbeitung beschränkt, sondern meint das Bewusstsein, dass Lernende über diese Fähigkeiten verfügen. Sie stellt eine metakognitive Strategie dar, die ein Denken über das Denken ermöglicht. Fähigkeiten wie Planen, Denken oder Antizipieren stehen im Zusammenhang der Bewusstwerdung.

Das grundlegende Werkzeug für die psychischen Prozesse der Beherrschung und Bewusstwerdung ist, wie bereits erwähnt, die Interaktion. In diesem Verständnis sind Lernende nicht als rein passive Empfänger*innen im Lernprozess zu verstehen, sondern sie konstruieren und steuern aktiv ihren Wissens- und Kompetenzerwerb, der auf zwischenmenschlicher Interaktion basiert (Wygotski, 1964).

In einer konzeptionellen Weiterentwicklung der Theorie differenziert Wygotski (1964) diese Werkzeuge noch weiter aus, in sogenannte **Denkwerkzeuge** oder psychologische Werkzeuge.

Sie sind als ein von Menschen erschaffenes Hilfsmittel zu verstehen, um kognitive Prozesse zu beeinflussen, zu lenken und zu entwickeln. Sie unterstützen den Menschen bei der intellektuellen Anpassung und kognitiven Entwicklung. Beispiele sind die Impulskontrolle, die Merkfähigkeit, die Fähigkeit zum Antizipieren und Planen oder die geistige Flexibilität. Wenn Lernende die Denkwerkzeuge zur Kontrolle ihrer mentalen und kognitiven Prozesse vorteilhaft einsetzen, wird die Basis für erfolgreiches Lernen geschaffen. Dadurch wird es für Lehrende möglich, immer rascher auf die Probleme der Umwelt zu reagieren bzw. die daraus erwachsenden

Herausforderungen zu bewältigen. Ein Denkwerkzeug kann im alltäglichen Leben beispielsweise bereits eine Einkaufsliste sein. Sie unterstützt den Menschen in seinen mentalen Prozessen von Erinnerung oder Strukturierung, damit Nahrungsmittel nicht aus Impulsivität heraus erworben werden, sondern in geplanter Art und Weise. Denkwerkzeuge können aber auch abstrakter verstanden werden. Ein Beispiel hierfür wäre das Symbolsystem der Sprache. Mit der Sprache wird es dem Menschen möglich, sowohl Kognition und Verhalten als auch Emotionen steuern. Dadurch kann sich der Mensch selbst gut zusprechen, um für Beruhigung zu sorgen. Ein anderes Beispiel wäre die Anwendung von Sprache für komplexe Planungen. Das Denken passiert hier nicht in Bildern, sondern durch Sprache (Barrs, 2021).

Je öfter den Lernenden die Kontrolle der eigenen mentalen Prozesse anhand der verschiedenen Denkwerkzeuge gelingt, umso weniger sind sie auf diese bzw. die Unterstützung der Umwelt angewiesen. Die Denkwerkzeuge werden durch ständige Anwendung von der sozialen Ebene (interpsychisch) auf die intrapsychische Ebene übertragen und können somit inkorporiert werden. In weiterer Folge ist es für die Lernenden auf lange Zeit nicht mehr notwendig, dass das Werkzeug durch die Umwelt angeboten wird. Wenn diese Inkorporation von der sozialen auf die individuelle Ebene gelungen ist, stellt das Denkwerkezug einen Teil der intrapsychischen kognitiven Prozesse dar. Die interne Repräsentation des Werkzeugs und die kontinuierliche Wiederholung der damit gesteuerten Abläufe und Prozesse führen zu einer Bewusstwerdung des Denkwerkzeuges und der damit in Verbindung stehenden Prozesse, wodurch es zu einem Kompetenzerwerb kommt (Wygotski, 1964).

Merke: Denkwerkzeuge sind intellektuelle und abstrakte Hilfsmittel, deren Anwendung zu einem Kompetenzerwerb führt. Die eigene systematische Arbeitsorganisation von Praxisanleitenden im Pflegealltag kann bereits auch als ein solches Denkwerkzeug verstanden werden, welches an Lernende weitergegeben wird, um für einen Kompetenzerwerb im Fachbereich zu sorgen.

Praxisanleitende müssen reflektieren, welche intellektuellen Hilfsmittel neben Sprache, mathematischen Symbolen oder Schrift in ihren Fachbereichen arbeitserleichternd wirken und damit als Denkwerkzeuge an Lernende weitergegeben werden sollten. Ein Beispiel ist die systematische Arbeitsorganisation: Auf High-Level-Intensivstationen mit vielen verschiedenen technischen Lebenserhaltungssystemen sollte eine schematische Arbeitspriorisierung vorgenommen werden, damit komplexe Herausforderungen auf kompetente Art und Weise gemeistert werden können. Die Arbeitspriorisierung stellt damit das Denkwerkzeug dar. Indem die Lernenden die schematische Vorgehensweise regelmäßig wiederholen, kommt es zunächst zur Bewusstwerdung und anschließend zur Beherrschung. Wenn die Lernenden das Denkwerkzeug beherrschen, kommt es zu einem Wissens- und Kompetenzerwerb, der von den Praxisanleitenden begleitet und evaluiert wird. Die Denkwerkzeuge sollten in weiterer Folge auch auf andere Bereiche übertragen werden. Es wird empfohlen, die Lernenden zu fragen, ob sie bereits Denkwerkzeuge beherrschen. So kann auch die Praxisanleitung neue Denkwerkzeuge kennenlernen.

Aus dieser Darstellung lässt sich ableiten, dass den Praxisanleitenden als fachkompetente Begleiter*innen im Lernprozess eine besondere Bedeutung zukommt. Zunächst ist dabei festzustellen, dass sie selbst einen Teil des sozialen Kontextes für Lernende repräsentieren. Praxisanleitende identifizieren nicht nur passende Denkwerkzeuge, sondern unterstützen Lernende auch bei deren Bewusstwerdung und Beherrschung. Dabei müssen sie zwei Aspekte reflektieren: zum einen, dass der Wissenserwerb zwischen Praxisanleitenden und Lernenden als *ko-konstruktiver Prozess* stattfindet, wie bereits mehrmals in diesem Kapital dargelegt. Zum anderen müssen Praxisanleitende das *Ausmaß der Lernunterstützung* einschätzen und situationsabhängig anpassen:

1. **Ko-konstruktiver Lernprozess:** Der Wissenserwerb im Zuge der Ko-konstruktion ist betont partizipativ. Die Praxisanleitung gestaltet zwar die Lernumgebung und entscheidet, welches Wissen vermittelt werden muss, die Lernenden gleichen die angebotenen Impulse jedoch selbstständig mit ihren Vorwissensbeständen ab und steuern in weiterer Folge selbst die Konstruktion von neuem Wissen.
2. **Ausmaß der Lernunterstützung:** Für das eigene Rollenverständnis von Praxisanleitenden ist es wichtig, dass sie die fachkompetentere Person im Wissenserwerb darstellen (More Knowledgeable Other). Gleichzeitig müssen sie eine graduell zunehmende Selbstständigkeit der Lernenden in der Anwendung der Denkwerkzeuge gewährleisten. Hierfür sollten sie immer nur genau so viel Unterstützung und Hilfestellung anbieten, wie in der individuellen Lernsituation gerade notwendig ist. Das Ziel ist, dass die Lernenden gar keine Unterstützung mehr brauchen, die Denkwerkzeuge selbstständig anwenden können und somit zu selbst zu befähigten und kompetenten Anwender*innen werden (Daniels, 2016).

Wygotski (1964) bezeichnet diesen Lernprozess im Zuge der soziokulturellen Entwicklungstheorie – wie in der Einleitung dieses Kapitels bereits angeführt – als die **Zone der nächsten Entwicklung (ZNE)**. Der Begriff der Zone ist dabei als eine Distanz zu verstehen, die zwischen einem aktuell vorhandenen und einem potenziellen Kompetenzniveau liegt. Die Aufgaben und Herausforderungen des aktuellen Niveaus können von den Lernenden bereits ohne Anleitung und Unterstützung umgesetzt werden (= *Zone der Unterforderung*). Die Distanz zwischen dem, was die Lernenden selbstständig umsetzen können, und dem Bereich, wo unter Anleitung und Beaufsichtigung der Lehrperson/Praxisanleitung Wissenserwerb stattfindet, wird als die *Zone der nächsten Entwicklung* definiert. In diesem Bereich ist das Lernen am effektivsten. Daran schließt die *Zone der Überforderung* an, die außerhalb des gelingenden Lernens liegt. Auf Dauer führt diese bei den Lernenden wie auch den Praxisanleitenden zu Frustration, da sich der Lernerfolg nicht oder nur sehr schwer einstellt.

Merke: Praxisanleitende ermitteln für Lernende die Zone der nächsten Entwicklung und unterstützen sie bei der Bewusstwerdung und Beherrschung von Denkwerkzeugen, um Wissens- und Kompetenzerwerb zu ermöglichen. Damit wird sowohl Unter- wie auch Überforderung entgegengewirkt und der Lernprozess kann optimal gelenkt werden.

Abbildung 18 soll das Lernverständnis nach Wygotski (1964) veranschaulichen:

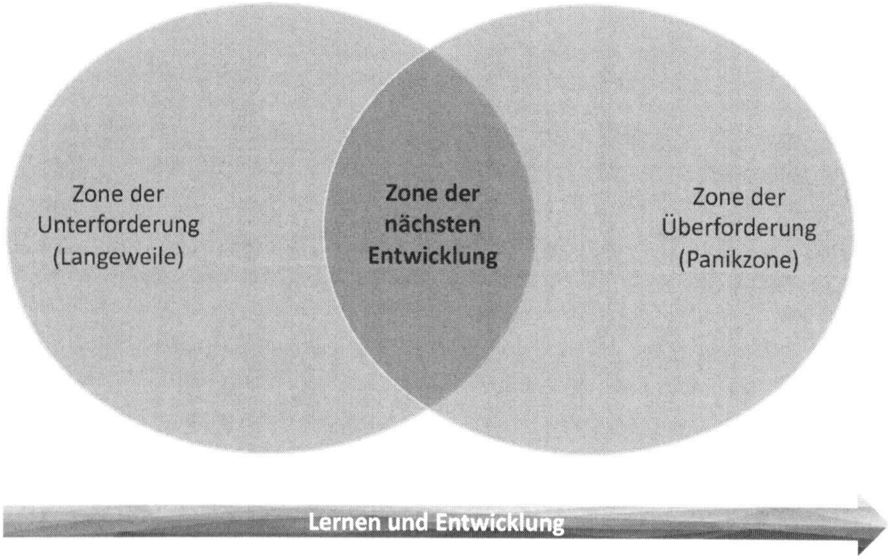

Abb. 18: Soziokonstruktivistischer Lernprozess in Anlehnung an Wygotski (1964)

Das aktuelle Ausgangsniveau der Lernenden befindet sich in der Zone der Unterforderung. Diese kann als eine Zone der „Langeweile" verstanden werden, da die Lernenden notwendige Denkwerkzeuge bereits selbstständig anwenden können und damit in diesem Bereich über Kompetenz verfügen. Diese könnten sie beispielsweise in anderen praktischen Ausbildungssituationen erworben haben. Praxisanleitende müssen den Wissens- und Kompetenzstand der Lernenden im Rahmen einer diagnostischen Bewertung einschätzen und darauf aufbauend neue Denkwerkzeuge anbieten, damit die Lernenden an die Zone der nächsten Entwicklung herangeführt werden können. Gleichzeitig soll durch dieses Vorgehen die Zone der Überforderung – auch „Panikzone" genannt – vermieden werden, um Frustrationspotenzialen zuvorzukommen. Die diesbezügliche Einschätzung ist notwendig, damit Lernende einerseits vorhandene Erfahrungs- und Wissensbestände mit einem potenziellen Kompetenzniveau abgleichen können. Andererseits kann der für den Kompetenzerwerb notwendige Lernprozess zielgesteuert umgesetzt, begleitet und evaluiert werden (Wygotski, 1964).

Im folgenden Kapitel gilt es, die theoretischen Annahmen zum soziokonstruktivistischen Lernen nach Wygotski (1964) mit dem im Vorkapitel dargelegten Cognitive-Apprenticeship-Ansatz nach Collins et al. (1991) abzugleichen, um daraus ein fachdidaktisches Modell für die Praxisanleitung mit Handlungsempfehlungen für die Anleitungstätigkeit abzuleiten.

3.3.3 Modell der soziokonstruktivistischen Praxisanleitung

In diesem Kapitel gilt es, die vier Ansatzbereiche der Cognitive-Apprenticeship-Methode nach Collins et al. (1991) mit Elementen der soziokulturellen Entwicklungstheorie nach Wygotski (1964) zu vergleichen und diese anschließend im Zuge einer Theorieintegration, wie bei Wagner und Berger (1985) beschrieben, miteinander zu verweben. Abbildung 19 soll diese Beziehung und das geplante Vorgehen veranschaulichen:

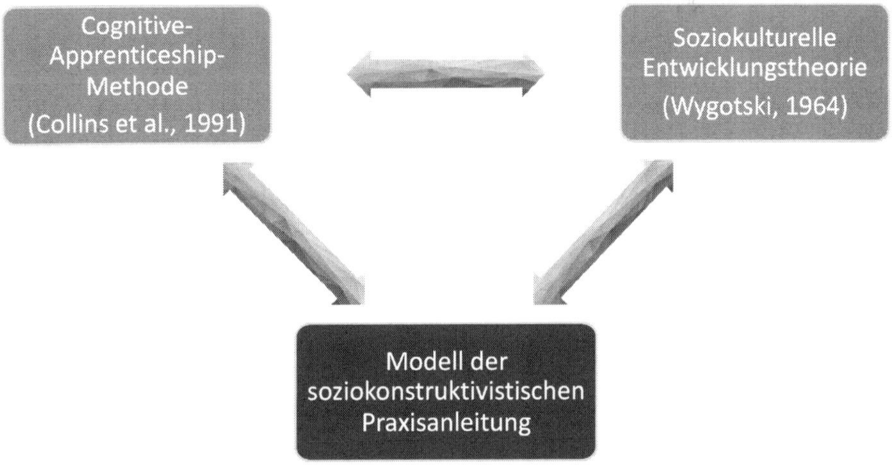

Abb. 19: Theorieintegration zum Modell der soziokonstruktivistischen Praxisanleitung

Das Modell wurde im Rahmen eines Projektes an der Fachhochschule Campus Wien von hauptberuflich Lehrenden/Forschenden, Praxisanleiter*innen und Praktiker*innen über ein Jahr hinweg entwickelt. Es soll den Praxisanleitenden eine methodisch-didaktische Grundlage für die lehrpraktische Umsetzung zur Verfügung stellen. In weiterer Folge kann somit ein Beitrag zur Gestaltung von Anleitungssituationen geleistet werden, um diese plan- und evaluierbar zu machen.

Ein Modell im bildungswissenschaftlichen Verständnis hat nach Terhart (2009) einen *normativen* und einen *analytischen Zweck*. Im normativen Sinn stellt das Modell eine Art von Vorbild oder Idealmuster dar, an dem sich Praxisanleitende orientieren können. Im analytischen Sinn wird durch ein Modell eine vereinfachte Darstellung von komplexen Sachverhalten innerhalb von Praxisanleitungssituationen gewährleistet. Meist steht diese in Verbindung mit einer grafischen Darstellung. Das unterstützt die Praxisanleitenden im Zuge des Wissens- und Kompetenzerwerbs während ihrer Ausbildung. Außerdem erhalten bereits im Praxisfeld stehende Praxisanleitende einen theoriebasierten Strukturrahmen, um Zusammenhänge besser nachvollziehen zu können und Anleitungssituationen plan- und evaluierbar zu machen.

Merke: Das Modell der soziokonstruktivistischen Praxisanleitung erfüllt einen normativen und einen analytischen Zweck. Es dient als theoriebasierter Strukturrahmen für die in Ausbildung befindlichen und auch die praktizierenden Praxisanleitenden und ermöglicht die verbesserte Nachvollziehbarkeit von komplexen Zusammenhängen im Zuge von Anleitungssituationen.

Zunächst gilt es im folgenden Teil, die beiden theoretischen Ansätze vergleichend darzustellen, um eine Theorieintegration mit der Ableitung des Modells zur soziokonstruktivistischen Praxisanleitung möglich zu machen. Für diesen Theorievergleich wird auf die fünf möglichen Relationen der Theoriebeziehung nach Wagner und Berger (1985) referenziert. Eine dieser Relationen bezieht sich auf die Theorieintegration, die für das beabsichtigte Vorhaben als geeignet angesehen wird. Dabei werden zwei thematisch ähnliche Theorien miteinander kombiniert, um ein Phänomen oder einen Gegenstand besser erklären zu können, als es mit einer der Theorien allein möglich wäre. Das zu beschreibende bzw. zu erklärende Phänomen bezieht sich auf die Praxisanleitungssituation. Mit dem Modell soll ein Struktur-, Orientierungs- und Analyserahmen für im Feld tätige bzw. in Ausbildung stehende Praxisanleitende zur Verfügung gestellt werden, der die Praxisanleitung plan- und evaluierbar macht.

Dabei ist aber festzustellen, dass der Rückgriff auf diese beiden theoretischen Positionen mit unterschiedlichen Einschränkungen verbunden ist. Zum einen handelt es sich beim Cognitive Apprenticeship nach Collins et al. (1991) um eine pädagogische Methode und bei der soziokulturellen Entwicklungstheorie nach Wygotski (1964) um eine entwicklungspsychologische Grundlagentheorie. Daraus folgt, dass sich die Ansätze in Bezug auf die Erklärung, die Beschreibung und die zur Verfügung gestellten Handlungsempfehlungen für die Praxisanleitung auf unterschiedlichen Abstraktionsniveaus befinden. Des Weiteren wird der Cognitive-Apprenticeship-Ansatz durch Theorien der situierten Kognition begründet und steht in enger Verbindung zum situierten Lernen. Es handelt sich um einen sozialkonstruktivistisch begründeten Ansatz, der Prinzipien der konstruktivistischen Didaktik aufweist. Den Theorien der situierten Kognition geht wiederum die denklogische Strömung des (Sozial-) Konstruktivismus voraus, die ihrerseits zu großen Teilen auf den Arbeiten von Lev Wygotski basiert. Damit herrscht auch eine gewisse Redundanz vor. Gleichzeitig kann dieser Umstand aber auch als eine Stärke verstanden werden, da die beiden theoretischen Ansätze in ihrer Grund- und Ausgangslage kohärent sind.

Tabelle 5 bildet vergleichend die Konzepte, das Abstraktionsniveau und die theoretische Verortung des Cognitive Apprenticeship und der soziokulturellen Entwicklungstheorie ab. Durch dieses Vorgehen sollen Theoriebestandteile vergleichend dargestellt werden, um den Theorieintegrationsprozess nach Wagner und Berger (1985) zu ermöglichen:

	Cognitive Apprenticeship	Soziokulturelle Entwicklungstheorie	Modell soziokonstruktivistischer Praxisanleitung
Konzepte/ Theoriebestandteile	1) Wissens- und inhaltsbezogener Bereich 2) Bereich methodische Umsetzung 3) Bereich gestufter Kompetenzaufbau 4) Bereich soziale Lernumgebung	1) Denkwerkzeuge 2) Ko-Konstruktion 3) Zone der nächsten Entwicklung	1) Strategien des Wissenserwerbs ▸ Denkwerkzeuge ▸ Ko-Konstruktion 2) Sechsschritt zur gelingenden Praxisanleitung 3) Gestufter Kompetenzerwerb ▸ Zone der nächsten Entwicklung 4) Soziale Lernumgebung und Kontext
Abstraktionsniveau	Pädagogische Methode	Psychologische Theorie	Normatives Modell
Theoretische Verortung	Theorien des situierten Lernens	(Sozial-)Konstruktivismus	Sozialkonstruktivismus

Tab. 5: Theorievergleich im Zuge des Theorieintegrationsprozesses nach Wanger und Berger (1985)

Abbildung 20 soll die Zusammenhänge des Modells mit der soziokonstruktivistischen Praxisanleitung zusammenfassend abbilden. Hierbei findet die Beziehung zwischen den einzelnen Modellbestandteilen im Zuge von Praxisanleitungssituationen Berücksichtigung.

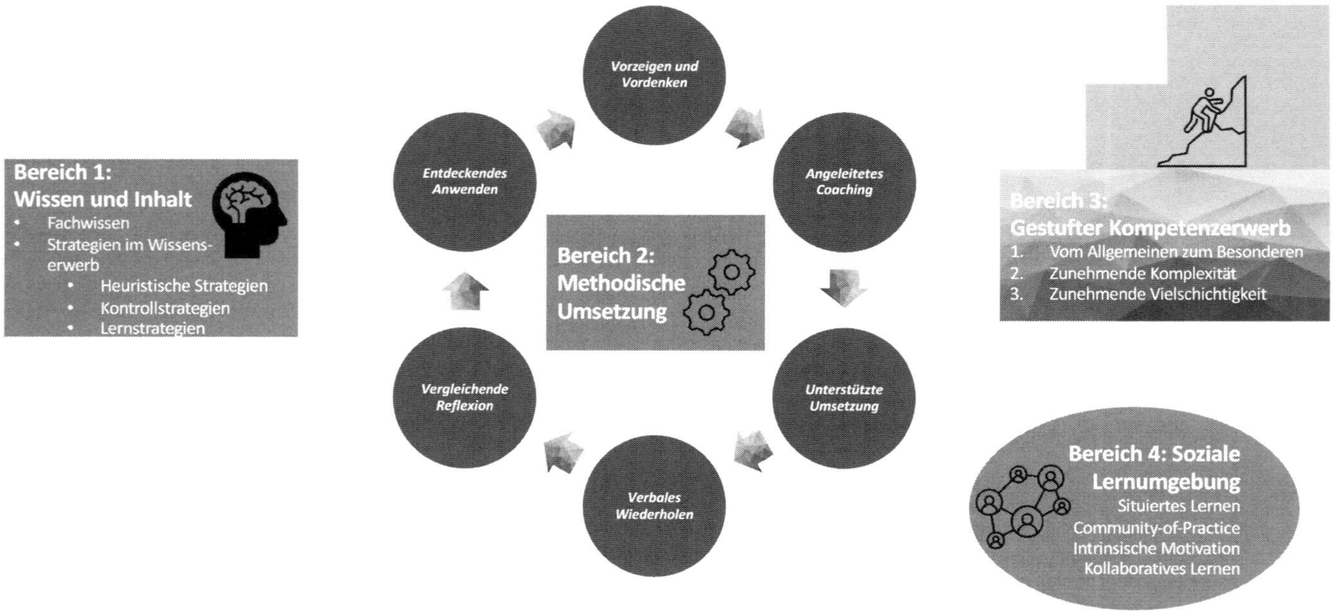

Abb. 20: Modell zur soziokonstruktivistischen Praxisanleitung (eigene Darstellung)

Im folgenden Teil des Kapitels gilt es, die vier Modellbestandteile, (1) Strategien des Wissenserwerbs, (2) Sechsschritt zur gelingenden Praxisanleitung, (3) gestufter Kompetenzerwerb durch die Zone der nächsten Entwicklung und (4) soziale Lernumgebung und Kontext, näher zu erläutern und ihre Bedeutung für die Praxisanleitung darzulegen.

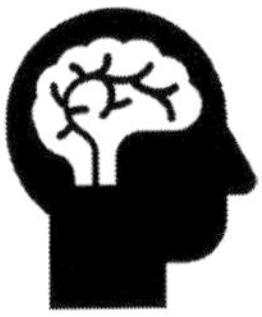

(1) Strategien des Wissenserwerbs

Im Verständnis von Collins et al. (1991) geht es in diesem Bereich zunächst um Wissen, das Lernende benötigen, um die Herausforderungen der praktischen Ausbildung meistern zu können. Das kann zwar bereits in der theoretischen Ausbildung vermittelt worden sein, ist aber abhängig vom aktuellen Ausbildungsstand der Lernenden. Praxisanleitende müssen mögliche Wissensdefizite erheben und ausgleichen. So können *Informationsskripten* erstellt werden, beispielsweise mit den gängigsten Krankheitsbildern, speziellen Pflegephänomenen oder an der Station eingesetzten Medikamenten. Ebenso ist es möglich, eine Literaturliste mit *empfohlener Grundlagenliteratur* zu erstellen. Hier ist es empfehlenswert, mit den Ausbildungsinstitutionen Rücksprache zu halten, da diese viele Fachbücher als E-Books für die Lernenden zur Verfügung stellen. Es sollten eher nur Bücher und Fachartikel empfohlen werden, die für die Lernenden abrufbar sind, um finanzielle Mehrkosten zu vermeiden.

Neben dem Wissen beschreiben Collins et al. (1991) unterschiedliche Strategien im Zuge des Lernens und Wissenserwerbs. Diese können als eine Form des metakognitiven Lernens zusammengefasst werden. Es handelt sich dabei um die Fähigkeit, das eigene Lernen zu überwachen, zu regulieren und zu steuern. Man könnte auch sagen, die Lernenden lernen, wie gelernt wird. Im Verständnis von Wygotski (1964) können diese Strategien auch als die Denkwerkzeuge zusammengefasst werden, die dafür sorgen, dass den Lernenden der eigene Lernvorgang bewusst und bei stetiger Wiederholung beherrscht wird. Beim Finden von passenden Denkwerkzeugen sind Praxisanleitende gefordert, ihr eigenes Verhalten zu reflektieren. Das führt dazu, dass ihr pflegerisches Handeln effizient und ganzheitlich wird. Die Ergebnisse dieses introspektiven Analyseprozesses sind Denkwerkzeuge für eine effiziente Pflegepraxis, die den Lernenden weiterzuvermitteln sind. Beispiele für Denkwerkzeuge sind definierte Tagesabläufe, Planungswerkzeuge wie To-do-Listen oder der Bettenspiegel, aber auch Umrechnungstabellen für Medikamente. Im weiteren Sinne zählen im konnektivistischen Lernverständnis auch Anwendungen der künstlichen Intelligenz oder diverse computergestützte Softwares oder Anwendungsapps dazu. Ein Beispiel hierfür könnte eine App sein, die die Körperoberfläche oder den Flüssigkeitsbedarf von Kindern entsprechend ihrem Alter automatisiert berechnet.

Als Denkwerkzeuge sind alle Strategien zu verstehen, die dabei helfen, die komplexen Herausforderungen des Pflegealltages zu meistern. Wenn diese Strategien dann an die Lernenden weitervermittelt werden, sie ihnen bewusst werden und durch Wiederholung beherrscht werden, kommt es zu einem Wissens- und Kompetenzerwerb.

(2) Sechsschritt zur gelingenden Praxisanleitung

Die folgenden sechs Schritte stellen ein methodisches Ablaufmodell der unmittelbaren Praxisanleitung dar. Sie zielen darauf ab, die Lernenden gestuft an die Herausforderungen der pflegerischen Praxis heranzuführen, um einen nachhaltigen Wissens- und Kompetenzerwerb zu ermöglichen. Gleichzeitig wird damit Überforderung und Frustration entgegengewirkt, um für eine optimale Lernumgebung zu sorgen.

In den ersten drei Schritten beobachten die Lernenden und bringen sich unter ständiger Anleitung der Praxisanleitenden ein. Es sind die ersten Schritte in einem neuen Lernfeld. Die Schritte vier und fünf zielen auf die Festigung und Reflexion der erlernten Inhalte ab. Den Lernenden wird immer mehr Autonomie übertragen. Im sechsten und letzten Schritt entwickeln sie planungs- und handlungsbezogene Sicherheit, um die herausfordernden und komplexen Anforderungen der Pflegepraxis selbstständig meistern zu können.

Nun werden die einzelnen Schritte mit Handlungsempfehlungen für die Praxisanleitung näher erläutert:

1. **Vorzeigen und Vordenken:** Die Praxisanleitung führt die Aufgabe oder den praktischen Ablauf vor und „denkt" dabei laut mit, indem sie alle planungs- und durchführungsbezogenen Handlungen verbalisiert. So werden implizite (unsichtbare) Denkprozesse explizit (sichtbar) gemacht. Lernende erhalten im Rahmen eines inneren geistigen Modells eine erste „Idee" für die Umsetzung der praktischen Handlung/Problemlösung.
2. **Angeleitetes Coaching:** Die Lernenden wenden die in Schritt eins gezeigten und verbalisierten planungs- und durchführungsbezogenen Handlungen im pflegerischen Praxisfeld selbst an. Dabei werden sie von den Praxisanleitenden beobachtet und erhalten Unterstützung in Form von Hinweisen, Feedback und bedarfsorientier Anleitung.
3. **Unterstützte Umsetzung:** Basierend auf der Beobachtung aus Schritt zwei wird eine Stärken- und Schwächenanalyse erstellt. Die Praxisanleitung erarbeitet ein bedarfsoptimiertes Anleitungskonzept (Gerüst zum erfolgreichen Lernen), das Stärken und Entwicklungspotenziale berücksichtigt und einen gestuften Kompetenzerwerb ermöglicht.
4. **Verbales Wiederholen:** Die Lernenden verbalisieren gegenüber der Praxisanleitung die eigenen Denkprozesse im Zuge der praktischen Umsetzung/Problemlösung. Damit werden das erworbene Wissen und der Kompetenzerwerb abgesichert.

5. **Vergleichende Reflexion:** Praktische Handlungen und Problemlösungsprozesse werden von den Lernenden mit jenen der Expert*innen verglichen und Verbesserungsmöglichkeiten werden abgeleitet. Die Praxisanleitenden unterstützen diesen Prozess, übertragen aber ausreichend Autonomie an die Lernenden und fördern deren Selbstreflexion.
6. **Entdeckendes Anwenden:** Selbstständiges Anwenden der Problemlösungsstrategien in der Praxis. Die Praxisanleitung zieht sich weitgehend zurück, steht aber bei Rückfragen zur Verfügung. Die Lernenden werden damit befähigt, immer komplexere Probleme in unterschiedlichsten Kontexten zu lösen.

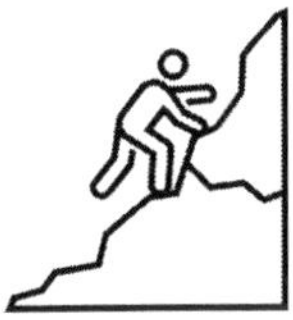

(3) Gestufter Kompetenzerwerb durch die Zone der nächsten Entwicklung

Collins et al. (1991) sprechen von einem sogenannten gestuften Kompetenzerwerb. Dieser lässt sich im Verständnis von Wygotski (1964) mit der Zone der nächsten Entwicklung in Verbindung bringen. Grundsätzlich ist festzustellen, dass der gestufte Kompetenzerwerb auf drei Prinzipen beruht:

1. **Prinzip vom Allgemeinen zum Besonderen:** Die Praxisanleitenden skizzieren zuerst ein Gesamtbild des in der Praxislernphase zu Erreichenden, bevor sie einzelne in sich abgrenzte und kompakte Lernpakete definieren.
2. **Prinzip der zunehmenden Komplexität:** Die lernbezogenen Herausforderungen werden mit fortlaufender Praxislernphase schrittweise komplexer und anspruchsvoller. Um diesen Entwicklungsprozess gelingend begleiten zu können, gilt es, die Lernenden in Bezug auf ihr aktuelles Kompetenzprofil einzuschätzen. Damit wird der Lern- und Wissenserwerbsprozess plan- und evaluierbar. Die Zone der nächsten Entwicklung bewahrt die Lernenden sowohl vor Unter- wie auch vor Überforderung. Damit kann das Lernen effektiv und nachhaltig erfolgen.
3. **Prinzip der zunehmenden Vielschichtigkeit:** Dieses Prinzip ergibt sich aus dem Prinzip der zunehmenden Komplexität, indem das Anwenden alternativer Problemlösungsstrategien gefördert wird. Auch hier kann auf das Konzept der Zone der nächsten Entwicklung nach Wygotski (1964) zurückgegriffen werden, um den Lernprozess optimal zu rahmen.

Bestimmung der Zone der nächsten Entwicklung:
Dieses Vorgehen erfordert von den Praxisanleitenden die Beobachtung und Einschätzung des aktuellen Wissens- und Kompetenzstandes der Lernenden, damit dem Prinzip der zunehmenden Komplexität und dem Prinzip der zunehmenden Vielschichtigkeit entsprechend dem Cognitive-Apprenticeship-Ansatz nachgekommen werden kann. Außerdem wird damit eine personalisierte Lernerfahrung ermöglicht. Die Lernenden erfahren die richtige Balance zwischen Herausforderung und

Unterstützung und werden somit in der Reflexion ihrer eigenen Kompetenzen gefördert und ihr Selbstwirksamkeitserleben wird bestärkt. Gleichzeitig kann die Zone der nächsten Entwicklung dafür genutzt werden, einen allgemeinen zu erreichenden Wissens- und Kompetenzerwerb in einem bestimmten Praxisanleitungsbereich zu definieren. Außerdem kann dieser auf die verschiedenen pflegerischen Qualifikationsstufen rückbezogen werden. Beispiele wären hier der gehobene Dienst für Gesundheits- und Krankenpflege, Pflegeassistenzberufe oder postgraduelle Qualifikationen wie die Ausbildungen in Intensivpflege oder Kinder- und Jugendlichenpflege. Die folgenden Maßnahmen und Strategien können angewandt werden, um die Zone der nächsten Entwicklung bei Lernenden besser einschätzen zu können:

1. **Diagnostische Bewertung:** Feststellen des aktuellen Kompetenzniveaus der Lernenden mit offenen, standardisierten oder semistandardisierten Erhebungsinstrumenten und -methoden wie Quiz, Portfolios, offenen Gesprächen und auf die Station oder den Versorgungsbereich adaptierten Selbst- und Fremdeinschätzungstools
2. **Beobachtung in der Anleitungssituation:** Aufmerksames Beobachten, wie Lernende mit Aufgaben und Herausforderungen im Praxisfeld umgehen, und Dokumentation
3. **Tages- und Wochenprotokolle:** Mit diesen gilt es den Entwicklungsprozess zu dokumentieren. Außerdem wird damit eine Verlaufskontrolle der Erreichung der Zone der nächsten Entwicklung gewährleistet.
4. **Partizipativer Einbezug/Kollaboration:** Lernende werden dazu animiert, sich einzubringen, und die Zone der nächsten Entwicklung sowie Erfolgsindikatoren für deren Erreichen werden gemeinsam festgelegt. Regelmäßiges Einholen von Rückmeldungen der Lernenden über ihre eigene Wahrnehmung in Bezug auf den Lernerfolg und gegebenenfalls gemeinsame Adaptierung.
5. **Gezielte Vorfalls- oder Fehleranalyse:** Fehler und herausfordernde Situationen sollen als Lernmöglichkeiten positiv bestärkend nachbesprochen werden. Sie können ein Zeichen dafür sein, dass die Zone der nächsten Entwicklung zu ambitioniert gesetzt wurde und adaptiert werden sollte, da Überforderung eingetreten ist.

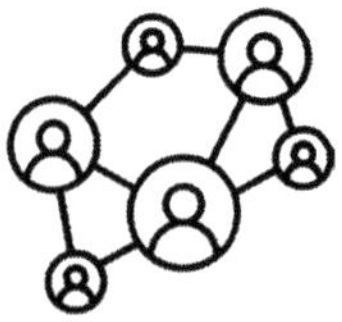

(4) Soziale Lernumgebung und Kontext

Collins et al. (1991) sehen den Cognitive-Apprenticeship-Ansatz immer in einen sozialen Kontext eingebettet, in dem der Wissenserwerb stattfindet. Die soziale Lernumgebung wirkt dabei auf die Lernenden ein. Diese wirken wiederum auf den sozialen Kontext zurück. Dieser auf soziale Interaktion basierende Lernprozess wird auch von Wygotski (1964) als grundlegend erachtet. Wissenserwerb erfolgt unter Rückbezug auf einen sozialen Verband.

Zur sozialen Lernumgebung gilt es vier Ansatzebenen zu berücksichtigen:

1. **Situiertes Lernen:** Hier wird davon ausgegangen, dass Lernprozesse am nachhaltigsten in authentischen und spezifischen Kontexten stattfinden. Diese Lernumgebung wird durch Praxisanleitende in der Praxislernphase gewährleistet. Mit der Bestimmung der Zone der nächsten Entwicklung und der Begleitung während des Erreichens der damit in Verbindung stehenden Lernergebnisse wird optimales und nachhaltiges Lernen gewährleistet.
2. **Community of Practice:** Die Mitglieder dieser praxisbezogenen Gemeinschaft stehen vor ähnlichen Aufgaben und Herausforderungen. Die Personen können und wollen voneinander lernen. Durch Selbstbestimmung und aktive Kommunikation werden solche Lerngemeinschaften gefördert. Sie führen zu einer nachhaltigen Lernkultur. Mit Tagen der offenen Tür oder auf die Lernenden angepassten Fort- und Weiterbildungsmöglichkeiten können sich Unternehmen präsentieren, was sowohl für eine Reputationssteigerung als auch für eine Personalakquise sorgt. Außerdem wäre hier auch die Schaffung eines Academic Practice Partnership möglich, um für optimalen Theorie-Praxis- und Praxis-Theorie-Transfer zu sorgen.
3. **Intrinsische Motivation:** Lernende müssen eine Lernumgebung vorfinden, in der sie Lerntempo und Lernziele mitbestimmen können. So wird das Lernen als sinnstiftend erlebt und die Motivation der Lernenden steigt. Außerdem erfolgt damit eine Form der Autonomieübertragung und Partizipation, was bestärkend und förderlich auf die beruflich-professionelle Entwicklung der Studierenden wirkt. Auf dieser Ebene gilt es auch Werte und Normen weiterzugeben, die dafür sorgen, dass die intrinsische Motivation gesteigert und eine Form des Berufsstolzes entwickelt wird.
4. **Kollaboratives Lernen:** Eine Kultur des Gemeinsamen ist hierfür notwendig. Die Lernenden können im konnektivistischen Lernverständnis von Praxisanleitenden dazu motiviert und dabei unterstützt werden, beispielsweise Lernvideos zu gestalten oder elektronische Lern-Portfolios zu erstellen, die ihren Kompetenzerwerb dokumentieren. Anschließend wäre es möglich, diese einer definierten Community zur Verfügung zu stellen, beispielsweise über soziale Medien wie TikTok®.

3.4 Zusammenfassung

Die allgemeine Didaktik beschäftigt sich mit optimalen Lehr- und Lernprozessen und greift dafür auf bildungswissenschaftliche Erkenntnisse zurück. Die Fachdidaktik kann als eine Teildisziplin der allgemeinen Didaktik verstanden werden. Sie berücksichtigt aber nicht ausschließlich bildungswissenschaftliche Erkenntnisse, sondern bezieht auch Wissen und Erkenntnisse der zugehörigen wissenschaftlichen Grunddisziplinen in den Lehr- und Lernprozess mit ein. Damit können gesellschaftliche, professionelle sowie lehr- und lernbezogene Bedarfe und Anforderungen adressiert werden. Das in diesem Kapitel vorgestellte Modell der soziokonstruktivistischen Praxisanleitung basiert auf den theoretischen Vorannahmen zum soziokonstruktivistischen Lernen nach Wygotski (1964) und dem Cognitive-Apprenticeship-Ansatz nach Collins et al. (1991). Mit diesem normativen Modell sollen Praxisanleitende dabei unterstützt werden, Lehr- und Lernprozesse zu strukturieren, zu planen und zu evaluieren. Das Modell ist eine Art Richtschnur, die die Qualität der Praxisanleitung sicherstellt. Außerdem ermöglicht es durch strukturierte Selbstreflexion einen Prozess der kontinuierlichen Verbesserung der Praxisanleitung. Damit kann die Anleitungskompetenz der Praxisanleitenden gesteigert werden. Das Modell kann in diversen Ausbildungen der Gesundheits- und Krankenpflege sinnvoll eingesetzt werden.

Literaturverzeichnis

Barrs, M. (2021). *Vygotsky the Teacher: A Companion to His Psychology for Teachers and Other Practitioners*. Routledge.

Collins, A., Brown, J. S., & Holum, A. (1991). Cognitive apprenticeship: Making thinking visible. *American Educator. The Professional Journal of the American Federation of Teachers, 15*(3), 6–11.

Daniels, H. (2016). *Vygotsky and Pedagogy: Classic Edition* (2. Auflage). Routledge. https://doi.org/10.4324/9781315617602

Gudjons, H., & Traub, S. (2020). *Pädagogisches Grundwissen: Überblick – Kompendium – Studienbuch* (13. Auflage). Julius Klinkhardt, UTB.

Kron, F. W., Jürgens, E., & Standop, J. (2014). *Grundwissen Didaktik* (6. Auflage). Reinhardt, UTB.

Terhart, E. (2009). *Didaktik. Eine Einführung*. Reclam.

Wagner, D. G., & Berger, J. (1985). Do Sociological Theories Grow? *The American Journal of Sociology, 90*(2), 697–728.

Wild, E., & Möller, J. (2020). *Pädagogische Psychologie* (3. Auflage). Springer.

Wygotski, L. S. (1964). *Denken und Sprechen*. Fischer.

4 Rechtliche und ethische Aspekte in der Praxisanleitung

Lernergebnisse dieses Kapitels

- Die Leser*innen verstehen die rechtlichen Regelungen der praktischen Ausbildung der Gesundheits- und Krankenpflege in Österreich, die im Gesundheits- und Krankenpflegegesetz, in der Weiterbildungsverordnung und in der fachhochschulischen Ausbildungsverordnung festgelegt sind.
- Die Leser*innen können die verschiedenen Disziplinen des Kompetenzerwerbs in der praktischen Ausbildung unterscheiden und benennen.
- Die Leser*innen verstehen die Wichtigkeit der Entwicklung von Ethikkompetenzen und sind sich der Relevanz von ethischen pflegeprofessionellen Handlungskompetenzen in der Pflegepraxis bewusst.
- Die Leser*innen wählen die auf die Lernenden abgestimmten Formate und Methoden zur Förderung und Etablierung einer ethischen Praxis und zur Anleitung und Reflexion ethischer Verhaltensweisen in der praktischen Ausbildung.

4.1 Einleitung

Dieses Kapitel dient zur Erläuterung und Darstellung der rechtlichen Regelungen hinsichtlich der praktischen Ausbildung in Österreich anhand des Gesundheits- und Krankenpflegegesetzes und der fachhochschulischen Ausbildungsverordnung. Zunächst werden die rechtlichen Rahmenbedingungen der praktischen Ausbildung skizziert und dann werden die zu erwerbenden Kompetenzen sowie die Aus- und Weiterbildung der Praxisanleitung dargestellt.

Des Weiteren soll dieses Kapitel einen Einblick in ethisch relevante Richtlinien und Aspekte der Praxisanleitung geben, zum einen im Hinblick auf die Relevanz der Pflegepädagogik in diesem Bereich und zum anderen im Hinblick auf die Wichtigkeit der ethischen Aspekte in der praktischen Ausbildung. Dies erfordert die Ausbildung von Ethikkompetenz am Lernort Theorie, um eine Umsetzung von pflegeethischen Handlungskompetenzen am Lernort Praxis zu ermöglichen. Ein wesentlicher Teil bei der Ethikkompetenzentwicklung ist die Praxisanleitung, die durch gezielte Methoden eine Etablierung von ethischem Handeln in der praktischen Ausbildung bewirken kann.

4.2 Rechtliche Situation der Praxisanleitung in Österreich

Das Gesundheits- und Krankenpflegegesetz (GuKG) ist ein zentrales Gesetz der österreichischen Pflegeausbildung. Es regelt unter anderem die Ausbildung, die Berufsausübung sowie die Zuständigkeiten in der Gesundheits- und Krankenpflege. Das Gesetz bildet die rechtliche Grundlage für die Ausbildung von Gesundheits- und Krankenpflegepersonen und legt die Anforderungen für die Berufsausübung fest. Es beinhaltet wichtige Aspekte in Bezug auf die Pflegepraxis und die Praxisanleitung und dient dazu, die Qualität der Pflege zu gewährleiten, die Ausbildung zu regeln und klare Richtlinien für die Berufsausübung zu schaffen (RIS – Gesundheits- und Krankenpflegegesetz, 2023).

In Bezug auf die hochschuldidaktische Praxisanleitung sind im GuKG folgende Regelungen festgehalten:

- Rechtliche Rahmenbedingungen der praktischen Ausbildung
- Kompetenzerwerb innerhalb der praktischen Ausbildung
- Weiterbildung zur Praxisanleitung nach § 64 GuKG (RIS – Gesundheits- und Krankenpflegegesetz, 2023)

4.2.1 Rahmenbedingungen der hochschuldidaktischen praktischen Ausbildung laut der fachhochschulischen Ausbildungsverordnung

Die Gesamtdauer der theoretischen und praktischen Ausbildung in der allgemeinen Gesundheits- und Krankenpflege hat mindestens drei Jahre zu betragen. Das Stundenausmaß der praktischen Ausbildung hat dabei zumindest 2300 Stunden zu umfassen. Bei der Gestaltung der praktischen Ausbildung gilt es, fachliche und didaktische Grundsätze umzusetzen. Beispielhaft kann hier die Gewährleistung von grundlegenden praktischen Fertigkeiten im Sinne der Patient*innensicherheit durch entsprechende Fertigkeitentrainings, beispielweise Skillslab und Lehrstation, genannt werden. Die praktische Ausbildung hat in verschiedenen Versorgungs- und Fachbereichen zu erfolgen und muss mindestens 1840 Stunden in den diversen fachlichen Bereichen umfassen, wobei 1060 Stunden auf den Fachbereich der Akutpflege zu entfallen haben (RIS – Gesundheits- und Krankenpflegegesetz, 2023).

Die zu absolvierenden Fachbereiche sind:

- Akutpflege: beinhaltet Bereiche der operativen, konservativen, geburtshilflichen, pädiatrischen und/oder psychiatrischen Pflege und Medizin.
- Langzeitpflege: beinhaltet stationäre/teilstationäre Betreuung pflegebedürftiger, alter sowie psychisch kranker Menschen.
- Mobile Pflege: beinhaltet die Pflege in Einrichtungen und Organisationen der Hauskrankenpflege sowie in diversen Gesundheits- und Sozialdiensten.

- Prävention und Rehabilitation: beinhaltet die Pflege in Einrichtungen, die den Auftrag der Gesundheitsvorsorge und/oder Rehabilitation haben.

Im Höchstausmaß von 320 Stunden darf die praktische Ausbildung außerdem im Bereich der freiberuflich tätigen Gesundheits- und Krankenpflege, des öffentlichen Gesundheitsdienstes, der niedergelassenen Ordinationen und Praxisgemeinschaften und diverser Betreuungseinrichtungen und sonstigen Einrichtungen mit Bezug zur Gesundheits- und Krankenpflege erfolgen.

In der praktischen Ausbildung braucht es Partner*innen, die nicht nur zur praktischen Ausbildung beitragen, sondern auch zur Sicherstellung der Qualität. Gemeint ist damit die Praxisanleitung, die für die Ausbildung an Praktikumsstellen verantwortlich ist. Die Praxisanleitung ist von Angehörigen des gehobenen Dienstes für Gesundheits- und Krankenpflege oder in anderen praktischen Bereichen von fachlich kompetenten Personen durchzuführen. Sie soll laut Gesetz über eine mindestens zweijährige facheinschlägige Berufserfahrung verfügen, in dem Berufsfeld, in dem das Praktikum stattfindet. Es sind Personen für die Praxisanleitung einzusetzen, die für das pädagogisch-didaktische Vermitteln der im Praktikum zu erwerbenden Kompetenzen geeignet sind (RIS – Gesundheits- und Krankenpflegegesetz, 2023).

Merke: Die praktische Ausbildung hat mindestens 2300 Stunden zu umfassen, wobei 1840 Stunden den Fachbereichen Akutpflege, Langzeitpflege, mobile Pflege sowie Prävention und Rehabilitation zu absolvieren sind.

4.2.2 Kompetenzerwerb innerhalb der hochschuldidaktischen praktischen Ausbildung

In der praktischen Ausbildung gibt es Mindestanforderungen im Hinblick auf den Erwerb von Fachkompetenzen. Diese beinhalten individuumsbezogene Fachkompetenz, organisationsbezogene Fachkompetenz, sozialkommunikative Kompetenz und Selbstkompetenz, außerdem die für die Berufsausübung erforderlichen wissenschaftlichen Kompetenzen (RIS – Gesundheits- und Krankenpflegegesetz, 2023).

Der Kompetenzerwerb in der praktischen Ausbildung soll in den unterschiedlichen Kompetenzbereichen wie folgt aussehen:

1. **Sozial-kommunikative Kompetenz:** Der*Die Studierende zeigt in der Kommunikation mit Patient*innen/Klient*innen einen wertschätzenden, respektvollen Umgang und hört aktiv zu.
   Beispiel: Wahrung eines angemessenes Nähe-Distanz-Verhältnisses

2. **Selbstkompetenzen:** Der*Die Studierende übernimmt Verantwortung für die Praxislernphase in Bezug auf Organisation, Ablauf und Durchführung von Lernaufgaben.
   Beispiel: Beteiligung an Planung und Organisation (Praktikumseinteilung, Lernziele, Gespräche ...)
3. **Fachlich-methodische Kompetenzen:** Der*Die Studierende erkennt individuumsbezogene Kompetenzen von Patient*innen/Klient*innen/Bewohner*innen/ Angehörigen.
   *Beispiel: Anleitung von Patient*innen bei der Führung eines Schmerzprotokolls*
4. **Wissenschaftliche Kompetenzen:** Der*Die Studierende begreift Pflegewissenschaft und Pflegeforschung als integralen Teil der Pflegepraxis und arbeitet an der Anwendung von Forschungsergebnissen in der Praxis mit.
   Beispiel: Integration von Pflegeforschungsergebnissen in die Pflegepraxis, Mitwirken bei der Umsetzung von Best Practice

4.2.3 Weiterbildung zur Praxisanleitung nach § 64 GuKG

Die Anleitung und Begleitung von Auszubildenden der Gesundheits- und Krankenpflege in den praktischen Lernphasen ist für die Qualität der Ausbildung von großer Bedeutung. Praxisanleiter*innen sollten diverse Fähigkeiten wie soziale Kompetenz, didaktisch-methodische Kenntnisse, rechtliches Wissen sowie Kompetenzen zur Beurteilung und Evaluation mitbringen. Die Praxisanleitung hat zum Ziel, Kenntnisse und Fähigkeiten der Auszubildenden zu stärken und weiterzuentwickeln.

Die Weiterbildung zur Praxisanleitung ist deshalb gesetzlich geregelt. Der rechtliche Rahmen umfasst folgende Aspekte:

- Weiterbildungen haben mindestens vier Wochen zu dauern (§ 64 Abs. 1).
- Sie können berufsbegleitend im Rahmen eines Dienstverhältnisses erfolgen (§ 64 Abs. 2).
- Nach Abschluss der Weiterbildungsmaßnahme ist eine Prüfung abzulegen und ein Zeugnis auszustellen (§ 64 Abs. 5).
- Die erfolgreiche Absolvierung einer Weiterbildung berechtigt zur Führung einer Zusatzbezeichnung (§ 64 Abs. 6).

Weitere Voraussetzungen, wie beispielsweise eine zweijährige Praxiserfahrung in einem einschlägigen Bereich, können bei einzelnen Bildungseinrichtungen für die Weiterbildung der Praxisanleitung hinzukommen (RIS – Gesundheits- und Krankenpflege-Weiterbildungsverordnung, 2023).

Zur Absolvierung einer Ausbildung im Bereich der Praxisanleitung gibt es in ganz Österreich verschiedenste Anbieter*innen.

Die Praxisanleitung in der Ausbildung von Gesundheits- und Krankenpflegepersonen ist nicht nur mit rechtlichen Aspekten verbunden. Es geht auch um die Vermittlung eines pflegerischen Handelns im Sinne der Anwendung von ethischen und moralischen Pflegekompetenzen, wie nachfolgende Kapitel verdeutlichen.

4.3 Ethische Richtlinien und Aspekte der Praxisanleitung

In der Praxisanleitung der Gesundheits- und Krankenpflege sind ethische Richtlinien von entscheidender Bedeutung, da sie die Grundlage für eine professionelle, verantwortungsbewusste und ethisch fundierte Pflegepraxis bilden. Es ist unerlässlich, die Entwicklung von Ethikkompetenz im Rahmen der praktischen Ausbildung zu fördern. Dabei gilt es, Ethik sowohl als zentrale Bezugswissenschaft zu thematisieren als auch pflegeethische Aspekte in die Lern- und Lehrsituation der Praxisanleitung zu integrieren und systematisch zu reflektieren (Riedel & Lehmeyer, 2022).

Einhergehend mit der Entwicklung von ethischen und moralischen Kompetenzen ist es unerlässlich, diese Begrifflichkeiten zu definieren und ihre Relevanz für die Pflege zu verdeutlichen.

Moral kommt vom lateinischen Wort „mos" und steht zum einen für Gewohnheit, Sitte und Brauch, zum anderen gilt Moral als Charakter, Haltung und die Einsicht in das Gute. Moral sind gelebte Werte und Normen, die eine Gruppierung für sich als verbindlich ansieht. Mit dem Begriff Moral gehen auch Begrifflichkeiten wie moralisches Handeln und Verhalten, Moralvorstellungen sowie Ethos einher (Pieper, 2017).

Ethik ist eine Disziplin der Philosophie und wird als Wissenschaft des moralischen Handelns verstanden. Ethik untersucht die menschliche Praxis auf ihre Moralität, dabei stützt sie sich auf die Vernunft. Ziele der Ethik sind die Aufklärung der menschlichen Praxis hinsichtlich der moralischen Qualitäten, das Einüben von ethischen Argumentationsweisen und Begründungen, welche das kritische Denken in Bezug auf Moral fördern, und das Hinführen zu der Einsicht, dass moralisches Handeln ein Ausdruck des menschlichen Seins und unverzichtbar für die Humanität ist (Pieper, 2017).

Die Pflegeethik wird als Teil der Berufsethik verstanden und weist Verbindungen und Schnittstellen zur Medizinethik und zur Bioethik auf (Nida-Rümelin, 2023). Pflegeethik umfasst nach Monteverde (2015) die systematische Reflexion des jeweils geltenden Berufsethos unter den Rahmenbedingungen ethischer Komplexität mit den Instrumenten der philosophischen Ethik. Die Aufgabe der Pflegeethik ist es also, die normativen Richtlinien und Kriterien bereitzustellen, die pflegerisches Handeln leiten sollen (Hiemetzberger, 2020).

4.3.1 Ethikkodex, bioethische Prinzipien und Patientencharta

Die berufsethischen Richtlinien und Prinzipien der Pflege werden unter anderem in Berufskodizes zusammengefasst. Diese beinhalten Wertevorstellungen, Verhaltensnormen, Prinzipien und Ziele des Pflegeberufs. Sie geben der Gesellschaft Auskunft über Werte und Normen, an denen die Berufsgruppe ihr Handeln ausrichtet. Ein wichtiges Dokument zur Orientierung an ethischen Grundsätzen ist der Internationale Ethikkodex für Pflegende, kurz ICN-Ethikkodex (Hiemetzberger, 2020).

Im ICN-Ethikkodex für Pflegende sind vier Aufgabenbereiche festgelegt: Gesundheit zu fördern, Krankheit zu verhüten, Gesundheit wiederherzustellen und Leiden zu lindern. Der Ethikkodex umfasst vier Grundelemente, die den Standard ethischer Verhaltensweisen bestimmen: Pflegende und ihre Mitmenschen, Pflegende und die Berufsausübung, Pflegende und die Profession sowie Pflegende und ihre Kolleg*innen (International Counsil of Nurses, 2021).

Exemplarisch lässt sich die praktische Anwendung der vier Grundelemente des International Counsil of Nurses (2021) wie folgt darstellen:

1. **Pflegende und ihre Mitmenschen:**
   - Pflegende nehmen an Fortbildungen zu ethischen Fragen, ethischer Argumentation und ethischem Verhalten teil und fördern einen offenen Dialog zwischen allen Beteiligten.
   - Lehrende und Forschende informieren über Respekt der Autonomie, Zustimmung nach Aufklärung, Privatsphäre und Vertraulichkeit.
   - Nationale Pflegeberufsverbände legen Standards für die Ethikausbildung fest und bieten kontinuierlich Fort- und Weiterbildungen zu ethischen Themen für Pflegefachpersonen an.
2. **Pflegende und die Berufsausübung:**
   - Pflegende gewährleisten die Pflege eines*einer Patienten*Patientin, wenn er*sie eine Handlung aufgrund von möglichem Schaden oder aus persönlichen Gewissensgründen verweigert.
   - Lehrende und Forschende ermutigen zur Selbstreflexion und lehren Rahmenbedingungen und Prozesse bei der Verweigerung aus Gewissensgründen.
   - Nationale Pflegeberufsverbände fördern nationale Richtlinien für eine qualitativ hochwertige Pflegeausbildung und Bildungsanforderungen für die Fortsetzung der Zulassung zur Berufsausübung.

3. **Pflegende und die Profession:**
   - Pflegende arbeiten mit Kolleg*innen zusammen, um die Durchführung, Verbreitung und Nutzung von Forschung für Patient*innenversorgung, Pflege und Gesundheit zu unterstützen.
   - Lehrende und Forschende lehren Forschungsmethodik, Ethik und Evaluation. Sie führen Forschung durch, verbreiten, nutzen und werten sie aus, um Pflegewissen zu studieren und zu erweitern.
   - Nationale Pflegeberufsverbände entwickeln Positionspapiere, Leitlinien, Strategien und Standards, die auf Pflegeforschung und wissenschaftlichen Untersuchungen basieren.
4. **Pflegende und ihre Kolleg*innen:**
   - Pflegende beteiligen sich an Bemühungen zur Einhaltung der Menschenrechte, wie der Prävention und Aufdeckung von Menschenhandel, helfen vulnerablen Bevölkerungsgruppen, bieten allgemeine Bildung an und lindern Hunger und Armut.
   - Lehrende und Forschende suchen nach Möglichkeiten, um die kurz- und langfristigen ethischen Konsequenzen des Einsatzes verschiedener Technologien und neu entstehender Praktiken zu bewerten, einschließlich innovativer Geräte, Robotik, Genetik und Genomik, Stammzelltechnologien und Organspenden.
   - Nationale Pflegeberufsverbände tragen zu Gesetzen und politischen Strategien zur ethischen Nutzung von Technologie und wissenschaftlichen Fortschritten bei, die an die gesundheitlichen und sozialen Normen und den Kontext des Landes angepasst sind.

Merke: Im ICN-Ethikkodex sind vier Aufgabenbereiche und vier Grundelemente für das ethische Handeln in der Pflegepraxis festgelegt. Sie dienen als Standard für ethische Verhaltensweisen der ausübenden Berufsgruppe.

Einen weiteren Ansatz zur Darlegung von Wertevorstellungen, Verhaltensnormen, Prinzipien und Zielen der Pflege entwickelten auf Grundlage des Principlism (theoretisches Modell der Bioethik, welches durch Formulierungen und Begründungen von ethischen Grundsätzen gekennzeichnet ist) im Jahr 1979 Tom L. Beauchamp und James F. Childress. Ihr Ansatz der „vier Prinzipien der Bioethik" ist eine Theorie der Ethik und wurde durch plurale Werte in der modernen Gesellschaft allgemein anerkannt und akzeptiert (Hiemetzberger, 2020). Die vier Prinzipien der Bioethik nach Beauchamp und Childress (2019) sind: Respekt vor der Autonomie, Benefizienz/Fürsorge, Nichtschaden und Gerechtigkeit. Diese Prinzipien sind auf einem mittleren Niveau verortet, was in diesem Kontext die Ebene unter der Moralbegründung, aber über Handlungsregelungen und Handlungsempfehlungen ist. Die vier

Prinzipien bilden eine sehr pragmatische Vorgehens- und Herangehensweise an ein ethisches Handeln ab, sie dienen vor allem dazu, medizinethische Probleme in der Gesellschaft transparent zu machen, ohne dass dafür besondere Kenntnisse auf dem Gebiet der medizinischen Ethik notwendig sind. Vorteilhaft für diesen Pragmatismus ist auch, dass sich die Prinzipien leicht in den medizinischen und pflegerischen Alltag integrieren lassen, und das über kulturelle, religiöse, gesellschaftliche und politische Unterschiede hinaus (Lay, 2022).

Merke: Die „vier Prinzipien der Bioethik" nach Beauchamp und Childress lauten Respekt vor der Autonomie, Benefizienz/Fürsorge, Nichtschaden und Gerechtigkeit. Sie wurden 1979 als Prinzipien mittleren Niveaus auf Grundlage der Theorie des Principlism entwickelt.

Diese vier Prinzipien lassen sich, wenn auch in abgewandelter Hinsicht, auch in der österreichischen Patientencharta wiederfinden. Die Patientencharta regelt grundlegende Patient*innenrechte und beschreibt diese im Gesetzblatt ausführlich. In dieser Charta lassen sich vier Rechte als Hauptpunkte identifizieren: das Recht auf Behandlung und Pflege, das Recht auf Achtung der Würde und Integrität, das Recht auf Selbstbestimmung und Information und das Recht auf Dokumentation. Weiters sind in der österreichischen Patientencharta besondere Bestimmungen für Kinder, die Berücksichtigung von Patienteninteresse und die Durchsetzung von Schadensersatzansprüchen festgehalten und geregelt (RIS – Patientencharta (Bund – Wien), 2024).

Die Rechte der österreichischen Patientencharta lassen sich in den einzelnen Bereichen in der pflegerischen Praxis wie folgt darstellen:

- Das Recht auf Behandlung und Pflege beruht in Österreich auf dem Gesetz, das besagt, dass die Leistungen des Gesundheitswesens allen Patient*innen zur Verfügung stehen müssen, unabhängig von Alter, Geschlecht, Herkunft, Vermögen, Religionsbekenntnis oder Art und Ursache der Erkrankung. Auch ist eine Versorgung der Patient*innen durch das jeweilige Fachpersonal sowie die Behandlung mittels Medikamenten und Medizinprodukten sicherzustellen. Diagnostik, Behandlung, Pflege und Therapie müssen nach dem Stand der Wissenschaft bzw. nach anerkannten Methoden erfolgen.
- Das Recht auf Achtung der Würde und Integrität beruht auf der Wahrung der Intim- und Privatsphäre der Patient*innen. Dies umfasst Aspekte des Schutzes von gesundheitsbezogenen Daten sowie Bestimmungen der Weitergabe von gesundheitsrelevanten Informationen, außerdem Aspekte der Menschenwürde in Bezug auf das Sterben und auf eine religiöse Betreuung.

- Das Recht auf Selbstbestimmung und Information umfasst auch das Recht auf Aufklärung über den eigenen Gesundheitszustand, das Recht auf Aufklärung über eine erforderliche Mitwirkung bei Behandlungen und das Recht auf Aufklärung über therapieunterstützende Lebensführung. Auch ist geregelt, dass Patient*innen nur behandelt werden dürfen, wenn sie eine Zustimmung abgegeben haben. Patient*innen haben das Recht, vorab zu bestimmen, ob und welche Maßnahmen ergriffen werden sollen, sowie das Recht der Einsichtnahme in medizinische Dokumentationen über ihren Gesundheitszustand.
- Das Recht auf Dokumentation beruht auf der Pflicht, jegliche diagnostische, therapeutische und pflegerische Maßnahme zu dokumentieren. In der Dokumentation werden auch Willensäußerungen der Patient*innen festgehalten. Patient*innen haben das Recht, Abschriften aus Dokumentationen zu erhalten, es braucht dafür keine Begründung.

4.3.2 Ethik in der Pflegepädagogik

Zur Entwicklung von Ethikkompetenz in der Ausbildung der Gesundheits- und Krankenpflege benötigt es ethische Dimensionen in der Lehre und der Lernbegleitung sowie ethisch begründete Entscheidungen des Ausbildungsalltags. Die Pflegepädagogik umfasst auch die ethische Dimension des pflegeberuflichen Handelns am Lernort Praxis. Im Ausbildungsverlauf werden verschiedene Lernorte der Praxis besucht und die Auszubildenden werden immer wieder mit diversen strukturellen Besonderheiten und den damit einhergehenden Einflüssen und Anforderungen konfrontiert, welche die Ethikbildung auf unterschiedliche Weise beeinflussen (Hiemetzberger, 2020; Riedel et al., 2022).

Doch was umfasst die Ethikkompetenz professionell Pflegender überhaupt? Dieser Frage sind Lehmeyer und Riedel (2021) auf Grundlage der UN-Menschenrechtscharta, dem ICN-Ethikkodex für Pflegende und dem Code of Ethics for Nurses der American Nurses Association, kurz ANA, auf den Grund gegangen. Folgende Aspekte und Inhalte lassen sich zur genaueren Definition des Begriffs der Ethikkompetenz professionell Pflegender darstellen:

- Ethikkompetenz benötigt ein fundiertes theoretisches und normatives Wissen. Es bedarf umfassender Kenntnis pflegerischer ethischer Verpflichtungen sowie Grundlagen professionellen pflegerischen Handelns. So können ethische Konzepte, Theorien und Modelle aus der Perspektive der Pflegeethik verstanden und in der Pflegepraxis eingesetzt werden.
- Ethikkompetenz braucht eine ethische Sensibilität, Achtsamkeit und Verantwortlichkeit, um ethische Konflikte und Probleme von betroffenen Personen im je-

weiligen pflegerischen Handlungsfeld wahrzunehmen, zu identifizieren, zu benennen und, auch im interdisziplinären Team, zu kommunizieren.

- Ethikkompetenz braucht die Fähigkeit und Bereitschaft zum Perspektivenwechsel und zur konsequenten Reflexion des eigenen moralischen Standpunktes.
- Ethikkompetenz setzt die Fähigkeit voraus, diskursethische Prozesse organisatorisch vorzubereiten.
- Ethikkompetenz benötigt die Fähigkeit und Bereitschaft, an diskursethischen Prozessen konstruktiv mitzuwirken. Dabei ist ein wesentlicher Aspekt die zielgerichtete, strukturierte und engagierte Bearbeitung von ethischen Fragestellungen, Konflikten und Dilemmata, auch im Hinblick auf die Zusammenarbeit im interprofessionellen Team.
- Ethikkompetenz braucht die Fähigkeit, ethisch gut begründete Entscheidungen im professionellen Pflegehandeln fachlich kompetent umzusetzen und gegenüber anderen Pflegenden, Mitgliedern des interprofessionellen Teams sowie An- und Zugehörigen nachvollziehbar darzulegen und zu vertreten.
- Ethikkompetenz braucht die professionelle Integrität und den Mut, ethische Konflikte zu benennen, sowie die Fähigkeit, mit ethischen Konflikten verantwortungsvoll umzugehen.

Alle die genannten Aspekte zielen darauf ab, dass moralisch gebotene und ethisch begründete Interventionen unterschiedlichster Art auch tatsächlich von (angehenden) Pflegenden umgesetzt werden und zum Tragen kommen (Lehmeyer & Riedel, 2021).

Um die angeführten Aspekte auch bei angehenden Pflegenden verankern zu können, bedarf es einer Ausbildung, die auf Ethikkompetenzentwicklung abzielt und diese fördert. Dies stellt ein Ziel der Pflegeausbildung dar und bedarf einer Etablierung in allen Bereichen und an allen Lernorten, an denen die Ausbildung der Gesundheits- und Krankenpflege stattfindet. Hinderlich sind dabei oftmals die individuellen beruflichen Anforderungen an professionelles Pflegehandeln und die Erfahrungen der Lernenden an den unterschiedlichsten Lernorten im Verlauf der Pflegeausbildung. Dies kann im Prozess der Ethikkompetenzentwicklung zu diversen moralischen Verunsicherungen sowie zu ethischen Irritationen und Konfliktfeldern führen. Es ist aber auf gar keinen Fall ausschließlich negativ zu betrachten. Moralische Verunsicherungen, ethische Irritationen und Konflikte regen auch die Betrachtung einer differenzierten Sichtweise an. Somit kann zum einen Ethikkompetenz entwickelt und gefestigt werden und zum anderen kann die curricular verortete pädagogisch-didaktische Ethikbildung untermauert werden (Riedel et al., 2022).

Für die Ethikbildung in der Pflege gilt es dabei laut Lehmeyer und Riedel (2021), auf folgende Aspekte besonderes Augenmerk zu legen:

1. Ethik als Bezugswissenschaft ist eine wesentliche Grundlage in allen pflegewissenschaftlichen und praxisbezogenen Lehreinheiten. Dies dient dazu, die Ethikkompetenz zu verankern und zum Gegenstand praktischer Anleitung und Begleitung zu machen.
2. Die Entwicklung einer professionellen Wertehaltung und die damit verbundene wertebezogene Kompetenzaneignung ist in der Ausbildung unerlässlich.
3. Ethikkompetenzentwicklung ist ein Prozess, dessen Ebenen aufeinander aufbauen. Die gestufte Entwicklung von Kompetenz und Expertise sollte auch im Curriculum verankert sein und über die jeweiligen Lernorte hinweg orchestriert werden. So kann man sich am jeweiligen Ausbildungsstand der Lernenden orientieren und diesen individuell reflektieren.
4. Die Entwicklung von Ethikkompetenz ist in einem hohen Maß an die Persönlichkeit und die Situation gebunden. Unterrichtsformen, -methoden und Lernmaterialien sind daher auf den Ethikkompetenzerwerb zu reflektieren und gezielt einzubinden. Dabei können Pflegephänomene und Diagnosen sowie berufliche Handlungssituationen als konkrete Bezugs- und Reflexionspunkte herangezogen werden. In diesem Kontext gilt es den gesellschaftlichen Auftrag der Pflege zu vermitteln und die Dimensionen des ethischen pflegerischen Handelns sowie die Verantwortung, die damit einhergeht, zu thematisieren.

Ein weiterer Aspekt der Ethikkompetenzentwicklung, vor allem in der praktischen Ausbildung, ist die ethische Reflexion des pflegeberuflichen Handelns. Ethische Reflexion erfordert eine hohe Sensibilität in der ethischen Pflegepraxis und den Situationen, mit denen die (angehenden) Pflegenden konfrontiert sind, sowie Mut, darüber zu sprechen, sich damit auseinanderzusetzen und sich ein ethisches Urteil zu bilden. Eine ethische Auseinandersetzung darf nicht nach subjektiven Kriterien erfolgen, sie verlangt nach ethisch fundierten Argumenten. Die Förderung und Einübung einer ethischen Reflexion der Pflegepraxis ist anhand von geeigneten Methoden durchzuführen, dies gewährleistet eine ethische Kompetenzentwicklung der Auszubildenden (Hiemetzberger, 2020).

4.3.3 Ethik in der Pflegepraxis

Der Lernort Praxis ist von großer Relevanz bei der Ethikkompetenzentwicklung. Im Setting der Pflegepraxis wird von den Lernenden durch berufliche Handlungskompetenz und ethisch-praktische Performanz ein handlungswirksamer beruflicher Ethos entwickelt (Riedel et al., 2022). Die Pflegepraxis ist durch hochkomplexe Situationen und Belastungen physischer, psychischer und existenzieller Art gekennzeichnet. Ausbildungssituationen in der Praxis sind zumeist reale Pflegesituationen, welche in die Rahmenbedingungen des praktischen Ausbildungsbetriebs eingebunden sind. Diese realen Situationen können unter Umständen moralische Irritationen und Unsicherheiten hervorrufen. Um mit diesen akuten Belastungen und Situationen umgehen zu können, braucht es fachliche und moralische Kompetenz. Durch die Akutsituationen, mit denen sie in der praktischen Ausbildung konfrontiert werden, sind die Lernenden besonders verletzbar. Durch moralische Konfliktsituationen in der pflegerischen Praxis kann es zu einem limitierten Handlungsvermögen und einer Bedrohung der individuellen (moralischen) Integrität der Lernenden kommen. Dieser Umstand wiederum kann zu Limitationen der beruflichen Handlungssouveränität und zu einem erhöhten Vulnerabilitätsrisiko führen (Hiemetzberger, 2020; Riedel et al., 2022).

Umso wesentlicher ist bei der Bildung von moralischer Kompetenz die ethische Reflexion der Pflegepraxis. Diese bezieht sich auf das direkte pflegerische Handeln an Patient*innen, deren An- und Zugehörigen und Bezugspersonen im stationären und ambulanten Setting. Auch eine enge Kooperation im interdisziplinären Team, besonders mit dem medizinischen Personal, ist für das ethische Handeln in der Pflegepraxis unerlässlich. Besondere Herausforderungen hinsichtlich der ethischen Pflegepraxis ergeben sich bei der Versorgung kritisch kranker Menschen und bei der Versorgung am Lebensende. Beispielhaft kann hier das Infragestellen von medizinischen Therapien genannt werden, da die Interessen und Wertvorstellungen unter den Beteiligten sehr verschieden sein können. Aus diesem Grund ist es notwendig, die Entwicklung einer eigenen Berufsidentität voranzutreiben, klinische Situationen eigenständig wahrzunehmen, einzuschätzen und zu beurteilen und entsprechend den ethischen Ansprüchen der Pflege zu handeln. Die systematische Reflexion dient dazu, die berufliche Identität zu stärken und Entscheidungen, die das berufliche Handeln unmittelbar betreffen, selbstständig zu fällen und zu verantworten (Hiemetzberger, 2020).

Monteverde (2015) sieht es als eine der obersten Aufgaben der Pflege an, die Expertise, die in Auseinandersetzung mit der eigenen Praxis entstanden ist, in die ethischen Diskurse der interdisziplinären Fachrichtungen, besonders der Medizin, der Gesellschaft und der Politik, hineinzutragen.

4.3.4 Förderung der ethischen Praxis und Methoden zur Etablierung ethischen Handelns in der Praxisanleitung

Die Rolle der Praxisanleitung umfasst, generalisiert dargestellt, ein breites Spektrum an Aufgaben, Kompetenzen und Funktionen. Vor allem in der Ausbildung der Gesundheits- und Krankenpflege ist das Tätigkeitsfeld oftmals sehr breit: von der Vermittlung von praktischem Fachwissen unter Berücksichtigung theoretischer Inhalte über Kommunikations- und Beziehungsarbeit bis zu Beratung und zur Rolle einer Ansprechperson und dem Zwischenmenschlichen, das damit verbunden ist. Neben den Aufgaben und Kompetenzen der Praxisanleitung, wie der Mitverantwortung am Erreichen der Ausbildungsziele, der Begleitung der Lernerfahrung und der Gestaltung einer person- und prozessorientierten Pflege und Betreuung, legt diesen Kapitel den Schwerpunkt auf die ethische Verantwortung der Praxisanleitung im Hinblick auf die Ethikbildung und die Förderung einer ethischen Praxis (Denzel, 2019).

Wie bereits deutlich wurde, findet Ethikbildung an unterschiedlichen Lernorten statt. Alle Lernorte haben eine individuelle Funktion bei Herausforderungen für die Ethikkompetenzentwicklung und die Entwicklung eines pflegeberuflichen Ethos. Eine Ausbildung kann nur dann qualitativ hochwertig sein, wenn eine Abstimmung bestimmter Strukturen, Prozesse und Programme lernortübergreifend stattfindet (Riedel & Giese, 2018). Damit ein Transfer zwischen Theorie und Praxis in Bezug auf die Schwerpunkte der ethischen Wissensvermittlung gelingen kann, sollte eine Schnittstellenoptimierung zwischen dem Lernort Praxis und dem Lernort Theorie angestrebt werden. So können ethische Fragen zu Pflege und Ausbildung professionell, in einem auf Verständigung ausgerichteten, ethisch reflektierten und vertrauensvollen Klima thematisiert und bearbeitet werden. Ein Beispiel dafür, wie dies gelingen könnte, wäre eine Abstimmung hinsichtlich der Leitbilder, die das gemeinsame Pflege- und Bildungsverständnis der kooperierenden Institutionen verankern (Riedel et al., 2022).

Ein weiteres Konzept für ein verbessertes Schnittstellenmanagement zwischen Theorie und Praxis im Hinblick auf das pflegeethische Handeln könnten Lehr-, Lern- und praktische Anleitungs- und Begleitungssituationen sein, bei denen eine ethikkompetenzbezogene Performanzprüfung der Lehrenden und Praxisanleitenden stattfindet. Dies dient dazu, moralische Entscheidungen zu hinterfragen und eine ethische Reflexion des pflegeberuflichen Handelns bei Lehrenden und Praxisanleitenden anzustoßen (Lehmeyer & Riedel, 2021).

In der Rolle der Praxisanleitung ist es im Sinne einer ethischen Förderung unerlässlich, anzuerkennen, dass Lernende Personen mit einer erhöhten Vulnerabilität sind. Hintergrund dafür sind diverse Abhängigkeitsstrukturen, in denen die Auszubildenden stehen. Auch Ausbildungssituationen mit moralischem Konfliktpotenzial können bei den Lernenden erhebliche moralische Irritationen und Belastungen hervorrufen. Ein weiterer Aspekt bei der Förderung einer ethischen Praxis stellt die Heterogenität der Personengruppe der Auszubildenden dar. Innerhalb dieser Personengruppe können eine unterschiedliche Definition und ein unterschiedliches Verständnis von Ethik in der Pflege vorherrschen. Dies kann auch durch den unterschiedlichen Ausbildungsstand und eine eventuell noch nicht hinreichend entwickelte Ethikkompetenz bedingt sein (Lehmeyer & Riedel, 2021).

Um die Entwicklung von Ethikkompetenz in der praktischen Ausbildung zu fördern, braucht es pädagogisch-didaktische Methoden, die auf den Gegenstand, den Lernort und den Ausbildungsstand der Lernenden abgestimmt sind. Bei diesen Aspekten wird deutlich, wie komplex die Auswahl von geeigneten Methoden zur Entwicklung von ethisch fundierter pflegeprofessioneller Handlungskompetenz ist.

Laut Lehmeyer und Riedel (2021) sind grundsätzlich Formate ratsam, welche

- die Thematisierung von ethischen Wissensbeständen und deren Handlungspraxis fördern,
- Perspektivenwechsel, Annäherungsprozesse und Situationsdeutungskompetenz unterstützen,
- eine moralische Sensibilität für situative Pflegehandlungen unterstützen,
- einen Beitrag zur Identifizierung von ethischen Konfliktsituationen leisten und eine Verbalisierung von moralischen Fragen fördern,
- zu einer Diskurs- und Konsensfähigkeit beitragen und zu einer Erhöhung der Ambiguitätstoleranz führen,
- die Kompetenz zur Selbstreflexion und die Begründung eines beruflichen Erlebens und Handelns unterstützen,
- zu einer Stärkung der Selbstwahrnehmung führen und eine Infragestellung der eigenen moralischen und ethischen Orientierung im Kontext pflegeprofessionellen Handelns aufwerfen,
- die Entwicklung einer professionellen Bezugnahme und Einordnung von moralischen Herausforderungen stärken und die Förderung eines pflegeprofessionellen Selbstverständnisses vorantreiben.

Zur Förderung der ethischen Praxis eigenen sich Methoden wie Ethik-Cafés, Ethik-Visiten, die Einbindung in die Entwicklung von Ethikleitlinien, welche ethisch reflektierte Fallbearbeitungen fördern, oder der Einsatz von szenischem Lernen mit ethisch herausfordernden Fallsequenzen. Auch das Schreiben eines Lerntagebuches oder eines Portfolios kann hilfreich sein. Von besonderer Bedeutung sind jene Methoden, die eine lernortübergreifende Ethikbildung und einen lernortübergreifenden Perspektivenwechsel von Lernenden und Lehrenden/Praxisanleitung fördern, wie beispielsweise die ethische Fallanalyse und die Fallbesprechung (Manninen et al., 2020; Riedel & Lehmeyer, 2022).

Ethikkompetenz kann nur dann systematisch in die berufliche Handlungskompetenz angehender Pflegepersonen einfließen, wenn eine real gelebte Ethikkultur an allen Lernorten erfahrbar wird. Wichtig ist ein ethisch reflektiertes, erklärbares und einordenbares pflegeprofessionelles Handeln von Lehrenden, Praxisanleitenden und Organisationen, welches die zu Pflegenden in den Mittelpunkt der Pflegeethik stellt.

Merke: Methoden zur Förderung und Etablierung einer ethischen Praxis können sein: Ethik-Cafés, Ethik-Visiten, die Einbindung in die Entwicklung von Ethikleitlinien, das Schreiben eines Lerntagebuches oder eines Portfolios und ethische Fallanalysen und Fallbesprechungen.

4.3.5 Anleitung und Reflexion ethischer Verhaltensweisen in der praktischen Ausbildung

Um ethische Kompetenzen und die ethische Reflexion von Pflegesituationen in der praktischen Ausbildung zu fördern, braucht es Strategien, um die moralische Aufmerksamkeit zu erhöhen, ethische Prozesse zu verstehen und die Wahrnehmung moralischer Alltagserfahrungen zu verbessern. Ethische Verhaltensweisen und die daraus resultierenden Lernergebnisse können von Praxisanleitenden durch diverse Reflexionssituationen gefördert werden. Zum einen braucht es regelmäßige Reflexionen von Pflegesituationen gemeinsam mit Praxisanleitenden, Teammitgliedern und anderen Auszubildenden, zum anderen eine Selbstreflexion, um ein Bewusstsein für das eigene ethische und moralische Handeln zu fördern, das auf einem klaren individuellen Wertesystem beruht (Hedberg, 2017).

Um ethische Verhaltensweisen und pflegeethisch relevante Situationen in der praktischen Ausbildung aufzugreifen und in einen gemeinsamen Prozess der Verarbeitung zu gehen, bieten sich unter anderem ethische (Fall-)Besprechungen an. Diese können interdisziplinär oder innerdisziplinär erfolgen, je nachdem, um welche Situation bzw. um welchen zu pflegenden Menschen es sich handelt. Für die Durchführung einer ethischen Besprechung gibt es verschiedene Methoden und Modelle. Bekannte Methoden sind unter anderem die Nimwegener-Methode, das Eskalationsmodell METAP von Albisser Schleger et al. (2019) und das Reflexionsmodell nach Rabe (2017). All diese Methoden helfen dabei, ein ethisches Urteil zu bilden und eine Entscheidung zu treffen. Zu beachten gilt, dass jeder Fall individuell ist und auch so anzuerkennen und zu bewerten ist. Grundsätzlich sind Methoden und Modelle zur ethischen Entscheidungsfindung laut Hiemetzberger (2020) durch einen Verlauf in mehreren Phasen bzw. Schritten gekennzeichnet:

1. Identifizierung eines ethischen Problems
2. Analyse von Fakten aus medizinischer, pflegerischer, sozialer, organisatorischer und weltanschaulicher Sicht
3. Entwicklung und Bewertung von Argumenten nach ethischen Normen und Prinzipien
4. Zusammenfassung der Argumente für ein geplantes Handeln
5. Evaluierung der durchgeführten Handlung(en)

Die genannten Schritte und Phasen können als Hilfestellung für die Durchführung einer ethischen Reflexion gemeinsam mit Anzuleitenden herangezogen werden, um eine Entscheidungsfindung in der ethischen Praxis zu unterstützen und zu erleichtern. Sie verhelfen zu einem Perspektivenwechsel der Beteiligten und es entsteht die Möglichkeit, sich mit eigenen Wertvorstellungen und Werthaltungen auseinanderzusetzen und diese zu diskutieren (Hiemetzberger, 2020).

Um den Austausch zu fördern und die Ethikbildung in der praktischen Ausbildung zu unterstützen, stellt Cunliffe (2004) die nachfolgenden Aufgaben- und Fragestellungen zur Anregung und Förderung von ethischen Reflexionen:

- Identifizieren Sie persönliche Sichtweisen, individuelle Themen und Momente des kritischen Hinterfragens, die Ihnen im praktischen Tun aufgefallen sind und die auch für andere Pflegende eine Lernerfahrung bieten könnten.
- Beschrieben Sie, warum diese Sichtweisen und Themen für Sie wichtig sind. Welche Fragen oder Möglichkeiten haben sie aufgeworfen?
- Welche Vorgehensweisen wären jetzt angebracht? Mit welchen Themen müssen Sie sich intensiver auseinandersetzen? Wird sich dies auf Ihr persönliches pflegerisches Handeln, aber auch auf das Handeln und Verhalten von anderen Pflegenden auswirken? Wenn ja, wie?

Mit diesen Aufgabestellungen und Fragen können Pflegende ihre persönlichen Erfahrungen hinterfragen, sich ihres ethischen Handelns und der Entscheidungen, die zu treffen sind, bewusst werden, sowie einen Einblick in Werte und deren kontextuelle und individuelle Faktoren gewinnen, welche moralisches Handeln beeinflussen. Wichtig ist zu betonen, dass ethische Reflexionen kein Ersatz, sondern eine wichtige Ergänzung zur Ethikkompetenzentwicklung im Sinne von pflegepädagogischen ethischen Lernergebnissen sind. Die Auszubildenden müssen die Grundlagen der Ethik und Moral im Kontext pflegeethischer Aspekte kennen, verstehen, anwenden und kritisch hinterfragen können. Ethische Reflexionen ergänzen das Lernen der Grundlagen, indem die Auszubildenden dazu angeleitet werden, ihr Wissen, ihre Fähigkeiten und Fertigkeiten und ihr Verständnis einer moralischen Achtsamkeit einzusetzen. Es ist für die praktische Ausbildung von entscheidender Bedeutung, oft nicht hinterfragte Annahmen und Überzeugungen bewusst anzusprechen, zu analysieren, zu reflektieren und in einen gemeinsam Diskurs zu gehen (Hedberg, 2017). Auf Grundlage dieser Erkenntnisse können die Anleitung und die Reflexion ethischer Verhaltensweisen in der praktischen Ausbildung bei den Auszubildenden und den Anzuleitenden gelingen.

4.4 Zusammenfassung

Resümierend kann festgestellt werden, dass es für die praktische Ausbildung in der Gesundheits- und Krankenpflege diverse rechtliche Regelungen einzuhalten gilt, welche sich im Gesundheits- und Krankenpflegegesetz und in der Weiterbildungsverordnung verorten lassen. Auch Regelungen der fachhochschulischen Ausbildungsverordnung sind einzuhalten. In der praktischen Ausbildung müssen diverse Fachbereiche (Akutpflege, Langzeitpflege, mobile Pflege, Prävention und Rehabilitation) unter Einhaltung der gesetzlich geregelten Stundenanzahlen abgedeckt werden. In der praktischen Ausbildung sollen nicht nur Fertigkeiten in verschiedenen Kompetenzbereichen erworben werden, sondern alle pflegerischen Tätigkeiten sind im Kontext von ethischen pflegeprofessionellen Handlungskompetenzen zu betrachten und die Auszubildenden sollen sich deren Relevanz für die Pflegepraxis bewusst sein. Dafür eigenen sich besonders Formate und Methoden zur Förderung einer ethischen Praxis, die in den pflegerischen Alltag integriert werden können, wie Ethik-Cafés, Ethik-Visiten, die Einbindung in die Entwicklung von Ethikleitlinien, das Schreiben eines Lerntagebuches oder eines Portfolios und ethische Fallanalysen und Fallbesprechungen. Dabei gilt es an die lernortübergreifende Anwendung zu denken, sodass Methoden von der Theorie in die Praxis überführt werden können und umgekehrt. Dies führt auch gleichzeitig zu einer Förderung des Transfermanagements zwischen den Lernorten Theorie und Praxis.

Des Weiteren müssen ethische Verhaltensweisen und Handlungsabläufe in der praktischen Ausbildung mithilfe von ethischen Reflexionen und Besprechungen analysiert werden. Hierzu eigenen sich verschiedene Methoden, Modelle und Theorien, die auf die Identifizierung, die Analyse, die Entwicklung und Bewertung von Argumenten und die Evaluierung von Handlungen abzielen und somit eine Ergänzung zur Ethikkompetenzentwicklung im Sinne von pflegepädagogischen ethischen Lernergebnissen darstellen.

Literaturverzeichnis

Albisser Schleger, H., Mertz, M., Meyer-Zehnder, B. & Reiter-Theil, S. (2019). *Klinische Ethik – METAP: Leitlinie für Entscheidungen am Krankenbett* (2., aktulaisierte und ergänzte Auflage). Springer. https://doi.org/10.1007/978-3-662-58217-6

Beauchamp, T. L. & Childress, J. F. (2019). *Principles of biomedical ethics* (Eighth edition). Oxford University Press.

Cunliffe, A. L. (2004). On Becoming a Critically Reflexive Practitioner. *Journal of Management Education, 28*(4), 407–426. https://doi.org/10.1177/1052562904264440

Denzel, S. (2019). *Praxisanleiter: Pflegen, ausbilden, begleiten* (4. überarbeitete Auflage). Thieme. https://doi.org/10.1055/b-006-163220

Hedberg, P. R. (2017). Guiding Moral Behavior Through a Reflective Learning Practice. *Journal of Management Education, 41*(4), 514–538. https://doi.org/10.1177/1052562917695199

Hiemetzberger, M. (2020). *Ethik in der Pflege* (3., überarbeitete Auflage). Facultas. https://elibrary.utb.de/doi/book/10.24989/9783990309803

International Counsil of Nurses. (2021). *Der ICN-Ethikkodex für Pflegefachpersonen. Überarbeitet 2021*. https://www.dbfk.de/media/docs/download/Allgemein/ICN_Code-of-Ethics_DE_WEB.pdf

Lay, R. (2022). *Ethik in der Pflege: Das Lehrbuch für alle Bereiche der Pflege*. Schlütersche Verlagsgesellschaft. https://livivo.idm.oclc.org/login?url=https://ebookcentral.proquest.com/lib/zbmed-ebooks/detail.action?docID=6985872

Lehmeyer, S. & Riedel, A. (2021). Reflektiert und respektvoll im Umgang. *Pflegezeitschrift, 74*(7), 40–43. https://doi.org/10.1007/s41906-021-1059-x

Manninen, K., Björling, G., Kuznecova, J. & Lakanmaa, R.-L. (2020). Ethical Coffee Room: An international collaboration in learning ethics digitally. *Nursing ethics*, 969733020934145. https://doi.org/10.1177/0969733020934145

Monteverde, S. (2015). Fürsorge als Tugend und als Wissen: Zur Genese pflegerischer Ordnungsmacht. In F. Mathwig, T. Meireis, R. Porz & M. Zimmermann-Acklin (Hrsg.), *Macht der Fürsorge? Moral und Macht im Kontext von Medizin und Pflege* (S. 181–193). TVZ.

Nida-Rümelin, J. (2023). *Theoretische und angewandte Ethik: Paradigmen und Begründungen. Kröner Taschenbuch: Band 519*. Kröner.

Pieper, A. (2017). *Einführung in die Ethik* (7., aktualisierte Auflage). utb-studi-e-book: Nr. 1637. Francke. https://doi.org/10.36198/9783838546964

Rabe, M. (2017). *Ethik in der Pflegeausbildung: Beiträge zur Theorie und Didaktik* (2., überarbeitete und ergänzte Auflage). Pflegeethik – Pflegepädagogik. Hogrefe. https://elibrary.hogrefe.de/book/99.110005/9783456957418 https://doi.org/10.1024/85741-000

Riedel, A. & Giese, C. (2018). Empfehlungen für eine künftige Ethikbildung der Pflegeberufe. In J. Kemser & A. Kerres (Hrsg.), *De Gruyter eBook-Paket Sozialwissenschaften: Band 17. Lehrkompetenz lehren: Beiträge zur Profilbildung Lehrender* (S. 3–21). De Gruyter. https://doi.org/10.1515/9783110500707-001

Riedel, A. & Lehmeyer, S. (2022). *Ethik im Gesundheitswesen*. Springer. https://doi.org/10.1007/978-3-662-58680-8

Riedel, A., Lehmeyer, S. & Monteverde, S. (2022). Ethikbildung in der Pflege – strukturelle Besonderheiten und didaktische Implikationen der Pflegeausbildung. *Ethik in der Medizin, 34*(3), 387–406.

RIS – FH-Gesundheits- und Krankenpflege-Ausbildungsverordnung – Bundesrecht konsolidiert, Fassung vom 18.12.2023 (2023, 18. Dezember). https://www.ris.bka.gv.at/geltendefassung.wxe?abfrage=bundesnormen&gesetzesnummer=20005853

RIS – Gesundheits- und Krankenpflegegesetz – Bundesrecht konsolidiert, Fassung vom 18.12.2023 (2023, 18. Dezember). https://www.ris.bka.gv.at/GeltendeFassung.wxe?Abfrage=Bundesnormen&Gesetzesnummer=10011026

RIS – Gesundheits- und Krankenpflege-Weiterbildungsverordnung – Bundesrecht konsolidiert, Fassung vom 18.12.2023 (2023, 18. Dezember). https://www.ris.bka.gv.at/GeltendeFassung.wxe?Abfrage=Bundesnormen&Gesetzesnummer=20005140

RIS – Patientencharta (Bund – Wien) – Bundesrecht konsolidiert, Fassung vom 07.02.2024 (2024, 7. Februar). https://www.ris.bka.gv.at/GeltendeFassung.wxe?Abfrage=Bundesnormen&Gesetzesnummer=20004633

5 Evaluierung und Beurteilung in der praktischen Ausbildung

Lernergebnisse dieses Kapitels

- Die Leser*innen verstehen die Wichtigkeit der regelmäßigen Evaluierung des Lernfortschritts in der praktischen Ausbildung und können konkrete Lernziele definieren.
- Die Leser*innen kennen die häufigsten Fehler und mögliche Herausforderungen bei der Beurteilung und können mögliche Folgen identifizieren und evaluieren.
- Die Leser*innen können geeignete Beurteilungskriterien bei der Bewertung der praktischen Ausbildung auswählen, diese anwenden und eine objektive Beurteilung durchführen.
- Den Leser*innen sind Instrumente und Verfahren der Qualitätssicherung in der praktischen Ausbildung bekannt und sie setzen diese im Ausbildungsprozess um.

5.1 Einleitung

Die Beurteilung und Evaluierung der praktischen Ausbildung umfasst verschiedene Aspekte, darunter die Effektivität der Lehrmethoden, die Kompetenz der Praxisanleitenden bei deren Einsatz, die Lernziele und Lernergebnisse der Auszubildenden sowie die Einhaltung von Standards und Prinzipien bei der Beurteilung. In diesem Kapitel wird auf die Herausforderung bei der Beurteilung eingegangen, auf die Wichtigkeit von Bewertungsmaßstäben und auf das Durchführen eines Beurteilungsgesprächs.

Die Qualitätssicherung ist ein wesentlicher Bestandteil der praktischen Ausbildung. Sie bezieht sich auf die Implementierung von Instrumenten und Verfahren, die sicherstellen sollen, dass die Ausbildung den höchsten Standards entspricht und den Bedürfnissen der Lernenden gerecht wird. Dazu gehören auch die Dokumentation der praktischen Ausbildung an den Lernorten Theorie und Praxis sowie die Abstimmung der Lernziele auf die curricularen Gegebenheiten. Ein wesentlicher Teil der Qualitätssicherung ist die regelmäßige Überprüfung und Aktualisierung des Ausbildungsprogramms durch diverse unabhängige Prüfverfahren.

Dieses Kapitel zielt darauf ab, Einblicke und Empfehlungen zu liefern, um die praktische Ausbildung im Hinblick auf den Lernerfolg effektiver zu gestalten und ihre Qualität nachhaltig zu verbessern.

5.2 Evaluierung des Lernfortschritts

Der Lernfortschritt bezeichnet einen Zuwachs von Wissen und Können, den eine Person im Verlauf eines Lernprozesses erzielen kann. Er kann durch die Definition von Lernzielen und durch die konkrete Darlegung ausgewiesener Kompetenzen, die zu einer Weiterentwicklung führen, unterstützt werden. Um das Überprüfen von Kompetenzen möglich zu machen, braucht es nicht nur eine konkrete Vorgehensweise, sondern auch ein Leistungsverständnis, welches die diversen Kompetenzbereiche (fachlich-inhaltlich, persönlich, methodisch-strategisch und sozial-kommunikativ) berücksichtigt, um eine ganzheitliche Evaluierung des Lernfortschritts zu ermöglichen (Stern, 2010).

5.2.1 Die Definition von Lernzielen in der praktischen Ausbildung

Eine der bekanntesten Definitionen des Begriffs „Lernziel" stammt von Robert F. Mager aus dem Jahr 1972. Er beschreibt ein Lernziel als zweckmäßige Zielbeschreibung, mit der es gelingen kann, die Unterrichtsabsichten zu verdeutlichen. Mager (1983) sagt außerdem, dass eine gute Beschreibung von Lernzielen wenig Spielraum für Missdeutungen lässt, und hebt die Wichtigkeit von klaren Formulierungen hervor. Klar abzugrenzen ist aber der Begriff „Lernergebnis". Laut Arnold et al. (2005) sollten Lernziele möglichst exakte Beschreibungen der angestrebten Lernergebnisse sein.

Durch selbst gesteuertes Lernen können Lernende selbst individuelle Lernziele festlegen. Gerade in der praktischen Ausbildung dient dies als wichtiger Schritt in der Gestaltung von Lernsituationen. Lernziele zielen auf bestimmte Lerninhalte ab und können sich auch inhaltlich in Prüfungen wiederfinden. Die Besonderheit in der praktischen Ausbildung stellt das situationsbezogene exemplarische Lernen in Kombination mit der Anwendung und Wiedergabe von meist bereits erlerntem Fachwissen im Kontext von lebensnahen authentischen Pflegesituationen dar. Dafür müssen unterschiedliche Kompetenzen vereint werden, wie beispielsweise die Berücksichtigung unterschiedlicher Perspektiven, das Treffen und Begründen von Entscheidungen, die Anwendung von Prozess- und Ergebnisqualitäten, die Auswahl und Definition von Maßnahmen, die Planung und Evaluation von Pflegehandlungen und die interprofessionelle Kommunikation im Team, aber auch mit zu Pflegenden und zu Betreuenden sowie deren An- und Zugehörigen. Das bedeutet, dass situationsbezogenes exemplarisches Lernen eine Kombination mehrerer Lernziele abbildet. Ein Vorteil bei diesem Lernstil ist die Entwicklung einer erhöhten Problemlösungskompetenz bei den Lernenden (Müssig, 2022).

Doch wie können Lernziele konkret definiert und formuliert werden?

In der Didaktik herrscht bei der Formulierung von Lernzielen ein strukturiertes Vorgehen. Lernziele bilden die Stufe der operationalisierbaren Bildungsziele, die sich in Grobziele und Feinziele differenzieren lassen. Grobziele geben Ziele innerhalb einer bestimmten, zeitlich begrenzten Lernphase an. Für die praktische Ausbildung bedeutet dies, dass Grobziele jene Ziele sind, die für die gesamte Praxislernphase gesteckt werden können. Feinziele beziehen sich auf kleinere Lernsequenzen oder können auch Teilziele darstellen. Für die Auszubildenden in der Praxislernphase können das Ziele sein, die mit einer bestimmten Tätigkeit bzw. Kompetenz einhergehen (Gundermann, 2016).

Um Lernziele nun definieren zu können, sollten auch bestimmte Lernzieldimensionen in der Formulierung Berücksichtigung finden. Lernzieldimensionen betrachten und differenzieren Lernziele nach ihren grundsätzlichen Anforderungen an Lernende. Diese lassen sich in kognitive, affektive und psychomotorische Lernziele einteilen (Gundermann, 2016).

Kognitive Lernziele beziehen sich auf Denkvorgänge, Wissen und Kenntnisse. In dieser Lernzieldimension geht um die Anwendung von Wissen und die Umsetzung von Problemlösungsfertigkeiten. Affektive Lernziele beziehen sich auf die Veränderung von Interessen, Einstellungen und Wertehaltungen. In dieser Lernzieldimension geht es vor allem um das Erlernen von Beziehungspflege, wie Aufmerksamkeit gegenüber Pflegebedürftigen, Verständnis, Einfühlungsvermögen und Reaktion in pflegerischen Situationen, sowie um die Entwicklung von ethischen Kompetenzen und Kontakt-, Beziehungs- und Teamfähigkeit. Psychomotorische Lernziele umfassen das konkrete Handeln und Verhalten der Lernenden. Es geht hierbei um die Entwicklung von Geschicklichkeit und Techniken, beispielsweise im Umgang mit Geräten, Instrumenten und Hilfsmitteln (Mamerow, 2021).

Um konkrete Lernziele formulieren zu können, sollten diese nicht nur anhand der operationalisierbaren Bildungsziele und Lernzieldimensionen kategorisiert werden, sondern es geht vor allem um das korrekte Wording.

Folgende Praxistipps sollten laut Gundermann (2016) bei der Formulierung von Lernzielen beachtet werden:

- Lernende sind individuelle Persönlichkeiten und so sollten auch Lernziele an individuellen Bedürfnissen, am persönlichen Wissensstand und an den noch zu erlernenden Kompetenzen ausgerichtet werden.
- Lernziele sollten ein beobachtbares Verhalten beschreiben, um überprüfbar zu sein.

- Die Verwendung von aktiven Verben suggeriert eine konkrete Erreichbarkeit des Lernzieles für die Lernenden.
  Beispiele: erläutern, kennen, können, benennen, beobachten, berichten, dokumentieren, begründen, ermöglichen etc.
- Lernziele müssen einen konkreten Bezug zu einem Ergebnis aufweisen, das sich bei der Erreichung ergibt und anhand dessen der Lernerfolg überprüfbar ist.

*Beispiel für die Formulierung eines Lernziels: Der*Die Studierende beherrscht das Handling bei therapeutisch verordneter Lage und Bewegungseinschränkung (Infusionen, Drainagen, Schienen, Stützverbände usw.).*

Um den Lernerfolg zu überprüfen, eigenen sich Lernzielkontrollen. Diese können entscheidende Hinweise aus den direkten Lernsituationen abbilden und sollten im Rahmen der Auswertung von Lernsituationen stattfinden. Dazu eigenen sich besonders Feedbackgespräche und, im Rahmen der Organisation der praktischen Ausbildung, das Zwischengespräch (Mamerow, 2021). Diese Punkte werden in den folgenden Kapiteln erläutert.

5.2.2 Die Klassifizierung von Lernzielen anhand der Taxonomien nach Bloom und Benner

Um den Kompetenzerwerb im Anleitungsprozess bestimmten Lernzielen zuordnen zu können, ist es maßgeblich, die Lernziele zu strukturieren. Eine der Methoden, mit der Lernziele klassifiziert und strukturiert werden können, ist die Lernzieltaxonomie nach Benjamin Bloom (1956). Bei dieser Methode werden Lernziele unterschiedlichen Ebenen in der Taxonomie zugeordnet. Die Ebenen bauen auf einander auf. Je höher die Ebene ist, desto komplexer können Sachverhalte mit Wissen und Fertigkeiten verbunden und letztendlich auch durchgeführt (Bloom & Engelhart, 1976).

Im Folgenden werden die einzelnen Ebenen der Taxonomie näher betrachtet, um ein konkretes Bild im Zusammenhang mit den Formulierungen der Lernziele zu erhalten:

- **Stufe 1 – Wissen:** Diese Stufe stellt die unterste Ebene dar, also den Grad der geringsten Komplexität. Hier steht das Wissen im Vordergrund, es geht um einfaches Faktenwissen.

  Schlüsselwörter für die Formulierung von Lernzielen auf dieser Stufe sind: *definieren, vervielfältigen, auflisten, auswendig lernen, wiederholen, angeben*
- **Stufe 2 – Verstehen:** Auf der zweiten Stufe finden sich Kenntnisse über einen grundlegenden Sachverhalt und das Verständnis dafür. Ideen oder Konzepte können in eigenen Worten wiedergegeben werden.

Schlüsselwörter für die Formulierung von Lernzielen auf dieser Stufe sind: *klassifizieren, beschreiben, diskutieren, erklären, identifizieren, lokalisieren, erkennen, berichten, auswählen, übersetzen*

- Stufe 3 – Anwenden: In diesem Abschnitt wird das Verständnis eines Sachverhalts auf die Handlungsebene getragen und Wissen wird praktisch angewendet. Wissen und Informationen werden in praktischen Situationen genutzt.

  Schlüsselwörter für die Formulierung von Lernzielen auf dieser Stufe sind: *ausführen, umsetzen, lösen, verwenden, demonstrieren, interpretieren, operieren, planen, skizzieren*

- Stufe 4 – Analysieren: In diesem Level folgt die Abstraktion, also die Analyse eines Sachverhalts. Es werden Verbindungen zwischen einzelnen Ideen und Bestandteilen entdeckt und darauf wird aufgebaut.

  Schlüsselwörter für die Formulierung von Lernzielen in dieser Stufe sind: *differenzieren, organisieren, in Beziehung setzen, vergleichen, kontrastieren, unterscheiden, untersuchen, experimentieren, fragen, testen*

- Stufe 5 – Bewerten: Auf der fünften Stufe kommt es zur Bewertung der vorangegangenen Analyse. Die Bewertung bietet die Basis für die Ebene des Erschaffens. Vor- und Nachteile werden gegeneinander abgewogen und der eigene Standpunkt, der auf dem diese Bewertung aufgebaut, wird verteidigt.

  Schlüsselwörter für die Formulierung von Lernzielen in dieser Stufe sind: *einschätzen, argumentieren, verteidigen, beurteilen, auswählen, unterstützen, bewerten, kritisieren, abwägen*

- Stufe 6 – Erschaffen: In dieser Phase werden neue, originelle Ideen und Konzepte konstruiert und entwickelt. Es kann in dieser Phase auf alle vorangegangenen Stufen zurückgegriffen werden und komplexe Sachverhalte und Situationen können ganzheitlich analysiert und richtig bewältigt werden.

  Schlüsselwörter für die Formulierung von Lernzielen in dieser Stufe sind: *entwerfen, zusammenstellen, konstruieren, mutmaßen, entwickeln, formulieren, verfassen, untersuchen* (Bloom & Engelhart, 1976)

Bei näherer Betrachtung der Bloom'schen Taxonomie werden ihre Grenzen deutlich: Das Gliederungssystem ist für kognitive Lehr- und Lernaspekte gedacht – das bedeutet, dass sozial-emotionale, moralische und psychosoziale Fertigkeiten ausgeklammert werden. Diese wurden erst später durch eigene Ordnungssysteme ergänzt. Der Vorteil ist, dass das System für alle Fachgebiete Gültigkeit hat, was zugleich auch ein Nachteil ist, da es dadurch ein hohes Abstraktionslevel aufweist. Durch die starre Hierarchie des Systems wird eine strikte Reihenfolge der zu absolvierenden Stufen festgelegt. Höhere Ordnungsziele können erst erreicht werden, wenn niedrigere Ziele erreicht wurden. Im Prozess und Verlauf von Wissens- und Fertigkeitenvermittlung kann es jedoch möglich sein, dass die Stufen nicht immer in dieser Reihenfolge durchlaufen werden (Baumgartner, 2011).

Trotz der Kritik ist die Taxonomie nach Bloom eine der am häufigsten angewendeten Methoden, um Lernziele zielgerichtet zu formulieren und einen stufenhaften Aufbau der Wissensvermittlung, auch im Sinne eines Anleitungsprozesses, zu gewährleisten. Sie bietet ein gutes Grundgerüst für eine strukturierte und zielgerichtete Praxisanleitung, auch um den Erfolg der Anleitung reflektieren zu können. Formulierte Lernziele bieten auch eine Möglichkeit für Auszubildende, das Lernen zielgerichteter zu gestalten (Volk, 2020).

Eine weitere Methode, die sich für das Setzen und Überprüfen von Lernzielen in der praktischen Ausbildung eignet, ist das Dreyfus-Modell des Kompetenzerwerbs (1980), für die Pflege weiterentwickelt von Patricia Benner (1994). In diesem Modell durchläuft ein*e Lernende*r beim Erwerb und Vertiefen einer Fähigkeit fünf verschiedene Leistungsstufen: Anfänger*in, fortgeschrittene*r Anfänger*in, kompetente*r Pflegende*r, erfahrene*r Pflegende*r, Expert*in. Das Modell dient dazu, die Qualität handlungsrelevanter Fähigkeiten auszubauen, indem die Lernenden Situationen immer weniger als einzelne Bausteine, sondern nach und nach als vollständiges Ganzes wahrnehmen, in dem nur bestimmte Teile wichtig sind. Das Modell dient auch dazu, die Lernenden direkt an Situationen zu beteiligen und sie zu befähigen, auf der Grundlage ihres pflegerischen Urteils zu handeln. Damit kann pflegerisches Können direkt in realen Praxissituationen angewandt werden (Benner, 2017).

Im Folgenden werden die einzelnen Pflegekompetenzstufen nach Benner (2017) vor allem im Hinblick auf die praktische Ausbildung näher betrachtet:

- **Stufe 1 – Anfänger*in:** Auf dieser Stufe verfügen die Auszubildenden über keinerlei Erfahrung mit Situationen und wissen auch nicht, unter welchen Umständen sie aktiv werden müssen. Hier ist es sinnvoll, notwenige Informationen zu vermitteln, um ihnen bei der Entwicklung ihrer Fertigkeiten zu helfen. Das typische Verhalten auf der Stufe der Anfänger*in ist regelgeleitet, eingeschränkt und unflexibel.
- **Stufe 2 – fortgeschrittene*r Anfänger*in:** Auf dieser Stufe werden in den Leistungen der Auszubildenden gewisse Mindeststandards erkennbar. Sie haben bereits so viele Situationen bewältigt, dass sie sich der wiederkehrenden Bestandteile von Situationen bewusst werden. Auf dieser Stufe bildet sich bereits eine gewisse Erfahrung mit realen Situationen ab. In der Praxisanleitung ist es wichtig, dass die Auszubildenden trotz des Erfahrungsschatzes, den sie bereits gesammelt haben, noch Unterstützung benötigen. Die durchgeführten Tätigkeiten müssen durch Pflegepersonen überwacht werden, die zumindest das Leistungsniveau

der kompetenten Pflegenden haben, damit sichergestellt werden kann, dass die Bedürfnisse der zu Pflegenden berücksichtigt werden, da auf dieser Stufe noch der Blick für das Wesentliche fehlt.

- **Stufe 3 – kompetente*r Pflegende*r:** Diese Stufe ist meist nach zwei bis drei Jahren im Beruf erreicht. Es werden Handlungen an längerfristigen Zielen bzw. Plänen ausgerichtet, deren Bedeutung den Pflegenden bewusst ist. Auf dieser Stufe können bewusste abstrakte und analytische Betrachtungen von Problemen vorgenommen werden. Es wird adäquat, kompetent und planvoll auf Situationen reagiert. In der praktischen Anleitung bedeutet dies, dass Auszubildende sich eine Übersicht über die Welt der klinischen Pflege verschafft haben. Auf dieser Stufe kann die Praxisanleitung davon profitieren, dass Auszubildende folgerichtige Entscheidungen treffen. Handlungsbedarf besteht lediglich bei der Planung und Koordination vielschichtiger Pflegeanforderungen, beispielsweise bei kritisch kranken, intensivpflichten Menschen.
- **Stufe 4 – erfahrene*r Pflegende*r:** Auf dieser Stufe werden Situationen als Ganzes betrachtet und nicht mehr nur als einzelne Bestandteile wahrgenommen. Das Handeln wird an Maximen ausgerichtet. Das Schlüsselwort bei dieser Kompetenzstufe ist Wahrnehmung, denn Situationen werden nicht durchdacht, sondern auf Grundlage früherer Erfahrungen spontan begriffen. Abweichungen vom Erwarteten und Normalen werden unmittelbar erkannt und Entscheidungen können aufgrund einer ganzheitlichen Auffassung leichter und schneller getroffen werden. Während kompetente Pflegende noch nicht über genügend Erfahrung verfügen, um schnell ein umfassendes Bild von Situationen zu erhalten und die wichtigsten Aspekte herauszufiltern, sind erfahrene Pflegende in der Lage, viele Möglichkeiten direkt auszuschließen und zum Kern des Problems zu gelangen. Für die praktische Ausbildung bedeutet dies, dass diese Gruppe von Lernenden am besten anhand von Fallbeispielen lernt, um ihre Fähigkeiten auf die Probe zu stellen und auszubauen. Lernende werden auf dieser Stufe auch dazu aufgefordert, Situationen und Erlebtes aus ihrem eigenen Erfahrungsschatz mitzuteilen und darzustellen, aus welchen Perspektiven die Situationen betrachtet werden können. So ein hohes Erfahrungsniveau findet sich gewöhnlich bei Pflegenden, die etwa drei bis fünf Jahre in einem Bereich gearbeitet haben.
- **Stufe 5 – Pflegeexpert*in:** Wer auf der Expertenstufe agiert, ist nicht mehr länger auf analytische Prinzipien angewiesen, um Handlungen ableiten zu können. Auf dieser Stufe verfügen die Pflegenden über einen großen Erfahrungsschatz und sind in der Lage, Situationen intuitiv zu erfassen und direkt zum Kern des Problems vorzustoßen, ohne Zeit mit der Betrachtung von alternativen Diagnosen und Lösungen zu verlieren. Pflegeexpert*innen zeichnen sich durch ein klinisches Urteilsvermögen und den kompetenten Umgang mit vielschichtigen

klinischen Problemen aus. Der „Blick für das Machbare" unterscheidet sie von erfahrenen Pflegenden. Es muss allerdings gesagt werden, dass nicht jede*r Pflegende diese Stufe der Kompetenz in seiner*ihrer Laufbahn erreicht.

Kritik an diesem Modell gibt es vor allem an der These, dass zunehmende Erfahrung in einem praktischen Kontext automatisch dazu führt, dass Pflegende immer intuitiver handeln und schließlich kaum mehr (bewusste) Fragen zu ihrer Tätigkeit haben. Diese Annahme wurde durch mehrere Befragungen und Datenerhebungen widerlegt. Dies lässt sich auch darauf zurückführen, dass Aufgaben unterschiedliche Schwierigkeitsgrade aufweisen und Pflegende mit wachsender Berufserfahrung auch immer komplexere Aufgaben erhalten, weil sie höheres Vertrauen im Team genießen. Es wäre daher ratsam, das Modell nach Benner um den Aspekt der Komplexität der Aufgabenstellungen zu erweitern, um der Frage nachzugehen, warum einige Personen auch mit zunehmender Erfahrung in ihrem Bereich nicht kompetenter werden (Krell, 2019).

Diese Stufen können in der Praxisanleitung dabei helfen, unterschiedliche Niveaus von Auszubildenden differenziert zu betrachten und Lernziele entsprechend den Fähigkeiten und Kompetenzen der jeweiligen Stufe zu entwickeln. Die Methoden nach Bloom und Benner zielen vor allem auf die Gestaltung einer kompetenzorientierten praktischen Ausbildung ab. Solche Methoden sind unerlässlich, um bei Auszubildenden an den jeweiligen Wissensstand anzuknüpfen und sie durch ausformulierte und erreichbar gestaltete Lernziele gezielt anleiten zu können.

Diese beiden Methoden sind jedoch nicht die einzigen Hilfsmittel für die Formulierung und Setzung von Lernzielen, die in der Ausbildung der Gesundheits- und Krankenpflege Anwendung finden. Eine weniger bekannte, aber dennoch sehr effektive Methode bietet die im nachfolgenden Kapitel umfassend beschriebene Leittextmethode.

5.2.3 Die Definition von Lernzielen mithilfe der Leittextmethode

Eine geeignete Methode für die Definierung von Lernzielen in der praktischen Ausbildung ist auch das Konzept der Leittexte beziehungsweise des leitfragenorientierten Lernens. Bei diesem Konzept handelt es sich um eine Zusammenstellung von möglichst vielseitigen Leitfragen zu einem bestimmten Anleitungsthema. Die Lernenden bekommen von den Praxisanleitenden Leitfragen in Form eines Leitfadens ausgehändigt, mit dem Ziel, diesen selbstständig über einen definierten Zeitraum zu bearbeiten. Inhaltlich können sich Leitfragen beispielsweise auf einen bestimmten Arbeitsbereich oder auf relevante Hintergründe und Vorbereitungsmaßnahmen von pflegerischen Handlungen beziehen. Für Lernende kann es eine Herausforderung sein, in stark spezialisierten und technisierten Arbeitsbereichen mit unbekannten Voraussetzungen eingesetzt zu sein. Damit sie Orientierung und Sicherheit im praktischen Einsatz gewinnen, können Leitfragen auch in Bezug auf spezielle Krankheiten und individuelle Pflegesituationen gestellt werden. Es gibt auch diverse Hilfestellungen, wie Tools (Assessmentinstrumente, Skalen, Checklisten, Standard Operating Procedures etc.), Medien (Bilder, Filme, PowerPoint-Präsentationen etc.) oder Literaturwerke (Studien, Fachartikel, Fachbücher), die den Lernenden zur Bearbeitung der Leitfragen zur Verfügung gestellt werden können (Feller et al., 2021).

Grundsätzlich dienen Leittexte als Selbstlernprogramm, welches die Transition von Theorie zu Praxis positiv beeinflusst und selbstständiges Lernen sowie die Entwicklung beruflicher Handlungskompetenzen fördert. Leittexte können auch dazu beitragen, komplexe Pflegephänomene differenziert wahrzunehmen. Positiv bei der Anwendung von Leittexten ist der geringe Zeitaufwand für Praxisanleitende und der hohe Lerneffekt für Auszubildende. Auf die Qualität der Leittexte ist zu achten, dies ist maßgeblich von der Ausbildung der Praxisanleitenden abhängig (Feller et al., 2021).

Laut Hahne und Selka (1993) kann diese Methode in drei Phasen eingeteilt werden:

- **Phase 1 – Ausgang:** In dieser Phase wählen Praxisanleitende ein geeignetes Thema für den Leittext, formulieren Lernziele und konzipieren dazu passende Leitfragen.
- **Phase 2 – Erkundung:** Die zweite Phase wird auch Selbsterarbeitungsphase der Lernenden genannt. Die Hauptaufgabe für Praxisanleitende besteht darin, den Lernenden Hilfestellungen für die Bearbeitung der Leitfragen zu geben.
- **Phase 3 – Auswertung:** In der dritten und letzten Phase stellen Lernende ihre Arbeitsergebnisse den Praxisanleitenden vor. Auch andere Lernende können an der Evaluation der Ergebnisse teilnehmen, um von diesem Wissen zu profitieren. Für das Gelingen der Methode erweisen sich eine gemeinsame Auswertung der Arbeitsergebnisse und eine eventuelle Planung weiterer Lernschritte als besonders wichtig und sichern den Lernerfolg.

Die Leittextmethode mit ausformulierten Leitfragen dient besonders in der praktischen Ausbildung als geeignetes Konzept zur Unterstützung bei der Definierung von Lernzielen. Der Lernerfolg der Auszubildenden kann damit nachvollziehbar und überprüfbar dargestellt werden. Die Methode kann auch als Grundlage zur Evaluierung des Lernfortschritts und in weiterer Folge zur Beurteilung der praktischen Ausbildung herangezogen werden (Feller et al., 2021).

5.2.4 Feedback geben: das Zwischengespräch

Feedbackgeben ist in der praktischen Ausbildung der Gesundheits- und Krankenpflege unverzichtbar. Es braucht die Sicht von außen, um eine Weiterentwicklung der individuellen Kompetenzen und Fertigkeiten zu fördern. Ziel von Feedback ist es, die Wahrnehmung und Selbstwahrnehmung zu trainieren, Fehler und fehlerhafte Verhaltensstrategien zu vermeiden und gemeinsame Ziele zu entwickeln. Gutes Feedback kann die Motivation fördern und Wertschätzung ausdrücken. Wird dies durch Feedback nicht erreicht, kann sich schnell das Gefühl von Frustration einstellen. Auch negatives Feedback kann, wenn es richtig formuliert ist, indirekt eine positive Aussage haben. Umso wichtiger ist, wie Kritik formuliert wird (Hörner, 2021).

Diese Praxistipps sollten bei der Formulierung von Feedback beachtet werden:

- Feedback sollte immer beschreibend, konkret, realistisch und angemessen formuliert sein.
- Feedback sollte mit positiven Aussagen verbunden werden. Lob und Anerkennung sollten zuerst formuliert werden, danach sollte Kritik ausgesprochen werden.
- Feedback sollte in der Ich-Form formuliert werden und Aussagen über eigene Beobachtungen treffen.
- Der richtige Zeitpunkt für Kritik sollte gut gewählt werden: am besten auf einen ruhigen, neutralen Moment warten, um Probleme anzusprechen. Feedback sollte immer zeitnah zum Ereignis erfolgen.
- Feedbacknehmer*innen sollten mit einem freundlichen Umgangston angesprochen werden.
- Bei Anbringung von Feedback und Kritik sollten immer Lösungsvorschläge parat gehalten werden. Am besten eignen sich ein gemeinsamer Plan und Vorschläge, wie dieser umgesetzt werden kann.
- Feedback bzw. Kritik sollte sich auf ein bis zwei, höchstens drei wichtige Themen beschränken. Mehr kann das Gegenüber in so einer Situation nicht aufnehmen und es würden Aussagen geschwächt, die eigentlich wichtig wären (Hörner, 2021).

Neben Feedback, welches zu jeder Zeit im praktischen Anleitungsprozess angebracht werden kann, sollte zu einem vereinbarten Zeitpunkt ein Zwischengespräch stattfinden, meist in der Mitte des Anleitungsprozesses. Ein Zwischengespräch bietet sich vor allem an, wenn der praktische Einsatz mehr als vier Wochen andauert. Das Zwischengespräch ist als Teil eines ganzen Prozesses zu sehen und sollte auch als Förderinstrument eingesetzt werden, um den Auszubildenden Lernanreize zu bieten. Auf der Basis der vereinbarten Ziele des praktischen Einsatzes wird eine Zwischenbilanz gezogen. Davon ausgehend können für die restliche Zeit des

Anleitungsprozesses Lernziele angepasst und oder weitere Ziele gesetzt werden. Ein Zwischengespräch sollte, wie ein Beurteilungsgespräch, immer dokumentiert werden und die wichtigsten besprochenen Inhalte sollten schriftlich festgehalten werden (Bauer et al., 2010).

Bei der inhaltlichen Strukturierung eines Zwischengesprächs hilft ein Beurteilungs- bzw. Zwischengesprächsbogen. So kann eine an standardisierten Kriterien orientierte Rückmeldung stattfinden. Zentrale Aspekte eines Zwischengesprächs umfassen laut Denzel (2019) unter anderem inhaltliche Aspekte (z. B. eine Bewertung der Pflegekompetenz), formale Aspekte (z. B. Transparenz der Beurteilungs- und Bewertungskriterien), organisatorische Aspekte (z. B. Einhaltung von Rahmenbedingungen) und personale Aspekte (z. B. Ermutigen zu weiterer Initiative, Aufzeigen von Personalengpässen).

Ein Zwischengespräch sollte die Zusammenarbeit im Anleitungsprozess stärken, dennoch mögliche Kritik und Feedback beinhalten, eine Möglichkeit bieten, Ideen und Anregungen auszutauschen, und zur Unterstützung der persönlichen und fachlichen Weiterentwicklung beitragen (Welk, 2015).

5.3 Beurteilung und Leistungsfeststellung in der praktischen Ausbildung

Klafki definiert Leistung als *„Ergebnis und Vollzug einer Tätigkeit, die mit Anstrengung und gegebenenfalls Selbstüberwindung verbunden ist und für die Gütemaßstäbe anerkannt werden"* (Klafki, 1996). Das bedeutet, dass Produkt, Prozess und Lernbereitschaft bei der Bewertung von Leistungen zu berücksichtigen sind. Mit Lernleistungen sind fachliche und überfachliche Lernziele gemeint. Was als Lernleistung zählt und überprüft wird, sind die Wiedergabe von Wissen und das Vorführen von Fertigkeiten und fachlichem Verständnis. Doch in den letzten Jahren hat sich eine neue Lernkultur entwickelt: Der Trend des Lehrens und Lernens geht in Richtung eigenverantwortliches Arbeiten. Das bedeutet, dass Themenfelder selbstständig bearbeitet und Informationen selbst beschafft und bewertet, Ergebnisse selbst aufbereitet und dann präsentiert werden (Stern, 2010).

Die Leistungsfeststellung ist die Erhebung eines Sachverhaltes, die einer Leistungsbeurteilung vorangehen muss. Dabei geht es um die Feststellung oder „Messung", wie weit eine gewisse Leistung von den vorgegebenen Lernzielen abweicht. Ziel der Leistungsfeststellung ist die möglichst „objektive" Erhebung des aktuellen Leistungsstandes orientiert an den vorgegebenen Zielen (Bitterer, 2019).

Doch was bedeutet eine „gute Leistungsbewertung" vor allem in der praktischen Ausbildung und woran lässt sie sich erkennen? Bei der Beurteilung und Bewertung von Leistung sind drei grundlegende Gütekriterien zu erfüllen: Objektivität, Verlässlichkeit und Validität. Objektivität beschreibt die Unabhängigkeit der Beurteilung von der zu bewertenden Person. Verlässlichkeit bedeutet Präzision, Trennschärfe und minimale Messfehler. Reliabilität bezieht sich auf die Übereinstimmung von gestellten Aufgaben und Lernzielen und auf deren Gültigkeit. In einem weiteren Schritt lassen sich von diesen drei Gütekriterien weitere Prinzipien und Standards ableiten. Die US-amerikanische Mathemathiklehrervereinigung, kurz NCTM, veröffentlichte 1995 weitere Prinzipien zur Leistungsbewertung.

Die 6 Prinzipien für die Leistungsbewertung lauten:

- Leistungstransparenz
- Lernförderung
- Chancengerechtigkeit
- Offenheit
- Schlüssigkeit
- Kohärenz (National Council auf Teachers of Mathematics, Inc., 1995)

Die Leistungsbewertung soll deutlich machen, welche Lernziele vorgegeben sind, sie soll das fachliche Lernen fördern, zur Chancengleichheit beitragen, ein offener Prozess sein, gültige und nachvollziehbare Schlüsse über den Lernerfolg liefern und auf langfristige Bildungsziele abgestimmt sein (Stern, 2010).

In der Realität der praktischen Ausbildung der Gesundheits- und Krankenpflege werden während des Ausbildungsprozesses meist informell gehaltene Rückmeldungen an die Auszubildenden zu ihrem Lernfortschritt gegeben. Daher ist es umso wichtiger, auch „offizielle" Rückmeldungen an die Auszubildenden zu geben, bei denen der Lernerfolg einer Überprüfung unterzogen wird. Die Beurteilung erfolgt in formalisierter Weise, beispielsweise anhand eines Beurteilungsbogens, den die Praxisanleitenden ausfüllen und durch eine Notenvergabe transparent darlegen müssen (Denzel, 2019).

Die Beurteilung und Leistungseinschätzung in der praktischen Ausbildung der Gesundheits- und Krankenpflege ist in Österreich in der Ausbildungsverordnung, genauer in § 27, festgehalten. Hier ist festgehalten, dass Lehr- und Fachkräfte die Aufgabe haben, die im Praktikum erbrachte Leistung der Auszubildenden zu beurteilen. Es bedarf einer laufenden Überprüfung und schriftlichen Aufzeichnung der erworbenen Kenntnisse und Fertigkeiten im betreffenden Fachbereich, welche als Grundlage der Beurteilung dient (RIS – Gesundheits- und Krankenpflege-Ausbildungsverordnung, 2024).

Leistungsbewertungen sind im Ausbildungsalltag unverzichtbar. Sie dienen zur Einschätzung von erworbenen Kompetenzen, Fertigkeiten und Wissen und richten den Blick auf die Qualität der pflegerischen Handlungsweisen in der Ausbildung. Außerdem haben sie die Funktion der Rückmeldung in Bezug auf den Ausbildungsstand für Anleitende und Lernende sowie die Funktion der Leistungsfeststellung am Lernort Theorie und am Lernort Praxis und bieten eine Gelegenheit für Gespräche und Feedback für Lehrende und Lernende (Mamerow, 2021).

Grundsätzlich sollte eine Beurteilung der praktischen Leistung neben den Gütekriterien und den daraus resultierenden Prinzipien laut Schewior-Popp (1998) folgende grundsätzliche Funktionen erfüllen:

- Die Beurteilung dient als Rückmeldung zum Leistungsstand für Auszubildende und Praxisanleitende.
- Die Beurteilung hat eine Motivations- und Disziplinierungsfunktion für Auszubildende.
- Die Beurteilung dient als Kontrollorgan am Lernort Praxis und am Lernort Theorie.
- Die Beurteilung bietet Gelegenheiten zu Gesprächen und Feedback für Lehrende und Lernende.
- Die Beurteilung ist eine Rückmeldung für Gremien und Institutionen, die eine Kooperation mit den Ausbildungsverantwortlichen pflegen. Sie dient auch als Rückmeldung an die verantwortlichen Behörden und sichert den praktischen Ausbildungsfortschritt.

Eine Beurteilung sollte grundsätzlich realistisch, gerecht, für die Beurteilten transparent und begründet sein und den Lernprozess fördern. Die Gerechtigkeit einer Beurteilung ist anhand des tatsächlichen Leistungsstands zu bemessen. Die Beurteilung dient als Orientierung für die vereinbarten und zu überprüfenden Kriterien. Eine Beurteilung sollte mit Gründen für die Bewertung einhergehen, damit diese von den Lernenden verstanden und akzeptiert werden können. Eine Beurteilung des Lernprozesses ist unbedingt erforderlich, da Stärken und Schwächen aufgezeigt werden können und sie als Motivation dienen kann (Denzel, 2019).

5.3.1 Herausforderungen bei der Beurteilung und Beurteilungsfehler

Eine gerechte und wertfreie Beurteilung mit einer objektiven Betrachtung ist ein schwieriges Unterfangen, da sich oftmals subjektive Wahrnehmungen der Praxisanleitenden, Eindrücke von Anleitungssituationen oder sogar Vorurteile einschleichen können. Auch können Unsicherheiten bei den Anleitenden oder unzureichende Urteilskompetenzen in der Praxisanleitung zu falschen Beurteilungen und ungerechtfertigten Einschätzungen führen (Denzel, 2019).

Eine besondere Herausforderung stellt der Wahrnehmungsfilter dar: Wahrnehmungen werden durch eine Fülle von Faktoren beeinflusst und trüben eine objektive Beurteilung. Faktoren wie Erwartungen, Wünsche, Hoffnungen, Ängste, Stimmungen und biologische Unterschiede steuern ebenfalls die subjektive Wahrnehmung. So werden nur Teile der Realität erfasst und beurteilt – oder anders gesagt, es werden nur Aspekte der Wirklichkeit miteinbezogen. Um diesem Umstand vorzubeugen, ist es hilfreich zu wissen, dass die Beurteilung und Einschätzung umso stärker von der Realität abweicht, je mehr man sich an vorher festgelegten Kriterien orientiert. Auch wird eine realitätsnahe Einschätzung und Beurteilung besser gelingen, wenn individuelle Wahrnehmungsfilter identifiziert werden (Mamerow, 2021).

Einige Faktoren, die die Wahrnehmung erheblich beeinflussen können, sind:

Der erste Eindruck

Beim ersten Zusammentreffen entsteht ein Bild eines bisher in den meisten Fällen unbekannten Menschen. Eigenschaften werden oft von äußerlichen Faktoren abhängig gemacht, wie Frisur, Haarfarbe, Schmuck, Kleidung, Make-up, Körperform und -gewicht, aber auch Sprache, Kommunikation, Umgangsform, Gestik und Mimik, Kontaktverhalten und Aktivität werden kritisch beurteilt und können in die spätere Beurteilung miteinfließen. Besonders in der Rolle des*der Anleitenden ist darauf zu achten, dass der erste Eindruck lediglich eine erste Einschätzung dargestellt und durch den nun beginnenden gemeinsamen Lernprozesses immer wieder neu evaluiert wird und Wahrnehmungen bewusst verändert werden (Wood, 2014).

Der Halo-Effekt

Der Halo-Effekt ist ein psychologisches Phänomen, welches in der Sozialpsychologie verortet ist. Er beschreibt die Tendenz, dass der erste Eindruck, den man von einer bestimmten Person hat, dazu führt, dass automatisch positive oder negative Annahmen über Eigenschaften verankert werden. Zum Beispiel wird bei Personen, die positive Eigenschaften wie Freundlichkeit haben, angenommen, dass deren andere Eigenschaften ebenfalls positiv sind, obwohl es keine konkreten Beweise dafür gibt. Bei einer Person, die eine charismatische Ausstrahlung oder ein schmeichelhaftes Äußeres hat, wird etwa automatisch angenommen, dass sie klug, kompetent und oder vertrauenswürdig ist, obwohl dafür keine Beweise vorliegen (Forgas et al., 2014). Dadurch geht der Gesamteindruck verloren und der starke positive oder negative Eindruck wird unbewusst zur Grundlage der Beurteilung gemacht (Denzel, 2019).

Der Primacy-Recency-Effekt

Der Primacy-Recency-Effekt, auch serieller Positionseffekt genannt, beschreibt die Fixierung auf die Wahrnehmung von Elementen am Anfang (Primacy) und am Ende (Recency). Der Effekt wurde in experimentellen Studien nachgewiesen, bei denen sich die Teilnehmenden Wortlisten einprägen und die Wörter dann aus dem Gedächtnis wiedergeben sollten. Bei all diesen Studien stach heraus, dass die Elemente zu Beginn und gegen Ende der Aufzählung besser im Gedächtnis behalten werden konnten als Elemente in der Mitte der Liste (Deese & Kaufman, 1957). Dieser Effekt kann auch Auswirkungen auf die praktische Ausbildung und die Beurteilung haben: Es besteht die Gefahr, dass gesamte Praxislernphasen danach beurteilt werden, wie sie begonnen oder geendet haben. Ist der Beginn einer Praxislernphase in den Augen der Anleitenden gut gelungen, so sind die Beurteilenden in positiver Erwartung dessen, was noch kommen wird, und werten somit wohlwollender. Ist der Beginn einer Praxislernphase durch ein negatives Ereignis geprägt, beispielsweise durch einen Handlungsfehler, so wird für die restliche Praxislernphase weniger erwartet. Wenn gegen Ende der Praxislernphase noch ein negatives Ereignis eintritt, bleibt es im Gedächtnis haften und kann eine schlechtere Beurteilung nach sich ziehen (Denzel, 2019).

Einstellungen, Vorurteile und Stereotype

Wie bereits beschrieben, werden Wahrnehmungen und Einschätzungen durch den Filter der eigenen Einstellungen, Stereotype und Vorurteile beeinflusst. Diese subjektive Wahrnehmung prägt das Bild von anderen Menschen und ist durch Erfahrungen entstanden. Dieser Effekt kann die Einschätzung individueller Aspekte eines Menschen negativ beeinflussen, indem sie nicht oder nur marginal wahrgenommen werden. Vorurteile sind meist negative, verfestigte Bewertungen von Menschen oder Dingen, die durch Erfahrungen entstanden sind und nur schwer veränderbar sind. Stereotype relativieren Dinge und Sichtweisen, da sie eine generalistische Einstellung gegenüber anderen Menschen mit sich bringen. Stereotype können sich unter anderem auf das Geschlecht, das Alter, die Kultur, das Selbstbild und das Fremdbild beziehen. All die genannten Aspekte können den Umgang miteinander erheblich erschweren und negativ beeinflussen. Sie können auch Ausdruck von Überlastung und Hilfslosigkeit sein und einen Auslöser für Gewalt in der Pflege darstellen (Mamerow, 2021).

Weitere beeinflussende Faktoren für die Beurteilung können sein:

Der Maßstab-Effekt

Es kommt häufig zu Fehleinschätzungen in der Beurteilung, da Beurteilende eigene Maßstäbe setzen und diese für die Beurteilung und Einschätzung heranziehen, statt sich an Beurteilungskriterien zu orientieren. Häufig werden eigene Normen, Wertvorstellungen und Leistungen zum Maß der Beurteilung. Werden Ähnlichkeiten zu den Lernenden festgestellt, kann dies die Beurteilung positiv beeinflussen, Unähnlichkeiten wirken sich negativ auf die Leistungsbeurteilung aus (Mamerow, 2021).

Der Häufungseffekt

Der Häufungseffekt lässt sich auf Unsicherheiten oder Unlust der Beurteilenden zurückführen. Sie möchten sich mit Beurteilungen im guten Mittelfeld bewegen. Dies zieht eine einheitliche Beurteilung aller Auszubildenden bzw. eine Pauschalisierung der Leistungen nach sich. Die Beurteilung fällt somit weder negativ noch positiv aus. Dieser Effekt lässt sich vor allem bei Standardbeurteilungen mit vorgefertigten Formulierungen identifizieren, die wenig Spielraum für eigene Äußerungen, Gedanken und Bewertungen lassen (Mamerow, 2021).

Der Verallgemeinerungs- und Erwartungseffekt

Einer der häufigsten Fehler, die bei Beurteilungen identifiziert werden können, ist der Verallgemeinerungseffekt. Hier unterläuft den Lernenden in ihren pflegerischen Handlungsfähigkeiten ein Fehler, welcher dann bei der Beurteilung verallgemeinert wird. Zum Beispiel kann eine einmalig vergessene Händedesinfektion als unhygienische Arbeitsweise verallgemeinert werden. Auf Grundlage einer einzelnen Situation wird eine allgemeine Aussage getroffen, die falsch ist. Hier besteht die Gefahr, dass Erwartungen geschürt werden und nach einer Bestätigung gesucht wird (Mamerow, 2021).

Beurteilungsfehler können Folgen für Auszubildende, aber auch für Anleitende und deren Institutionen haben. Eine fehlerhafte Einschätzung bzw. eine eventuell ungerechtfertigte Beurteilung kann sich bei den Lernenden negativ auf den weiteren Lernprozess auswirken, beispielsweise in Form von Motivationsverlust. Für Anleitende kann eine fehlerhafte Beurteilung negative Auswirkungen auf Kompetenzen und Verantwortungsbereiche nach sich ziehen. Beurteilungsfehler können auch institutionelle Auswirkungen in Bezug auf die Personalsituation und die Fluktuation haben. Folglich braucht es klare Beurteilungskriterien und standardisierte Bewertungsschemata, um diesen Effekten entgegenzuwirken.

5.3.2 Beurteilungskriterien und Bewertungsmaßstäbe

Die Grundlage einer Beurteilung sind vorgegebene Beurteilungskriterien, die von Lernzielen bestimmt sind. Beurteilungskriterien geben Auskunft über den Beurteilungsrahmen anhand des Ausbildungsniveaus. Das bedeutet, dass die praktische Leistung nach vorher festgelegten Kriterien evaluiert, bewertet und beurteilt wird, um erworbene Fähigkeiten, Kompetenzen und Fertigkeiten am Ende einer praktischen Ausbildungsperiode auswerten zu können (Braunschweiger et al., 2022; Denzel, 2019). Um diese Kriterien den Auszubildenden transparent darlegen zu können, eignen sich Lernzielkataloge, welche ihnen von den Institutionen und Ausbildungsstätten ausgehändigt und an das individuelle Ausbildungs- und Leistungsniveau der Lernenden angepasst werden sollten (Denzel, 2019). Ein Lernzielkatalog bietet nicht nur den Vorteil, dass die Beurteilung der praktischen Ausbildung objektiv und transparent dargelegt werden kann, er fasst auch die zu erreichenden Lernziele zusammen und veranschaulicht den möglichen Kompetenzerwerb für die Auszubildenen am Lernort Praxis.

Weitere Vorrausetzungen, um eine objektive, transparente und qualitätsvolle Beurteilung der praktischen Leistung durchführen zu können, sind neben dem Entwickeln von Beurteilungskriterien die Selbst- und Fremdreflexion während des Anleitungsprozesses (Mamerow, 2021) sowie laut Denzel (2019) das Einhalten von grundlegenden Rahmenbedingungen für Beurteilungssituationen:

- Beurteilungen sollten realitätsgetreu den tatsächlichen Leistungsstand wiedergeben.
- Beurteilungen sollten gerecht sein und sich einzig und allein an vereinbarten, überprüfbaren Kriterien orientieren.
- Beurteilungen dürfen unter keinen Umständen ein Instrument der Bestrafung sein. Die Furcht vor schlechten Beurteilungen sollte diese nicht beeinflussen.
- Beurteilungen sollten für die Beurteilten transparent sein. Es braucht in jedem Fall Begründungen, sodass die Bewertung verstanden und im besten Fall von den Lernenden akzeptiert werden kann.
- Beurteilungen sollten den Lernprozess fördern, indem Stärken und Schwächen aufgezeigt werden, und zum Weiterlernen motivieren.

Um nun Beurteilungskriterien entwickeln und diese für die Bewertung festlegen zu können, bietet sich das Einteilen der Kriterien in Untergruppen bzw. Schwerpunkte an. Die Einteilung kann nach Kompetenzbereich erfolgen, wie Fachkompetenz, Sozialkompetenz und personelle Kompetenz, aber auch nach Lernziel, Entwicklung und Qualität (Denzel, 2019; Mamerow, 2021). Eine weitere Einteilung kann in die Pflegekompetenzstufen nach Benner (1994) erfolgen. Hier werden die Kriterien nach den Bereichen der Pflegepraxis unterteilt: Helfen, Beraten und Betreuen, Diagnostik und Patient*innenüberwachung, wirkungsvolles Handeln in Notfällen, Durchführen und Überwachen von Behandlungen, Überwachung und Sicherstellung der Qualität der medizinischen Versorgung sowie Organisation und Zusammenarbeit.

Unabhängig davon, welche Einteilungsmethode herangezogen wird – die Beurteilung der praktischen Leistung wird durch das Kategorisieren und Einordnen in Untergruppen objektiviert. Dies stellt eine solide Grundlage für die Leistungsbewertung dar. Beispielhaft werden im Folgenden die Untergruppen aufgeschlüsselt dargestellt:

Beurteilungskriterien: Fachkompetenz, Sozialkompetenz und personelle Kompetenz (Denzel, 2019)

- Die Fachkompetenz umfasst theoretische und praktische Handlungskompetenzen, welche unter anderem Kompetenzen für die Organisation von Arbeitsabläufen, die Umsetzung von Fachwissen, die Arbeitsleistung und diverse administrative Aufgabenbereiche beinhalten.
- Die Sozialkompetenz umfasst die Kommunikationsfähigkeit und das Sozialverhalten von Auszubildenden. Dies beinhaltet unter anderem den Umgang mit Pflegeempfänger*innen, Mitarbeitenden sowie An- und Zugehörigen.
- Die personelle Kompetenz beinhaltet Kompetenzen im Bereich der Selbstorganisation. Dies sind unter anderem individuelle Lernfähigkeit, intrinsische Motivation sowie diverse psychologische und psychosoziale Fähigkeiten wie Kontaktfähigkeit, Einfühlungsvermögen und Belastbarkeit.

Beurteilungskriterien: Lernziel, Entwicklung und Qualität (Mamerow, 2021)

- Lernzielbezogene Kriterien verdeutlichen einen Lernfortschritt, vor allem in Bezug auf eine konkrete Situation. Beispielhaft kann hier das korrekte Anwenden von Hygienevorschriften bei der Zubereitung von Nahrung genannt werden.
- Entwicklungsbezogene Kriterien beziehen sich auf einen Zeitraum, in dem Veränderungen eingeschätzt werden sollen, die sich aus Lernzielen für einen Ausbildungsabschnitt ableiten lassen. Beispielhaft kann hier die zunehmende Bereitschaft, Verantwortung zu übernehmen, innerhalb einer gewissen Zeitspanne herangezogen werden. Mit entwicklungsbezogenen Kriterien gelingt es besonders gut, Merkmale sozialer Kompetenz zu verdeutlichen.
- Qualitätsbezogene Kriterien orientieren sich an der Qualität von Handlungen. Um diese klar bewerten zu können, müssen sich Qualitätsanforderungen auch inhaltlich widerspiegeln, beispielsweise in Form von Pflegestandards.

> **Merke:** Drei generelle Schwierigkeiten der Leistungseinschätzung sind die Mehrdimensionalität von Leistungsaspekten, das Zusammenfassen von Einzelbeobachtungen über einen Zeitraum und die daraus resultierende Ermittlung eines Mittelwerts sowie die Verwendung von zu vielen Beurteilungskriterien – hier lieber ausgewählte einzelne Kriterien in Anleitungssituationen heranziehen (Mamerow, 2021).

Eine konkrete Beurteilung und Notengebung kann nach den Kriterien Fachkompetenz, Sozialkompetenz und personelle Kompetenz, aber auch nach lernziel-, entwicklungs- und qualitätsbezogenen Kriterien stattfinden. Um diese Kriterien mehrdimensional bewerten zu können, bietet es sich an, Beurteilungsbögen mit diversen

Items auszuformulieren. Ein Beispiel für diese Art von Beurteilungsbögen findet sich in der nachstehenden Tabelle:

Fachlich-methodische Kompetenzen		
Die*Der Studierende setzt entsprechend dem Ausbildungsstand korrekte pflegebezogene Handlungen bei	Selbst-einschätzung	Fremd-einschätzung
1. Kognition und Perzeption (z. B. Einschätzung von Bewusstsein und Orientierung)	1 2 3 4 5	1 2 3 4 5
2. Aktivität und Ruhe	1 2 3 4 5	1 2 3 4 5
3. Körperhaltung und Bewegung	1 2 3 4 5	1 2 3 4 5
4. Ausdruck und Erscheinungsbild	1 2 3 4 5	1 2 3 4 5
5. Vitalfunktionen – Atmung, Zirkulation und Temperatur	1 2 3 4 5	1 2 3 4 5
6. Ernährung	1 2 3 4 5	1 2 3 4 5
7. Ausscheidung	1 2 3 4 5	1 2 3 4 5
8. Sicherheit und Prävention (z. B. Hygienemaßnahmen, Unfallverhütung)	1 2 3 4 5	1 2 3 4 5
9. Intimität und Sexualität	1 2 3 4 5	1 2 3 4 5
10. Sterben, Tod und Trauer	1 2 3 4 5	1 2 3 4 5
11. Diagnostik und Therapie (z. B. Wundversorgung, Handhabung von Geräten und Hilfsmitteln, Medikamentenhandhabung)	1 2 3 4 5	1 2 3 4 5
12. Gewalt gegen sich und andere	1 2 3 4 5	1 2 3 4 5
Summe der Punkte		

Tab. 6: Individuumsbezogene Kompetenzen betreffend Patient*innen/Klient*innen/Bewohner*innen/Angehörige

Beurteilungsbögen können sich auch an den Pflegekompetenzen nach Stufen des Pflegeprozesses richten. Hier werden die einzelnen Elemente des Pflegeprozesses nach Fichter und Meier (1981) im Sinne von Überkategorien dargestellt und Unterkategorien anhand der Pflegekompetenzstufen nach Benner (1994) mittels Item-Darstellung ausformuliert. Ein Beispiel ist hier die Überkategorie Informationssammlung, die sich in die Unterkategorien „Ermittelt Informationen vollständig und genau", „Ermittelt Informationen in der Regel vollständig und genau", „Ist unsicher in der vollständigen und genauen Informationssammlung" und „Ermittelt Informationen häufig unvollständig und ungenau" gliedert. Zutreffendes kann dann angekreuzt und mit einer Bemerkung versehen werden. Selbstverständlich bietet sich auch die Möglichkeit an, ein Punktesystem von 1 bis 5 einzuführen, um bei der Notengebung ein arithmetisches Mittel kalkulieren zu können (Mamerow, 2021).

Jede schriftliche Beurteilung, unabhängig der Art des Beurteilungsbogens, muss mit einer mündlichen Rückmeldung bzw. einem Beurteilungsgespräch, welches protokolliert werden sollte, einhergehen, um die schriftliche Beurteilung reflektieren und Aussagen ergänzen zu können (Mamerow, 2021).

5.3.3 Das Beurteilungsgespräch

Ein Beurteilungsgespräch ist in der praktischen Ausbildung häufig auch ein Abschlussgespräch. Es schließt die Praxislernphase ab und ist ein Rückblick, aber auch ein Ausblick auf mögliche kommende praktische Phasen. Inhaltlich erfolgt in diesen Gesprächen meist die Beurteilung einer vorangegangenen Leistung und eines Verhaltens, der erlernten Fähigkeiten und Fertigkeiten und der Anwendung theoretischer Kenntnisse. Außerdem ist Platz für Kritik und Weiterentwicklungsbedarf. Die Intention solcher Gespräche ist es, Fremd- und Eigenwahrnehmung abzugleichen. Dies bietet auch die Chance, die Fremdwahrnehmung für die weitere Entwicklung anzunehmen (Denzel, 2019; Mamerow, 2021; Welk, 2015).

Als Beurteilungskriterien können bei einem Beurteilungsgespräch neben Fachkompetenz, Sozialkompetenz und personeller Kompetenz unter anderem auch folgende Kriterien verwendet werden: Arbeitsplanung und Organisation, Arbeitstempo und Arbeitsqualität, Belastbarkeit und Durchhaltevermögen, Einsatzbereitschaft und Flexibilität, Qualitätsbewusstsein und wirtschaftliches Denken sowie Ziel- und Ergebnisorientierung und Zielstrebigkeit (Welk, 2015).

Das Ziel eines Beurteilungsgesprächs ist es, die Weiterentwicklung der Auszubildenden zu fördern und zu unterstützen. Hilfreiche Fragen bzw. Themen bei diesem Gespräch sind laut Denzel (2019) unter anderem:

- Wo steht der*die Auszubildende gerade bei den pflegerischen Kompetenzen?
- Konnten die gesetzten Lernziele erreicht werden? Wenn nein, warum nicht?
- Wie wurde die Zusammenarbeit erlebt?
- Wir wurde die Anleitungssituation erlebt?
- Wurden nach dem erfolgten Zwischengespräch Änderungen vorgenommen? Wenn ja, wie sinnvoll waren sie?
- Wo wurde Fortschritt eindeutig sichtbar? Wo wurden Weiterentwicklungen erkannt, wo gab es Unsicherheiten und warum?
- Konnten Kritik und Anregungen eingebracht werden?
- Welche Kriterien werden für die Beurteilung der Leistung herangezogen? Wie wird die praktische Performance beurteilt?
- Gibt es Anregungen, Empfehlungen oder Kritik für zukünftige Anleitungsprozesse?

Der Aufbau eines solchen Gespräches sollte wie eine Art Leitfaden eingehalten werden. Die Struktur sieht folgende aufeinanderfolgende Punkte vor: Das Gespräch sollte von dem*der Praxisanleitenden mit einem positiven Einstieg begonnen werden, beispielsweise mit einem Lob oder der Erwähnung des Lernfortschritts, der beobachtet werden konnte. Danach sollten die Ziele und die Vorgehensweise des Gesprächs genannt werden, also: Welche Punkte und Themen werden im folgenden Gespräch abgehandelt, welche Themen werden angesprochen? Im weiteren Verlauf wird der*die Auszubildende gebeten, eine Selbsteinschätzung abzugeben. Wie wurde die Praxislernphase wahrgenommen? Welche Lernfortschritte kann der*die Auszubildende an sich erkennen? Wie wurden die Lernziele wahrgenommen, waren sie erreichbar? Hilfreich kann bei einer schwierigen Selbsteinschätzung die Anwendung von Fragetechniken sein, beispielsweise um zur Reflexion zu motivieren oder um Zusammenhänge und Erkenntnisse aufzuzeigen. Dabei ist die Anwendung einer offene Fragetechnik mithilfe von W-Fragen essentiell: *Wodurch ..., Welche Möglichkeiten ..., Wieso ..., Weshalb ..., Womit ..., Was halten Sie/hältst du von ..., aus welchen Gründen ..., Was denken Sie/denkst du ...?*

Nach der Selbsteinschätzung erfolgt die Einschätzung durch den*die Praxisanleitende*n. Hier können die Schilderungen der Selbsteinschätzung durch konkrete Fakten bestätigt, ergänzt oder korrigiert werden (Mamerow, 2021; Welk, 2015).

Praxistipps, die bei der Durchführung des Beurteilungsgesprächs noch hilfreich sein können, sind laut Welk (2015):

- Raum geben für Emotionen des*der Auszubildenden
- Gelegenheit bieten, Unzufriedenheit oder Enttäuschung zu äußern. Dadurch bietet sich die Möglichkeit, verdeckte und nicht offen kommunizierte Bedürfnisse seitens des*der Auszubildenden zu identifizieren.
- Auf der Sachebene bleiben und die Beurteilung so objektiv wie möglich gestalten
- Zusammenfassen, in welchen Bereichen die Einschätzungen übereinstimmen und in welchen sie abweichen
- Ein Protokoll über das Beurteilungsgespräch zur Ergebnissicherung führen
- Wichtige Gesprächsinhalte, vereinbarte Maßnahmen, neuerlich gesetzte Lernziele (bei nochmaliger Absolvierung einer Praxislernphase) und möglichen Weiterentwicklungsbedarf schriftlich festhalten, um Erwartungen an Leistungen und Verhalten zu visualisieren

5.4 Qualitätssicherung in der praktischen Ausbildung

Die Qualitätssicherung im Gesundheitswesen überprüft den Grad der Übereinstimmung von definierten Zielen und der tatsächlich geleisteten Versorgung. Entscheidungen im Gesundheitswesen müssen hinsichtlich ihrer Auswirkungen auf die Qualität von Strukturen, Prozessen und Ergebnissen beurteilt werden. Das Ziel der Qualitätsarbeit im Gesundheitssystem ist die Optimierung der Versorgungsqualität und die Implementierung von Maßnahmen zur Qualitätssicherung. Das Gesundheitsqualitätsgesetz regelt die wesentlichen Grundlagen für eine bundesweite Sicherung von Qualität im Gesundheitswesen und definiert grundlegende Begrifflichkeiten für ein gemeinsames Verständnis von Qualität im Gesundheitswesen. Leitende Prinzipien des Gesetzes sind unter anderem Patient*innenorientiertheit, Transparenz, Effektivität und Effizienz (Bundesministerium für Soziales, Gesundheit, Pflege und Konsumentenschutz, 2024).

Gesetzliche Rahmenbedingungen und diverse Regelungen sorgen im Bereich der Gesundheits- und Krankenpflege dafür, dass Qualitätsstandards eingehalten werden. Folgende Maßnahmen tragen laut Habimana (2019) zur Qualitätssicherung bei:

- Regelung der Berufsbezeichnung, des Berufsbilds und des Tätigkeitsbereichs
- Gesetzliche Regelung der Ausbildung
- Fortbildungspflicht
- Patient*innennahe und praxisorientierte Ausbildung unter Einhaltung gesetzlicher Rahmenbedingungen
- Regelung der Ausübung von Gesundheitsberufen durch Berufsberechtigungen und gesetzliche Registrierungspflichten

Um Merkmale von Qualität mehrdimensional darstellen zu können, gibt es eine Einteilung in 3 Ebenen: Strukturqualität, Prozessqualität und Ergebnisqualität. Die Strukturqualität umfasst die im Gesundheitswesen erforderlichen personellen und sachlichen Ressourcen. Die Prozessqualität beinhaltet Regelungen von Behandlungs- und Arbeitsabläufen in Form von Qualitätsstandards und Standard Operating Procedures (SOPs). Die Ergebnisqualität misst, dokumentiert und wertet Veränderungen des Gesundheitszustandes und der Lebensqualität von Patient*innen aus. Auch eine Erhebung bzgl. der Zufriedenheit mit dem Gesundheitssystem und der Qualität der medizinischen und pflegerischen Versorgung kann in dieser Dimension erfolgen (Habimana, 2019).

In der praktischen Ausbildung der Gesundheits- und Krankenpflege lassen sich diese Merkmale ebenfalls wiederfinden. Die **Strukturqualität** praktischer Ausbildung bezieht sich auf die Rahmenbedingungen, in denen die Ausbildung stattfindet. Dazu gehören laut Mamerow (2021) unter anderem:

- Organisatorische Grundlagen, wie zum Beispiel gesetzliche Bedingungen (Rahmenverträge, Kooperationsverträge, Regelungen des Arbeitsschutzes), Leitlinien und Ausbildungskonzepte, Lage und Erreichbarkeit der Institution und deren Umgebung
- Personelle Grundlagen, wie beispielsweise Qualifikation und Anzahl der Mitarbeitenden, Anzahl der Auszubildenden, Stellenbeschreibungen und Aufgabenabgrenzungen im interdisziplinären Team, Führungs- und Beratungskultur, Rückmeldungskultur und Supervision, Personalentwicklung mit Beurteilungssystem, Fort-, Aus- und Weiterbildungsmöglichkeiten und Vergütungssysteme
- Sachliche Grundlagen, wie unter anderem ein angepasster Stand der Digitalisierung von Prozessen, Infrastruktur, Räume, Ausstattung mit Arbeitsmaterial, Endgeräten und Software, Qualitätshandbücher, Schutzkleidung und elektronische Dokumentationssysteme (Mamerow, 2021)

Die **Strukturqualität** schafft, zusammenfassend gesagt, einen Rahmen, um Ausbildungsprozesse optimal gestalten zu können. Doch die Schaffung von optimalen organisatorischen Voraussetzungen und Rahmenbedingungen ist nicht gleichzusetzen mit den Ergebnissen, die während der praktischen Ausbildung erzielt werden sollen. Entscheidend für das Erreichen von Ergebnissen bzw. Zielen ist häufig der Prozess der Ausbildung – die **Prozessqualität**. Diese betrifft die Inhalte und die Organisation der praktischen Ausbildung, welche sich nicht nur am Lernort Praxis, sondern auch am Lernort Theorie wiederfinden müssen, um eine konsequente Gestaltung dieses Prozesses gewährleisten zu können. Es braucht zum einen eine Ausbildung auf theoretisch fundierten Grundlagen und Modellen unter der Einhaltung von zeitlich und inhaltlich gegliederten Ausbildungsplänen, wie beispielsweise die Abstimmung der pflegepraktischen Fähigkeiten und Fertigkeiten auf die im Curriculum verankerten Lehrinhalte pro Semester. Zum anderen bedarf es einer guten Zusammenarbeit zwischen Praxisanleitenden, Lehrenden und Auszubildenden an den Lernorten Praxis und Theorie, um die Vorstellung von Zielen, vom Menschenbild, von Aufgaben und Vorgehensweisen der professionellen Ausbildung miteinander abstimmen und kongruent gestalten zu können. Eine Möglichkeit der Umsetzung dieses gemeinsamen Prozesses bietet der regelmäßige Austausch von Praxisanleitenden, Lehrenden und Auszubildenden beispielsweise in Form von Jour-fixe-Terminen, Praxisstellenbesuchen oder der Teilnahme von Lehrenden an praktischen Ausbildungssituationen (Mamerow, 2021).

Die dritte Dimension der Qualitätssicherung ist die **Ergebnisqualität**. Hierbei wird evaluiert, ob die geplanten Ergebnisse bzw. Ziele erreicht wurden und wie zufrieden die Praxisanleitenden und Auszubildenden mit den Ergebnissen sind. Dies kann unter anderem durch Leistungseinschätzungen, beispielsweise in Form eines Kompetenzkatalogs, das Führen eines Ausbildungsprotokolls, aber auch durch Prüfungen und Lernergebniskontrollen zur Abbildung des erworbenen Wissens und der erworbenen Fertigkeiten umgesetzt werden. Auch kann die Ergebnisqualität durch die Zufriedenheit der Auszubildenden und der Praxisanleitenden abgebildet werden, beispielsweise durch Evaluierungs- und Feedbackmöglichkeiten (Ausgabe von Fragebögen, Möglichkeit des Austausches durch Forumsbeiträge, persönliches Feedbackgespräch). Bei der Ergebnisqualität gilt es allerdings zu beachten, dass diese Dimension der Qualitätssicherung nicht gänzlich von Anleitenden in der Praxis und Lehrenden in der Theorie abhängig ist. Einen Einfluss können beispielsweise auch die Institution selbst bzw. die Organisation in der Institution oder auch gewisse Rahmenbedingungen (z. B. Anbindung an den öffentlichen Nahverkehr) haben (Mamerow, 2021).

Merke: Die Qualität der praktischen Ausbildung ist mehrdimensional und umfasst nicht nur gesetzliche Regelungen und Rahmenbedingungen, sondern auch Qualitätsmerkmale in Strukturen, Prozessen und Ergebnissen der pflegepraktischen Ausbildung.

5.4.1 Qualitätssicherung in der Ausbildung und klinischen Praxis

Unter dem Begriff Qualitätssicherung werden Konzepte und Maßnahmen zur Entwicklung und Überprüfung der Qualität von Leistungen verstanden. Die Qualitätssicherung in Bezug auf die hochschulische Ausbildung in der Gesundheits- und Krankenpflege stellt mit der gesetzlichen Grundlage des Hochschul-Qualitätssicherungsgesetzes (HS-QSG) eine der wesentlichen Voraussetzungen für die Transparenz der Bildungseinrichtungen dar. Um die Qualität der Ausbildung an den Hochschulen festzustellen und zu überprüfen, finden zwei Qualitätssicherungsverfahren Anwendung: die Akkreditierung und die Zertifizierung durch ein Audit (Bundesministerium für Bildung, Wissenschaft und Forschung, 2024).

Ein Akkreditierungsverfahren dient der Überprüfung einer hochschulischen Einrichtung bzw. eines Studienganges nach vorgegebenen Standards. Dieses verleiht dann das befristete Recht zum Betrieb bzw. zur Durchführung von hochschulischen Einrichtungen und Studiengängen. Ein Audit ist ein Peer-Review-Verfahren, welches die Leistungsfähigkeit des internen institutionellen Qualitätsmanagementsystems einer Hochschule beurteilt. Die Zertifizierung durch dieses Audit bestätigt die Leistungsfähigkeit des internen Qualitätsmanagementsystems der hochschulischen Institution (Bundesministerium für Bildung, Wissenschaft und Forschung, 2024).

Zuständig für solche Qualitätssicherungsverfahren ist unter anderem die Agentur für Qualitätssicherung und Akkreditierung Austria (AQ Austria). Diese Agentur bildet eine unabhängige Einrichtung für die externe Qualitätssicherung im Hochschulbereich und ist gemäß ihres gesetzlichen Auftrags für den gesamten Hochschulbereich in Österreich zuständig (Agentur für Qualitätssicherung und Akkreditierung Austria, 2024).

Bei der Qualitätsmessung im österreichischen stationären Versorgungsbereich findet das Austrian Inpatient Quality Indicators System (A-IQI) Anwendung. Das Verfahren ist in zwei Stufen aufgebaut: Es nutzt Indikatoren zur Ermittlung von Auffälligkeiten und die Methode des Peer-Review-Verfahrens zur Identifikation von Optimierungspotenzial. Die Indikatoren werden anhand von Krankheitsbildern oder Operationen gebildet. Sie beinhalten ein breites Spektrum an Standardbehandlungen, aber auch hochkomplexe Eingriffe und Krankheitsbilder. Diese bilden die Datengrundlage. Auf dieser Grundlage findet die Bearbeitung der einzelnen Themengebiete mittels Peer-Review-Verfahren statt, welche nach jährlich wechselnden Schwerpunkten erfolgt. Dieser Prozess findet vor Ort statt. Ein Peer-Review-Team besteht aus drei bis fünf Primarärzt*innen aus unterschiedlichen Fachrichtungen. Diese bewerten die ausgewählten Fälle anhand definierter Kriterien. Der Kern des Verfahrens ist die gemeinsame Diskussion der Einzelfälle und die abschließende Festlegung von Verbesserungsmaßnahmen in den Einzelfällen. Alle Ergebnisse werden jährlich in einem Follow-up mit allen Entscheidungsträger*innen, Betroffenen und wissenschaftlichen Gesellschaften diskutiert und wenn notwendig werden Verbesserungsmaßnahmen auf Bundesebene festgelegt (A-IQI, 2024).

Das Pendant zum A-IQI ist das Austrian Outpatient Quality Indicators System (A-OQI). Es misst die Versorgungsqualität im ambulanten und niedergelassenen Bereich. Dieses System verwendet den PDCA-Zyklus (Plan – Do – Check – Act). In diesem Zirkel der Qualitätsmessung diskutieren niedergelassene Ärzt*innen über die Betreuung der Patient*innen sowie über Verbesserungsvorschläge, beispielsweise in der Behandlung, auf Basis ausgewählter Indikatoren (beispielsweise Menschen mit Diabetes mellitus oder arteriosklerotischen Erkrankungen) und leiten Maßnahmen zur Optimierung der Versorgung in den jeweiligen Bezirken anhand eines strukturierten Fragebogens ab. Die Ergebnisse der Fragebögen werden durch Vertreter*innen aus dem Gesundheitsministerium, den Bundesländern, den Sozialversicherungen und der Österreichischen Ärztekammer weiter bearbeitet und veröffentlicht (Bundesministerium für Soziales, Gesundheit, Pflege und Konsumentenschutz, 2024).

Bei den oben genannten Verfahren und Strukturen der Qualitätssicherung wird deutlich, dass in der österreichischen Gesundheitsversorgung von den einzelnen Institutionen/Ausbildungsstellen, aber auch vom Bundesministerium großer Wert auf Qualitätssicherung und somit im weiteren Sinne auch auf Patient*innensicherheit gelegt wird. Es wird auch deutlich, dass diese Maßnahmen Qualitätsmerkmale abbilden, die sich in der Pflegepraxis und im pflegerischen Tun und Handeln widerspiegeln und somit auch in der theoretischen und praktischen Ausbildung fest verankerte Bestandteile sein müssen, um eine hochqualitative Ausbildung in der Gesundheits- und Krankenpflege gewährleisten zu können.

5.4.2 Merkmale, Instrumente und Verfahren zur praktischen Umsetzung

Um die Qualitätssicherung auch in der direkten Praxis der Pflegeausbildung zu fördern, werden in diesem Unterkapitel einige Möglichkeiten und Verfahren dargestellt, welche die Integration von Qualitätsmerkmalen in die Praxisanleitung begünstigen.

Zunächst muss allerdings der Frage nach den Qualitätsmerkmalen einer „guten" praktischen Ausbildung nachgegangen werden. Einige wichtige Qualitätsmerkmale in der praktischen Ausbildung können nach den vorangegangenen Kapiteln in folgenden Punkten zusammengefasst werden:

- Praxisnahe Ausbildung: Ein wesentliches Merkmal einer qualitativen Ausbildung ist die praktische Ausbildung, die bereits im ersten Ausbildungsjahr beginnt. Neben der Vermittlung von theoretisch fundiertem Wissen wird ein unmittelbarer Bezug zur realen Pflegepraxis hergestellt. Somit findet bereits zu Beginn der pflegerischen Ausbildung eine Verknüpfung von Theorie und pflegerischer Praxis statt. Diese Verbindung erleichtert den Umgang mit praktischen Anforderungen und befähigt die Auszubildenden dazu, Herausforderungen und Schwierigkeiten eigenständig zu bewältigen.
- Anleitung durch qualifiziertes Personal: Auszubildende werden im Prozess der praktischen Ausbildung häufig durch ausgebildete Praxisanleiter*innen begleitet. Diese verfügen über erforderliches Fachwissen und diverse pädagogische Fähigkeiten.
- Curriculum-orientierte Ausbildung: Die praktische Ausbildung in Österreich ist an curriculare und rechtliche Voraussetzungen für Lernziele und Kompetenzen angelehnt.
- Praxisreflexionen und Feedback: Die Auszubildenden sollten regelmäßiges Feedback von den Praxisanleitenden erhalten. Dies dient zur Förderung der Selbstreflexion, zur Verbesserung der Fähigkeiten und Fertigkeiten im Rahmen der praktischen Ausbildung und zur Überprüfung der gesetzten Lernziele (Erreichbarkeit, Lernfortschritt).
- Berücksichtigung ethischer Grundsätze: Während der theoretischen und praktischen Ausbildung werden den Auszubildenden ethische Grundsätze, Werte und Normen vermittelt, um ihnen die Bedeutung der Sicherstellung der individuellen Rechte und der Wahrung der Würde und Autonomie der Menschen zu verdeutlichen. Sie sollen lernen, nach pflegeethischen Rahmenbedingungen zu handeln.
- Kontinuierliche Evaluation und Qualitätssicherung: Die regelmäßige Durchführung von Qualitätssicherungsverfahren in den Ausbildungseinrichtungen (Hoch-

schule und praktische Ausbildungsstätten) dient zur Überprüfung und Sicherstellung der geltenden Regelungen und Standards.

- Einsatz von Simulation und Technologie: Moderne Ausbildungsmethoden, wie Simulationstraining und der Einsatz von künstlicher Intelligenz, können unter anderem zum Training und zur Ausbildung praktischer Fertigkeiten genutzt werden. Dies bietet sich vor allem zum Üben komplexer Szenarien an.
- Förderung von Selbstreflexion und lebenslanges Lernen: Es ist wichtig, die Auszubildenden zu ermutigen, den eigenen Lernprozess mitzugestalten, zu reflektieren und sich kontinuierlich weiterzubilden. Dies dient auch zur Implementierung einer evidenzbasierten Pflegekultur und ist somit auch qualitätsfördernd.

Um diese Qualitätsmerkmale in der Praxis in die Umsetzung zu bringen, braucht es verschiedene Instrumente und Verfahren.

Einige **Instrumente und Konzepte zur Qualitätssicherung** sind Praxisanleitenden bereits bekannt und werden oftmals mehr oder weniger bewusst in den Anleitungsprozess integriert. Die folgenden Instrumente lassen sich mit wenig Aufwand in den Prozess der Praxisanleitung einpflegen (Mamerow, 2021).

Das *Pflegeleitbild* beschreibt das Pflegeverständnis der Einrichtung und sollte neben der gelebten Pflegepraxis auch Handlungen und Haltungen der praktischen Ausbildung prägen. Ein Pflegeleitbild „lebt" in der praktischen Ausbildung, wenn in Lern- und Anleitungssituationen darauf Bezug genommen wird (Mamerow, 2021).

Die *Pflegeprozessplanung und Pflegedokumentation* wird auf Grundlage eines Pflegemodells gestaltet und im Rahmen der Methoden in Anleitungssituationen angewendet. Planvolle und effiziente Pflegehandlungen können somit sichergestellt werden und Leistungen werden qualitativ und quantitativ überprüfbar (Mamerow, 2021).

Pflegestandards und Standard Operating Procedures (SOPs) sind berufliche Normen und Leitlinien und als theoretische Grundlage für Anleitungssituationen, Fertigkeitentrainings und Simulationen unentbehrlich. Sie sind entweder einrichtungsbezogen oder sind Expertenstandards, beispielsweise zu Schmerzmanagement oder Ernährungsmanagement. Die Anwendung von Standards und SOPs sollte im Ausbildungsprozess der Gesundheits- und Krankenpflege verbindlich sein, um sie den Auszubildenden näherzubringen und ihren Einsatz zu gewährleisten (Mamerow, 2021).

Die *Pflegevisite* ist ein Instrument zur Überprüfung der Patient*innenzufriedenheit, zur gemeinsamen Beratung, zur Qualitätssicherung der Versorgung von zu Pflegenden und zur Evaluation des Pflegeprozesses. Es bietet sich an, dass Praxisanleitende mit Auszubildenden punktuell an Visiten teilnehmen und diese nach vorher bestimmten Kriterien auswerten. Auszubildende können dadurch mit Ressourcen, Wünschen und Problemen der Pflegebedürftigen individuell vertraut gemacht werden.

5.4.3 Qualitätssicherung durch Dokumentation an den Lernorten Theorie und Praxis

Die Dokumentation in der Gesundheits- und Krankenpflege ist durch das Gesundheits- und Krankenpflegegesetz, genauer durch § 5 (Pflegedokumentation), geregelt. Laut diesem Abschnitt des Bundesgesetzes sind alle gesetzten gesundheits- und krankenpflegerischen Maßnahmen zu dokumentieren. Die Dokumentation hat die Abschnitte des Pflegeprozesses zu beinhalten – Pflegeanamnese, Pflegediagnose, Pflegeplanung und Pflegemaßnahmen (RIS – Gesundheits- und Krankenpflegegesetz, 2024).

Ebenso verhält es sich mit der Pflicht zur Dokumentation an den Lernorten Theorie und Praxis. Eine Möglichkeit der Dokumentation am Lernort Praxis bietet die **Lernverlaufsdokumentation**. Sie soll als Praxisbegleitdokumentation und auch als Nachweis über durchgeführte und angeleitete Tätigkeiten dienen und ein Mittel zur laufenden Kontrolle und Reflexion des Lernzuwachses darstellen. Dies ermöglicht den Auszubildenden und Praxisanleitenden eine Darstellung der erlernten Fähigkeiten und Fertigkeiten, es zeigt mögliche Defizite bei praktischen Pflegehandlungen und weist auf einen eventuellen Lernbedarf hin. Die Lernverlaufsdokumentation kann unter anderem als *Ausbildungsprotokoll* oder als *Lerntagebuch* geführt werden, in das erlernte praktische Fertigkeiten eingetragen werden müssen. Diese Methode eignet sich besonders zur Analyse der Lernangebote, zum Setzen von individuellen Lernzielen und zur Reflexion des eigenen praktischen Könnens. Dies kann auch digitalisiert erfolgen. Die Lernfortschritte können unter anderem mittels Online-Dokumentation oder Applikation bequem am Smartphone dokumentiert werden, dies erspart das Ausdrucken von Lernzielkatalogen und Ausbildungsprotokollen (European Centre for the Development of Vocational Training, 2011).

Auch **Anleitungsprotokolle** und **Ergebnisprotokolle** können hilfreich sein, um den individuellen Lernstand, die Lernziele, eine Verlaufsplanung bzw. die Planung der Abläufe des Praxisanleitungsprozesses und individuelle Feedbackprotokolle zu sammeln. Auch das Aushändigen von Informationen, Rahmenbedingungen, Lageplänen und Wissenswertem in einer „Willkommensmappe" kann für den Anleitungsprozess dienlich sein, um wichtige Informationen und Organisatorisches gebündelt an Auszubildende zu vermitteln (European Centre for the Development of Vocational Training, 2011; Mamerow, 2021).

Die Dokumentation am Lernort Theorie umfasst grundsätzlich alle **Ausbildungsdokumente** in Form von Beurteilungen, Einsatz- und Dienstplänen, Stundenbestätigungen, Fehlzeitendokumentationen, Erst-, Zwischen- und Endgesprächsdokumentationen sowie Ausbildungsprotokollen (Mamerow, 2021). Die Beurteilung, die Stundenbestätigungen und die Dienst- und Einsatzpläne dienen zum einen der Dokumentation der geleisteten Stunden (gesetzlich verankert sind 1840 Stunden praktische Ausbildung, davon 1060 Stunden in der Akutpflege) und dem Nachweis über die Absolvierung der gesetzlich geregelten Fachbereiche (Langzeitpflege, operative, konservative, präventive/rehabilitative, gynäkologische/geburtshilfliche, extramurale, psychiatrische oder pädiatrische Pflege) der praktischen Ausbildung. Zum anderen dient die Beurteilung als Nachweis über die positive Absolvierung der jeweiligen praktischen Lernphasen. Die Beurteilung mit dem Erhalt einer Note ist sozusagen der curriculare Beweis für den positiven Abschluss und ist notwendig für den Erhalt der „European Credit Transfer and Accumulation System"-Punkte, kurz ECTS.

Die Protokollierung des Erst-, Zwischen- und Endgesprächs ist ebenfalls verpflichtend, dies ist meist auf dem Beurteilungsdokument möglich, um die Beurteilung mittels Note auch dementsprechend ausweisen zu können. Bei fehlender Protokollierung bzw. Durchführung dieser Feedback- und Beurteilungsgespräche kann es unter Umständen zur Anfechtung der Note kommen und die Beurteilung kann für ungültig erklärt werden.

Die regelmäßige Überprüfung des Ausbildungsprotokolls durch Lehrende am Lernort Theorie dient als Nachweis über die erlernten Fähigkeiten und Fertigkeiten in der praktischen Ausbildung. In diesem Dokument erfolgt auch der Nachweis des Ausbildungsplans, welcher für die jeweiligen Semester im Curriculum der Ausbildung verankert ist und unter anderem den Fortschritt in der gesamten Ausbildung gewährleisten soll.

Die angeführten Dokumente dienen als Arbeitsgrundlage für Praxisanleitende sowie für Auszubildende, damit Informationsdefizite zwischen den Lernorten Theorie und Praxis vermieden werden (Mamerow, 2021).

5.5 Zusammenfassung

Die praktische Ausbildung in der Gesundheits- und Krankenpflege erfordert eine strukturierte Herangehensweise bei der Bewertung des Lernfortschritts der Auszubildenden. Der Lernfortschritt wird durch definierte Lernziele und Kompetenzen dargestellt. Dabei spielt das situationsbezogene exemplarische Lernen eine entscheidende Rolle, um verschiedene Kompetenzbereiche abzubilden. Die Definition von Lernzielen kann mithilfe der Methoden nach Bloom und Benner, aber auch mithilfe von Leittexten, die den Auszubildenden als Orientierung dienen, erfolgen. Um den Lernfortschritt gezielt evaluieren zu können, ist Feedback ein unverzichtbarer Bestandteil der Ausbildung. Damit werden individuelle Kompetenzen und Fertigkeiten gefördert und weiterentwickelt.

Die Leistungsbewertung basiert auf Kriterien wie Objektivität, Verlässlichkeit und Validität. Sie erfolgt in formellen Beurteilungsgesprächen und dient der Überprüfung der erworbenen Kompetenzen und Fertigkeiten. Beurteilungsfehler können negative Auswirkungen auf Lernende, Anleitende und Institutionen haben, daher ist eine klare Bewertung von entscheidender Bedeutung.

Eine wichtige Rolle in der Ausbildung spielt die Qualitätssicherung im Gesundheitswesen. Sie zielt darauf ab, die Versorgungsqualität zu optimieren. Struktur-, Prozess- und Ergebnisqualität sind dabei zentrale Dimensionen und erfordern eine kontinuierliche Evaluation.

Resümierend kann festgestellt werden, dass die Ausbildung in der Gesundheits- und Krankenpflege eine sorgfältige Planung und strukturierte Bewertung erfordert, um den Lernfortschritt und den Lernerfolg der Auszubildenden zu gewährleisten und die Qualität der Ausbildung zu sichern. Letztendlich ist eine ganzheitliche Praxisanleitung erforderlich, die sowohl die theoretischen als auch die praktischen Aspekte der Ausbildung berücksichtigt und darauf abzielt, qualifizierte und kompetente Pflegekräfte auszubilden.

Literaturverzeichnis

Agentur für Qualitätssicherung und Akkreditierung Austria (2024, 27. März). *AQ Austria. https://www.aq.ac.at/de/index.php*

Arnold, R., Krämer-Stürzl, A. & Siebert, H. (2005). *Dozentenleitfaden: Planung und Unterrichtsvorbereitung in Fortbildung und Erwachsenenbildung*. Cornelsen.

A-IQI (Austrian Inpatient Quality Indicators). (2024, 27. März). https://www.sozialministerium.at/Themen/Gesundheit/Gesundheitssystem/Gesundheitssystem-und-Qualitaetssicherung/Ergebnisqualitaetsmessung.html

Bauer, H. G., Brater, M., Büchele, U., Dufter-Weis, A., Maurus, A. & Munz, C. (2010). *Lern(prozess)begleitung in der Ausbildung: Wie man Lernende begleiten und Lernprozesse gestalten kann: ein Handbuch* (3., aktualisierte Auflage). *Beiträge zu Arbeit – Lernen – Persönlichkeitsentwicklung: Band 3.* Bertelsmann. https://ebookcentral.proquest.com/lib/kxp/detail.action?docID=1594570

Baumgartner, P. (2011). *Taxonomie von Unterrichtsmethoden: Ein Plädoyer für didaktische Vielfalt.* Waxmann.

Benner, P. E. (1994). *Stufen zur Pflegekompetenz. From novice to expert.* Huber.

Benner, P. E. (2017). *Stufen zur Pflegekompetenz. From novice to expert.* Hrsg. v. D. Staudacher, Übers. M. Wengenroth (3., unveränderte Auflage). Hogrefe.

Bitterer, A. (Hrsg.). (2019). *Kodex des österreichischen Rechts. Schulgesetze* (20. Auflage). LexisNexis. https://permalink.obvsg.at/AC15492596

Bloom, B. S. & Engelhart, M. D. (Hrsg.). (1976). *Beltz-Studienbuch: Bd. 35. Taxonomie von Lernzielen im kognitiven Bereich* (5. Aufl.). Beltz.

Braunschweiger, C., Köder, C. & Albrecht, L. (2022). *Praxisanleitung Pflege: Lehrbuch für die Weiterbildung*. Elsevier.

Bundesministerium für Bildung, Wissenschaft und Forschung. (2024, 27. März). *Akkreditierung/Qualitätssicherung*. https://www.bmbwf.gv.at/Themen/HS-Uni/Hochschulsystem/Akkreditierung-Qualitit%C3%A4tssicherung.html

Bundesministerium für Soziales, Gesundheit, Pflege und Konsumentenschutz (2024, 27. März). *Ambulante Qualitätszirkel.* https://www.sozialministerium.at/Themen/Gesundheit/Gesundheitssystem/Gesundheitssystem-und-Qualitaetssicherung/Ambulante-Qualit%C3%A4tszirkel.html

Bundesministerium für Soziales, Gesundheit, Pflege und Konsumentenschutz (2024, 15. Februar). *Qualitätsstandards gemäß Gesundheitsqualitätsgesetz.* https://www.sozialministerium.at/Themen/Gesundheit/Gesundheitssystem/Gesundheitssystem-und-Qualitaetssicherung/Qualitaetsstandards/Qualitaetsstandards-gemaess-Gesundheitsqualitaetsgesetz.html

Deese, J. & Kaufman, R. A. (1957). Serial effects in recall of unorganized and sequentially organized verbal material. *Journal of experimental psychology, 54*(3), 180–187. https://doi.org/10.1037/h0040536

Denzel, S. (2019). *Praxisanleiter: Pflegen, ausbilden, begleiten* (4. überarbeitete Auflage). Thieme. https://doi.org/10.1055/b-006-163220

European Centre for the Development of Vocational Training. (2011). *Qualifikationen im Wandel: Eine Bestandsaufnahme der Qualifikationspolitik und -praxis. Cedefop reference series: Bd. 85.* Amt für Veröff. der Europ. Union. https://doi.org/10.2801/36013

Feller, M., Roßrucker, A. & Lüftl, K. (2021). Praxisanleitung: Die Leittextmethode. *Pflegezeitschrift, 74*(5), 46–49. https://doi.org/10.1007/s41906-021-1031-9

Fiechter, V., Meier, M., Wyss, H.-R. & F. Hoffmann-La Roche. (1981). *Pflegeplanung: eine Anleitung für die Praxis*. Editiones Roche.

FO_GuK_BA_Beurteilung_praktische_Ausbildung_17.07.2019, Artikel Version 3.0 vom 18.07.2019, 3. https://moodle.fh-campuswien.ac.at/pluginfile.php/1203582/mod_resource/content/0/03_FO_GuK_BA_Beurteilung_praktische_Ausbildung.pdf

Forgas, J. P., Jones, R., Frey, D. & Press, P. (2014). *Soziale Interaktion und Kommunikation: Eine Einführung in die Sozialpsychologie* (J. Schust, Übers.) (4. Auflage). Beltz. http://nbn-resolving.org/urn:nbn:de:bsz:31-epflicht-1134775

Gundermann, A. (2016). *Lernziele und Lernergebnisse*. https://www.die-bonn.de/wb/2016-lernziel-01.pdf

Habimana, K. (Hrsg.). (2019). *Das österreichische Gesundheitssystem: Zahlen – Daten – Fakten* (3. vollständig überarbeitete Auflage, aktualisierte Auflage). Bundesministerium für Arbeit, Soziales, Gesundheit und Konsumentenschutz (BMASGK). https://permalink.obvsg.at/AC15464178

Hahne, K. & Selka, R. (1993). Leittexte für alles und jeden? Ein Überblick Über Typen und Einsatzfelder. *Berufsbildung in Wissenschaft und Praxis* (22), Artikel 6, 35–42.

Hörner, L. (11. Januar 2021). *Bitte gib' mir nur ein Wort: Mehr Feedback in der Pflege*. TalentRocket GmbH. https://www.medirocket.de/karrieremagazin/details/feedback

Klafki, W. (1996). *Neue Studien zur Bildungstheorie und Didaktik: Zeitgemäße Allgemeinbildung und kritisch-konstruktive Didaktik. Reihe Pädagogik*. Beltz.

Krell, J. (2019). Wie aussagekräftig ist das Stufenmodell zur Kompetenzentwicklung von Benner? Eine empirische Untersuchung. *Pädagogik der Gesundheitsberufe, 22*(8). https://doi.org/10.3936/30000-1726

Mager, R. F. (1983). *Lernziele und Unterricht* (nach der überarb. Neuausg. 1977). Beltz-Bibliothek: Bd. 2. Beltz.

Mamerow, R. (2021). *Praxisanleitung in der Pflege* (7. Auflage). Springer.

Müssig, C. (2022). Lernziel: Kompetenzorientiert ausbilden. *Pflegezeitschrift, 75*(8), 45–48. https://doi.org/10.1007/s41906-022-1310-0

National Council auf Teachers of Mathematics, Inc. (1995). *Assessment standards for school mathematics* (2. print). National Council of Teachers of Mathematics.

RIS – Gesundheits- und Krankenpflege-Ausbildungsverordnung – Bundesrecht konsolidiert, Fassung vom 06.01.2024. (2024, 6. Januar). https://www.ris.bka.gv.at/geltendefassung.wxe?abfrage=bundesnormen&gesetzesnummer=10011179

RIS – Gesundheits- und Krankenpflegegesetz – Bundesrecht konsolidiert, Fassung vom 27.03.2024. (2024, 27. März). https://www.ris.bka.gv.at/GeltendeFassung.wxe?Abfrage=Bundesnormen&Gesetzesnummer=10011026

Schewior-Popp, S. (1998). *Handlungsorientiertes Lehren und Lernen in Pflege- und Rehabilitationsberufen*. Thieme.

Stern, T. (2010). *Förderliche Leistungsbewertung*. im Auftrag des Bundesministeriums für Unterricht, Kunst und Kultur in Zusammenarbeit mit der Abt. 1/4 (2. aktualisierte und ergänzte Auflage).

Volk, B. (2020). Ordnung von Lernzielen – Ordnung des Wissens. Die Bedeutung der Taxonomie von Bloom für die Wissenschaftlichkeit und Praxis der Hochschuldidaktik. In P. Tremp & B. Eugster (Hrsg.), *Doing Higher Education. Klassiker der Hochschuldidaktik? Kartografie einer Landschaft* (S. 219–233). Springer VS. https://doi.org/10.1007/978-3-658-28124-3_13

Welk, I. (2015). Mitarbeitergespräche und Gesprächssituationen. In I. Welk (Hrsg.), *Mitarbeitergespräche in der Pflege* (S. 35–152). Springer. https://doi.org/10.1007/978-3-662-48101-1_4

Wood, T. J. (2014). Exploring the role of first impressions in rater-based assessments. *Advances in health sciences education: theory and practice, 19*(3), 409–427. https://doi.org/10.1007/s10459-013-9453-9

6 Der Umgang mit herausfordernden Situationen

Lernergebnisse dieses Kapitels

- Die Leser*innen wählen anhand der Eskalationsstufe eines Konflikts geeignete Maßnahmen zur Lösungsorientierung und führen anhand dessen ein Konflikt- bzw. Lösungsorientierungsgespräch zur Bewältigung des Konflikts.
- Die Leser*innen verstehen die Wichtigkeit einer Anpassung der praktischen Anleitung im Umgang mit der Generation Z.
- Die Leser*innen kennen die Ursachen von Stress und wenden geeignete Strategien zur Stressbewältigung an.
- Die Leser*innen verstehen die Wichtigkeit eines gutes Fehlermanagements und setzen eine konstruktive Fehlerkultur in der praktischen Anleitung um.

6.1 Einleitung

In Kapitel 6 wird auf die Herausforderungen und Belastungen in der Praxisanleitung eingegangen. Spannungssituationen können sich unter anderem aus ethisch-moralischen, emotionalen sowie tätigkeits-, organisations- und personenbedingten Herausforderungen ergeben.

Es wird auf Konflikte und deren Eskalation eingegangen. Dazu wird das Eskalationsmodell nach Glasl herangezogen, um die Auswirkungen einer Eskalation auf Beziehungen zu verdeutlichen. Auch die Kenntnis der verschiedenen Arten von Konflikten ist wichtig, um gezielt lösungsorientierte Ansätze herauszuarbeiten, damit Konflikte effizient bewältigt werden können. Ein wesentlicher Aspekt bei der Bewältigung von Konflikten ist auch die Kommunikation. Sie ist essenziell, um empathische und spannungsfreie Gespräche zu fördern.

Ethisch-moralische und emotionale Herausforderungen sowie Mobbing und sexuelle Belästigung können in der praktischen Ausbildung vorkommen. Hier gilt es, die richtigen Maßnahmen zur Vermeidung und Prävention zu setzen und ein Bewusstsein für konkrete Situationen zu schaffen, um bestmöglich agieren und reagieren zu können.

Die Herausforderungen, die die Generation Z mit sich bringen kann, werden in Kapitel 6.3 dargestellt. In diesem Zusammenhang wird ein neuer Weg der Praxisanleitung erläutert, der auf die spezifischen Bedürfnisse dieser Generation eingeht.

Kapitel 6.4 und 6.5 beschäftigen sich mit Stress, Bewältigungsstrategien und Copingmechanismen, um besser mit herausfordernden Situationen umgehen zu können. Ebenso wird auf den Umgang mit Fehlern und die Implementierung einer adäquaten Fehlerkultur, besonders in der Ausbildung der Gesundheits- und Krankenpflege, eingegangen.

6.2 Schwierigkeiten, Herausforderungen und Konflikte in der Praxisanleitung

Der Alltag der Praxisanleitung ist geprägt von herausfordernden und belastenden Situationen, die von Zeit zu Zeit auch Konflikte und Streitigkeiten auslösen können. Die Hintergründe für die Entstehung von Konflikten sind vielschichtig: Zum einen können ethisch-moralische und emotionale Herausforderungen entstehen, zum anderen können tätigkeits-, organisations- oder personenbedingte Herausforderungen auftreten. Konflikte und Spannungen während des praktischen Ausbildungsprozesses verschlechtern das Lernklima und behindern den Lernerfolg, beeinflussen die Arbeitszufriedenheit negativ und können sogar die Fluktuation der Mitarbeitenden im Pflegeteam erhöhen (Braunschweiger et al., 2022).

Die Arten von Herausforderungen und Konflikten können aufgrund der unterschiedlichen Dimensionen der praktischen Ausbildung und Anleitung divers sein. Beispielsweise können Schwierigkeiten in der Organisation der Praxislernphase auftreten, etwa in Form von Forderungen seitens der Auszubildenden (Dienstplangestaltung, Lernzielsetzung, begrenzte personelle Ressourcen in der Praxis etc.), in der Zusammenarbeit der Lernorte (Theorie und Praxis) und oder aufgrund konträr wirkender Dynamiken im Praxisanleitenden-Auszubildenden-Pflegeteam-Gefüge. Die gängigsten Schwierigkeiten seitens der Auszubildenden sind Bequemlichkeit und fehlende Eigeninitiative, häufige Krankmeldungen und Nicht-Erscheinen zum Dienst sowie mangelnde Motivation (Braunschweiger et al., 2022).

Um Schwierigkeiten und Herausforderungen im Umgang mit den Auszubildenden zu minimieren, gilt es im praktischen Anleitungsprozess Folgendes zu beachten:

- Förderung von Eigeninitiative, z. B. durch die Vergabe von Arbeitsaufträgen, durch Bestärken der selbstständigen Durchführung von Tätigkeiten, durch bewusste Abgabe von Verantwortung an die Auszubildenden bei der Übernahme bestimmter Aufgaben und durch regelmäßige Motivation, Bestärkung und Anleitung zum selbstständigen Arbeiten.
- Umgang mit häufigen Krankmeldungen und fehlender Anwesenheit: Es kann viele Gründe für häufige Krankmeldungen geben. Krankmeldungen, die nur

ein oder zwei Tage am Stück umfassen, können durch großen Druck entstehen. Die Auszubildenden können die Erwartungen, die an sie gestellt werden oder die sie selbst haben, nicht erfüllen. Natürlich häufen sich Krankmeldungen, wenn Prüfungen anstehen oder wenn bei den Auszubildenden eine große Lustlosigkeit im praktischen Ausbildungsprozess vorherrscht. An oberster Stelle sollte hier ein offenes und ehrliches Gespräch stehen, um herauszufinden, wie es den Auszubildenden geht und welche Gründe für das häufige Fernbleiben vorliegen. Wichtig ist auch, eventuelle Unterstützungsbedarfe an den Ausbildungsort Theorie zu kommunizieren und gemeinsam einen lösungsorientierten Ansatz anzustreben.

- Steigerung der Motivation der Auszubildenden: Dies kann durch die Förderung von inneren und äußeren Motivationsfaktoren gelingen. Die Steigerung der inneren Motivation kann beispielweise durch Bewusstmachen der Sinnhaftigkeit und Erleben der Bedeutsamkeit der Arbeit erfolgen, auch können zielführende und interessante Tätigkeiten und die Förderung des persönlichen Wirkens zur Steigerung der Motivation beitragen. Äußere Faktoren zur Steigerung der Motivation in der praktischen Ausbildung können unter anderem regelmäßiges positives Feedback, eine wertschätzende Atmosphäre im Team und die Steigerung des Teamzugehörigkeitsgefühls (gemeinsames Mittagessen etc.) sein (Braunschweiger et al., 2022).

Herausforderungen für die Praxisanleitung können sich auch innerhalb eines Pflegeteams ergeben und in diesem Kontext sehr differenziert in Erscheinung treten. Ein Pflegeteam besteht oftmals aus vielen unterschiedlichen Charakteren mit kontroversen Ansichten, die sich in ihrem Wirken ergänzen, sich aber auch gegenseitig im Weg stehen können. Punkte, die in der Anleitung von Auszubildenden zu Herausforderungen führen können, sind (Braunschweiger et al., 2022):

- Zeitlich begrenzte Ressourcen der Praxisanleitung
- Die hohe Arbeitsbelastung, die mit der Doppelrolle als Anleiter*in und als direkt für den Dienst verantwortliche Pflegepersonen einhergeht
- Die eventuelle Mehrarbeit durch Auszubildende
- Die große Verantwortung, die mit dem Anleitungsprozess verbunden ist
- Ärger und Frust, die mit der praktischen Anleitung von Auszubildenden durch die vorher genannten Aspekte einhergehen können

Frust, Aggression oder Enttäuschung an Auszubildende zu übertragen, ist zu vermeiden. Passiert dies, ist die Gefahr der Eskalation des Konflikts enorm hoch. Die Konsequenzen daraus sind unter anderem schlechte Erfahrungen, die mit der praktischen Ausbildung verbunden sind und unter Umständen auch in die nächste Praxislernphase mitgenommen werden. Im schlimmsten Fall kann es sogar passieren, dass die Studierenden die Ausbildung abbrechen (Braunschweiger et al., 2022).

Einrichtungsbezogene Herausforderungen und Schwierigkeiten sind vor allem auf die Rahmenbedingungen der Institution oder Organisation bezogen, in der die praktische Ausbildung stattfindet. Gründe für drohende Konflikte in diesem Bereich sind der generelle Personalmangel und der Mangel an ausgebildeten Praxisanleitenden, zeitlich begrenzte Ressourcen der Anleitung (auf den Personalmangel zurückzuführen), Kompensation von Personalausfällen neben der Anleitung, Ressourcen- und Materialknappheit in manchen Settings, unstrukturierte Abläufe der Praxisanleitung und des Arbeitsalltags auf der Station/Pflegeeinheit und hohe Bedürfnisse der zu Pflegenden, die unter Umständen nur bedingt erfüllt werden können. Ebenfalls kann es auch zu Schwierigkeiten durch einen Theorie-Praxis-Gap kommen, wenn theoretisch erlerntes Wissen nicht mit den praktischen Fähigkeiten und Fertigkeiten übereinstimmt. Dies kann bei Auszubildenden und Anleitenden zu Unsicherheit, Verzweiflung, Frust und Ärger führen. Hier wäre es sinnvoll, theoretisch Gelerntes mit geeigneten Strategien bestmöglich in die Praxis zu transferieren und Lernen anhand der Modelle nach Benner oder nach Bloom umzusetzen (Braunschweiger et al., 2022).

Zusammenfassend lassen sich die Ursachen für Schwierigkeiten, Herausforderungen und Konflikte im Bereich der Pflege nach Heßling (2017) wie folgt darlegen:

- Ungerechte und überfordernde Arbeitsverteilung
- Zu hohe Arbeitsbelastung und zu wenig Personal
- Mobbing am Arbeitsplatz
- Fachliche Meinungsverschiedenheiten
- Kommunikationsprobleme
- Zweifel an der eigenen Qualifikation oder der Kompetenz anderer
- Statusunterschiede zwischen Berufsgruppen
- Unausgesprochene Regeln, die im Arbeitsumfeld vorherrschen
- Kränkungen

Wichtig zu betonen ist, dass Konflikte dort enden, wo strafbare Handlungen (Stalking, spezifische Mobbinghandlungen, Beleidigungen, Gewalt, sexuelle Belästigung etc.) beginnen (Heßling, 2017).

6.2.1 Konflikte und Eskalation

Ein Konflikt kann sich auf diverse Arten zeigen: Meistens sind es versteckte und unausgesprochene Gefühle, die ursächlich hinter einem Konflikt stehen. So sammeln sich negative Gefühle an, die dann entweder unterschwellig oder offenkundig hervortreten. Ein Konflikt ist also ein sozialer Zustand zwischen zwei oder mehreren Menschen, deren grundsätzliche Interessen und Ansichten konträr sind und miteinander kollidieren, wobei das Ziel die Einigung der Betroffenen sein sollte (Heßling, 2017). Glasl (2022) spricht von einem Konflikt, wenn wenigstens eine Person den Umgang mit einer Differenz als Beeinträchtigung der eigenen Vorstellungen, Gefühle oder Absichten erlebt und diese deshalb nicht nach den eigenen Vorstellungen leben und verwirklichen kann.

In den meisten Fällen scheuen Menschen Konflikte und gehen ihnen lieber aus dem Weg. Konflikte können aber auch positive Aspekte hervorbringen, wenn ein konstruktiver Umgang mit ihnen gelebt wird. Sie bieten die Möglichkeit zu persönlichem Wachstum, sind Aufforderungen zu Veränderung, erzeugen den notwendigen Druck, um ein Thema anzugehen, stärken den Zusammenhalt in einem Team, wenn sie nachhaltig gelöst werden, und lehren die Menschen etwas über sich selbst und über andere. Dabei ist ein Konflikt aber von einer Meinungsverschiedenheit zu unterscheiden: Meinungsverschiedenheiten sind Situationen, in denen zwei oder mehrere Personen eine unterschiedliche Meinung zu einer Thematik haben. Meinungsverschiedenheiten sind meist sachliche Argumente; unterschiedliche Meinungen und Standpunkte werden dabei allgemein akzeptiert und als solche angenommen. Konflikte hingegen beinhalten meist emotionale Argumente. Die Betroffenen können sich nicht auf einen gemeinsamen Nenner verständigen und die Argumente werden persönlich genommen (Heßling, 2017).

Als Faustregel gilt: Je unsachlicher und heftiger Argumente vorgetragen werden und je nachtragender die Beteiligten sind, desto größer ist die Wahrscheinlichkeit, dass ein Konflikt vorliegt.

Die Frage, die sich nun stellt, ist: Warum wird überhaupt gestritten? Einige Aspekte wurden bereits dargelegt, wie mangelnde Motivation und oder häufige Fehlzeiten/Krankmeldungen der Auszubildenden, geringe zeitliche Ressourcen für die Praxisanleitung, genereller Personalmangel auf der Station sowie Überforderung der Praxisanleitenden mit dem Anleitungsprozess.

Bei allen genannten Aspekten lässt sich zusammenfassend ein Grund nennen: Die Menschen geraten miteinander in Konflikt, weil sie ihr Interesse durchsetzen wollen. Menschen haben bestimmte Absichten, um Ziele zu erreichen, sich zu entwickeln und ihre Interessen durchzusetzen. Dies kann entweder bewusst oder unbewusst passieren. Wenn sie die eigenen Interessen um jeden Preis durchsetzen wollen, kann ein Konflikt eskalieren (Heßling, 2017).

Friedrich Glasl beschreibt neun Stufen der Konflikteskalation, wie folgende Abbildung zeigt (Glasl, 2024):

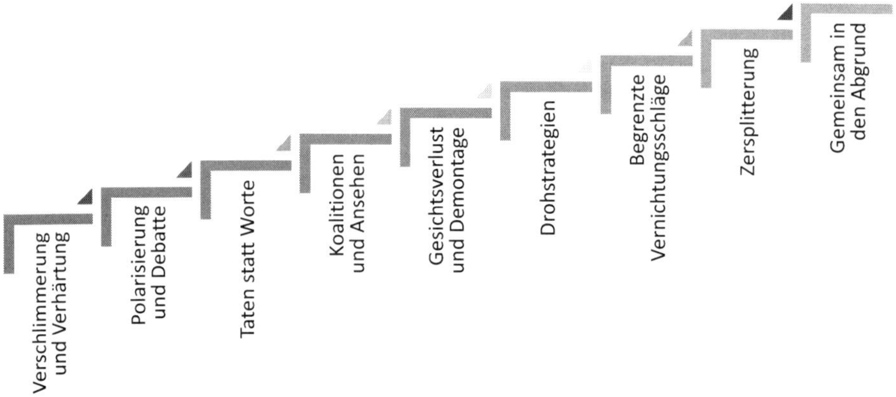

Abb. 21: Neun Stufen der Konflikteskalation nach Glasl (2024)

Stufe 1 – Verschlimmerung und Verhärtung: Die Situation verhärtet und verschlimmert sich, die Standpunkte prallen aufeinander. Gegenseitige Schuldzuweisungen nehmen zu und eine negative Stimmung wird zunehmend wahrgenommen.

Stufe 2 – Polarisierung und Debatte: Emotionale Diskussionen und Debatten werden vermehrt geführt und es kommt zu „Schwarz-Weiß-Denken".

Stufe 3 – Taten statt Worte: Das Mitgefühl für die andere Partei geht in dieser Stufe verloren und die Überzeugung, dass Reden nichts mehr hilft, breitet sich aus. Es werden Gespräche abgebrochen und sogar abgewehrt und man konzentriert sich lediglich auf Fakten. Es wird zwar „Dienst nach Vorschrift" gemacht, aber darüber hinaus findet keine Kommunikation mehr statt.

In den ersten drei Stufen der Eskalation ist Selbsthilfe noch möglich, der Konflikt lässt sich durch die Parteien selbst lösen. Alle Parteien sind davon überzeugt, den Konflikt als Gewinner verlassen zu können – sie glauben an eine Win-win-Situation bei Lösung des Konflikts.

Stufe 4 – Koalitionen und Ansehen: Hier wird nach Verbündeten gesucht und es werden andere Menschen in den Konflikt involviert, auf eine Seite gezogen und instrumentalisiert. Die Beteiligten attackieren einander öffentlich und der eigentliche Konflikt gerät in den Hintergrund. In dieser Phase geht es nur noch um den eigenen Vorteil und den Sieg, die gegnerische Partei soll in jedem Fall verlieren.

Ab Stufe 4 lässt sich ein Konflikt nicht mehr ohne Hilfe von außen bearbeiten und auflösen.

Stufe 5 – Gesichtsverlust und Demontage: Es finden offene und versteckte Angriffe statt, die gegnerische Partei soll unter allen Umständen das Gesicht verlieren. Hier ist die Stufe der Eskalation erreicht, wo mit rechtlichen Schritten gedroht wird und Beweise gegeneinander gesammelt werden.

Stufe 6 – Drohstrategien: Auf dieser Stufe werden Drohungen offen ausgesprochen. Fristen werden gesetzt und es wird mit Konsequenzen gedroht, beispielsweise mit Abmahnung oder Kündigung.

Stufe 7 – Begrenzte Vernichtungsschläge: Die gegnerische Partei wird nur mehr als Einheit wahrgenommen, nicht mehr als einzelne Person und Mensch. In dieser Phase geht es nur mehr um gegenseitiges Destablilieren und Kritisieren, dabei werden auch Manipulation und Unterschlagung eingesetzt, um der gegnerischen Seite Schaden zuzufügen.

Auf Stufe 7 ist eine Mediation zunehmend wirkungslos. Auf höheren Stufen kann nur mehr ein Machteingriff, beispielsweise mittels Kündigung, Versetzung oder rechtlichen Schritten, die Situation auflösen.

Stufe 8 – Zersplitterung: Die gegnerische Partei soll vernichtet werden – egal wie.

Stufe 9 – Gemeinsam in den Abgrund: Es geht nur um den Sieg über die andere Partei, auch wenn dabei selbst Schaden genommen wird. Es werden alle Mittel und Zwecke dafür in Kauf genommen.

Glasl (2024) beschreibt neben dem Stufenmodell und einem Prozess der zunehmenden Konflikteskalation auch Kernmechanismen, die den Prozess der Eskalation vorantreiben. Es kristallisiert sich ein irrationales Handeln der beteiligten Parteien heraus, das sich zunehmend an Emotionen orientiert, dabei aber Folgen für die Zukunft ausblendet und die Wahrnehmung des tatsächlichen Geschehens immer stärker beeinträchtigt. Die Eskalation beginnt mit einer zunehmenden Frustration, das bedeutet, eigene Schwächen können nur schwer angenommen werden. Das führt zu inneren Spannungen, die dann auf andere Personen projiziert werden. Auch lässt sich bei der Eskalation eines Konflikts eine Ausweitung der strittigen Thematik bei gleichzeitiger Reduktion der Komplexität erkennen, was bedeutet, dass mehrere Themen nun Aspekte des Konflikts sind, diese aber vereinfacht dargestellt oder sogar auf das Wesentliche reduziert werden. Bei Eskalationen findet auch eine Ausweitung auf mehrere Personen statt, bei gleichzeitiger Tendenz zur Personifizierung des Konflikts. Die Parteien nehmen sich gegenseitig immer weniger konkret wahr und die Ablehnung richtet sich immer mehr gegen die Personen selbst, bis hin zur Entstehung von Feindbildern. Dies erhöht zusätzlich den Druck auf beide Parteien, wodurch es zu einer Beschleunigung durch pessimistische Antizipation kommen kann. Es entsteht ein Wettlauf um eine möglichst günstige Position in Verhandlungen, dabei kann es auch zu unverhältnismäßigen Reaktionen und zur Ergreifung massiver Maßnahmen kommen. Es besteht die Gefahr übereilter weiterer Schritte, welche letztens Endes das Gegenteil des eigentlich Bezweckten bewirken können.

Die Reaktionen der Beteiligten können sehr unterschiedlich sein. Sie können von Flucht, Delegation, Resignation und Nachgeben bis hin zu Aggression und Kampf reichen. Das Verhalten bei Konflikten ist nicht nur abhängig von individuellen Verhaltensmustern der Konfliktparteien, sondern ist auch von den jeweiligen Interessen geleitet. Es ist also abhängig vom eigenen Umgang mit Konflikten, Möglichkeiten der Selbstreflexion und individuellen Bewältigungsstrategien und Verhaltensmustern (Enzler Denzler, 2020).

Um in die Lösung von Konflikten gehen zu können, muss der Grund des Konflikts dargelegt werden (unterschiedliche Betrachtungsweisen, Meinungen, Vorstellungen, Einstellungen etc.). Es ist auch sinnvoll zu wissen, um welche Art von Konflikt es sich handelt, um eine Lösung vorantreiben zu können. Die Ursachen von Konflikten vor allem im Pflegebereich wurden im vorherigen Kapitel dargelegt, die Arten von Konflikten können nach Heßling (2017) wie folgt eingeteilt werden:

- **Zielkonflikt:** Es werden unterschiedliche Ziele verfolgt. *Beispiel: Unterschiedliche Ansichten in Bezug auf die Setzung von Lernzielen.*
- **Verteilungskonflikt:** Subjektiv empfundene Ungerechtigkeiten in Bezug auf die Verteilung; ein Gefühl von Benachteiligung stellt sich ein. *Beispiel: Ungerechte Einteilung des Dienstplans.*
- **Beurteilungskonflikte:** Unterschiedliche Beurteilung bei ausbleibender Einigung, es herrscht aber Einigkeit über das gemeinsame Ziel. *Beispiel: Unterschiedliche Ansichten über einzelne Beurteilungskriterien, Uneinigkeit in der Beurteilung, Selbstwahrnehmung vs. Fremdwahrnehmung.*
- **Beziehungskonflikte:** Hier herrschen Spannung und Auseinandersetzungen auf zwischenmenschlicher Ebene vor. *Beispiel: Persönliche Differenzen zwischen Auszubildenden und Praxisanleitenden.*
- **Rollenkonflikte:** Sie entstehen, wenn Rollen nicht klar definiert sind oder mehrere Rollen ausgefüllt werden müssen. *Beispiel: Die Rolle der Stationsleitung und gleichzeitig der Praxisanleitung.*
- **Strukturkonflikte:** Dies sind Auseinandersetzungen über vorherrschende Rahmenbedingungen. *Beispiel: Einteilung von zu wenig Personal im Tagdienst, wodurch die zeitlichen Ressourcen für die Praxisanleitung zu knapp bemessen sind.*
- **Wertekonflikte:** Hier geht es um konträre Ansichten über Werte, Überzeugungen, Ethik und Moral etc. Solche Konflikte gehen häufig mit emotionalen und moralischen Herausforderungen einher. *Beispiel: Der Umgang mit sterbenden Menschen oder die Ansichten über Sterbehilfe in Österreich.*

Konflikte können offen oder verdeckt sein. Offene Konflikte werden ausgesprochen; allen Beteiligten ist klar, dass ein Konflikt vorliegt. Verdeckte Konflikte brodeln unter der Oberfläche. Die Beteiligten gehen einander aus dem Weg, sprechen kaum miteinander und verwenden Sarkasmus und Ironie in der Kommunikation. Es lässt sich ein Konflikt erahnen, aber er wird nicht ausgesprochen. Wichtig zu beachten bei Konflikten ist, dass diese oftmals mit Kränkungen, Schuldzuweisungen und einem Zuschieben der Verantwortung für den Konflikt einhergehen. Dies muss bei einer möglichen Eskalation, aber auch bei der Bewältigung Beachtung finden (Heßling, 2017).

Konflikte lassen sich auch durch sogenannte Scheinlösungen verdecken. Der Konflikt wird nicht offen angesprochen, sondern es wird eine Scheinlösung vorgeschoben, damit die Beziehung, beispielsweise die Beziehung zwischen Anleitenden und Auszubildenden, nicht darunter leidet und keine Nachteile entstehen. Oft werden Anpassung und Unterdrückung als Lösung herangezogen. Es wird eine Mauer aufgebaut, hinter der Gefühle versteckt werden, damit nach außen hin kein Grund für einen Konflikt aufscheint. Auch eine „einseitige" Lösung und Totschweigen sind Scheinlösungen, die im Anleitungsprozess auftreten können, um Konflikte zu vermeiden. Auch die Abwertung des Konflikts („Es ist ja nicht so schlimm ...") und die Verschiebung des Konflikts auf andere, vielleicht unbeteiligte Personen sind Strategien zur Vermeidung, die die Atmosphäre meist nur kurzzeitig entspannen, bis die Emotionen überkochen. Ungelöste Konflikte und Scheinlösungen binden Kräfte und belasten das Anleitungsgeschehen ungemein. Die Lösung ist simpel: Der Konflikt muss bearbeitet und im günstigsten Fall gelöst werden, denn nur so kann eine erfolgreiche Praxisanleitung stattfinden (Denzel, 2019).

Die Lösung von Konflikten besteht meistens aus einem zentralen Element, nämlich der Kommunikation. Welche Aspekte hierbei beachtet werden sollten und wie die Deeskalation und die Bewältigung von Konflikten gelingen kann, beschreibt das folgende Unterkapitel.

6.2.2 Kommunikation – das A und O in der Bewältigung herausfordernder Situationen

Die Lösung von Konflikten beginnt bei der Kommunikation. Kommunikation passiert auf verbaler und nonverbaler Ebene und ist ein Zusammenspiel aus Mimik, Gestik, Körperhaltung, Wortwahl, Satzstellung, Tonfall, Lautstärke, Sprachtempo, Betonungen etc.

Es gibt diverse Modelle und Theorien, die verbale und nonverbale Kommunikation definieren und Lösungsstrategien für Konflikte aufzeigen. Bekannt sind etwa die Theorie von Watzlawick (2016) („*Man kann nicht nicht kommunizieren*"), das Vier-Ohren-Modell von Schulz von Thun (2023) und die Gewaltfreie Kommunikation nach Rosenberg (2016). In diesem Unterkapitel wird darauf verzichtet, näher auf die genannten Modelle und Theorien einzugehen. Nichtsdestotrotz sind sie die Grundlage für nachfolgende Ausführungen.

Die Lösung von Konfliktsituationen verlangt aktives Zuhören, um sich in die andere Person, in deren Wahrnehmungen und Ausführungen hineinversetzen zu können. Dabei wird aktiv auf die Gefühlslage des Gegenübers eingegangen, indem das Gehörte mit eigenen Worten wiederholt und zusammengefasst wird und mögliche Unklarheiten durch Fragen beseitigt werden. Beim Zusammenfassen und Rückmelden des Gehörten kann dann auf die Interessen, das Ziel, die Emotionen und den Standpunkt aktiv eingegangen werden, um ein besseres Verständnis für die Ursache des Konfliktes zu schaffen (Heßling, 2017). In der Gesundheits- und Krankenpflege findet diese Gesprächshaltung vor allem im Umgang mit zu Pflegenden Anwendung, sie kann aber natürlich auch bei Auszubildenden angewendet werden (Mamerow, 2021). Auch die Sprache und die Art, wie etwas kommuniziert wird, stellt einen wesentlichen Aspekt in der Konfliktlösung dar. Nicht umsonst lautet ein bekannter Aphorismus von Wolfgang Lörzer: *„Wähl deine Worte mit Bedacht: Bedenke stets der Worte Macht!"* Es ist besonders wichtig, auf Kommunikationssperren zu verzichten, denn diese beenden nach kurzer Zeit jedes lösungsorientierte Gespräch. Kommunikationssperren sind unter anderem Ironie, Befehle und Anordnungen, Logik, Urteilsbildung, vorgegebene Lösungen, Konfrontationen und Verharmlosung. Auch von manipulierender Kommunikation und Erpressung ist abzusehen. Diese dienen lediglich dazu, Menschen durch das bewusste Ansprechen ihres Gewissens zu manipulieren, um ein eigenes Ziel zu erreichen. Durch diese Art der Kommunikation wird beim Gegenüber ein schlechtes Gewissen erzeugt, sodass dann oft getan wird, worum „gebeten" wurde. Um aus einer Manipulation oder emotionalen Erpressung auszusteigen, empfiehlt es sich, sachlich zu bleiben und sich emotional nicht verwickeln zu lassen. Dies gelingt gut mit Gegenfragen (Heßling, 2017).

Ein Beispiel für eine emotionale Erpressung bzw. Manipulation und eine Entgegnung darauf wäre: *„Sie wollen doch bestimmt auch nicht, dass es mir immer schlechter geht." – „Nein, natürlich nicht, dennoch kann ich die Arbeit nicht übernehmen." (Heßling, 2017)*

Die Kommunikation im Setting der Praxisanleitung sollte von helfenden und empathischen Gesprächen geprägt sein und auf einer spannungsfreien Kommunikationsgrundlage basieren. Helfendes Gesprächsverhalten ist geprägt von Zuwendung, Wohlwollen und Echtheit. Helfende Gespräche können Lernende zu zielgerichtetem Handeln anregen und bei der Suche nach Lösungswegen unterstützen (Mamerow, 2021).

Folgende Tipps für die Gesprächsführung eigenen sich, um im Anleitungsprozess eine gelingende Kommunikation zu schaffen:

- Stärken und positive Anteile von Auszubildenden wahrnehmen und thematisieren
- Eigene Gefühle, Sympathien und Antipathien gegenüber Auszubildenden bewusst machen, dies verhilft zu Selbsterkenntnis und negative Gefühle müssen nicht abreagiert werden, beispielsweise an Auszubildenden oder an anderen Personen
- Einwände und Erfahrungen von Auszubildenden beachten und (unterschiedliche) Meinungen akzeptieren
- Anteilnahme, positive Gefühle und Wertschätzung gegenüber Gesprächspartner*innen zeigen und auch mitteilen

Für die konfliktfreie Gesprächsführung hinderlich sind:

- Moralisierungen
- Korrekturen
- Äußere Sachverhalte ansprechen
- Mit „Regeln" antworten
- „Diagnosen" stellen
- Ratschläge geben und in eine Richtung drängen
- Identifikation mit dem Gegenüber
- Unpersönliches Rollenverhalten
- Äußerungen werten
- Besserwisserei

Dank, Anerkennung und Aufmerksamkeit gegenüber Auszubildenden bedürfen nicht immer großer Worte oder Gesten. Es sollte darauf geachtet werden, dass ein empathischer, wertschätzender Umgang miteinander gepflegt wird und dieser sich auch im Anleitungsprozess wiederfindet. (Mamerow, 2021)

6.2.3 Bewältigung von Konflikten und Deeskalation

Der Schlüssel zur Bewältigung von Konflikten hin zu einem lösungsorientierten Ansatz ist die Kommunikation. Dabei gilt zu beachten, dass bei der Konfliktlösung jedes Wort zählt. Es ist wichtig, wie Wörter ausgesprochen und Aussagen formuliert und welche nonverbalen Signale dabei ausgesendet werden.

Zur Bewältigung von Konflikten eignet sich das Stufenmodell der Konfliktregelungen ohne Niederlagen nach Fittkau et al. (1987):

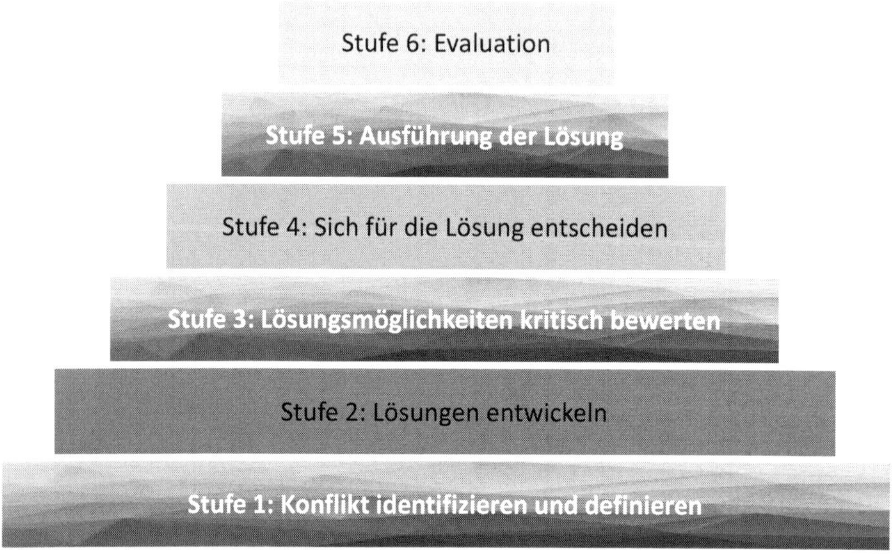

Abb. 22: Stufenmodell der Konfliktregelung ohne Niederlagen nach Fittkau et al. (1987)

Im abgebildeten Modell lassen sich die sechs Stufen der Konfliktlösung ablesen. Es geht darum, zu identifizieren, wo das Problem aufgetreten ist, und es abzugrenzen. Lösungsansätze sollen entwickelt werden und alle Beteiligten in die Suche nach einer Lösung miteingebunden werden. Die einzelnen Lösungsmöglichkeiten müssen kritisch bewertet werden und es ist der Frage des Für und Wider einzelner Lösungen nachzugehen. Gemeinsam soll eine annehmbare Lösung gefunden werden, mit der alle Beteiligten einverstanden sind. Wege zur Ausführung für den gemeinsam getroffenen Lösungsansatz sind auszuarbeiten. Zu einem späteren Zeitpunkt ist die getroffene Entscheidung gemeinsam zu evaluieren und notfalls sind neue bzw. andere Lösungsansätze nach dem gleichen Prozess zu erarbeiten. Hier geht es vor allem um die Durchführung regelmäßiger Prozess- und Ergebnisanalysen sowie um die Implementierung von Korrekturen, falls dies notwendig ist (Heßling, 2017).

Praxistipps für ein förderliches Gesprächsverhalten zur Konfliktlösung und Deeskalation (Heßling, 2017; Mamerow, 2021):

- Inhalte wiederholen und umformulieren
- Rückfragen klären und nachfragen, wenn etwas nicht verstanden wurde
- Absichten deutlich machen und diese auch vermitteln
- Denkanstöße und Impulse geben, ohne zu werten

- Gefühle ernst nehmen und ansprechen
- Keine Unterteilung in Kategorien wie „richtig" und „falsch" oder „gut" und „schlecht"
- Meinungen zurückhalten
- Reizwörter vermeiden
- Konflikte nicht kleinreden
- Feedback geben, um mitzuteilen, wie etwas wahrgenommen wurde
- Feedback annehmen und sich die Wahrnehmung anderer anhören
- Ich-Botschaften mit Aussagen über die eigene Person senden
- Zeit nehmen für Gespräche, Unterbrechungen/Störungen nicht zulassen, Gespräche nicht nebenbei führen
- Redezeit aller Beteiligten gleich halten
- Stifte und Papier bereitlegen, um Inhalte zu verschriftlichen

Um Konflikte überwinden zu können, braucht es neben den genannten Verhaltensweisen auch Mitgefühl und Empathie, um sich in die Gefühlslage des Gegenübers hineinzuversetzen, aber auch die eigenen Gefühle zu verstehen. Es braucht Gelassenheit, um zu erkennen, dass nicht alles, was passiert ist, beeinflusst werden kann und Geschehnisse manchmal nicht mehr geändert und rückgängig gemacht werden können. Es braucht Humor, um eine gewisse Distanz zu schaffen und sich über die Situation zu stellen. Es braucht eine positive innere Haltung bzw. ein positives Mindset, um den Konflikt als Lernmöglichkeit zu betrachten und eine positive Einstellung gegenüber Konflikten zu erzeugen. Und es braucht den philosophischen Ansatz, dass alles, was im Leben passiert, Teil von etwas Großem ist und es deshalb einer Annahme der Gegebenheiten und der vorliegenden Situation bedarf (Heßling, 2017).

Im Prozess der Praxisanleitung empfiehlt es sich, auch bei herausfordernden und schwierigen Situationen das Gespräch zu suchen, zum Beispiel ein Konfliktgespräch oder Problemlösungsgespräch. Ziele eines solchen Gesprächs sollten die Identifikation von Konfliktursachen und eine schnelle Konfliktlösung, die Vermeidung einer Eskalation und die Anwendung von Bewältigungsstrategien sein. Das Gespräch kann phasenhaft aufgebaut werden. In der Anfangsphase sollten der Gesprächsanlass und das Ziel des Gesprächs klar dargelegt werden. Der zeitliche Rahmen sollte festgelegt werden und es sollte eine ruhige Örtlichkeit ohne Störfaktoren gewählt werden, um eine gute Grundlage für ein produktives Gespräch zu schaffen. Im weiteren Verlauf sollten Erklärungsansätze erfragt werden, um einen gegenseitigen Perspektivenwechsel anzuregen und eine Lösungsfindung voranzutreiben. In der

Lösungsphase des Gesprächs werden vereinbarte Ziele, Abmachungen, Wünsche, Anliegen und Rahmenbedingungen, die zur Lösung des Konflikts dienlich sind, am besten schriftlich festgehalten. Ein solches lösungsorientiertes Vorgehen kann helfen, eine eingefahrene Situation und die Fixierung auf das Problem aufzuheben, den Blick zu weiten und auf die eigenen Stärken zu richten. Eine zeitnahe Durchführung eines Konfliktgesprächs, welches im besten Fall mit der Ausarbeitung eines Lösungsansatzes einhergeht, kann dazu beitragen, Störungen im Anleitungsprozess so gering wie möglich zu halten und die Beziehung zwischen Anleitenden und Auszubildenden zu verbessern (Denzel, 2019; Welk, 2015).

Leider kommt es auch manchmal vor, dass Konflikte so festgefahren sind, dass sie von den Beteiligten nicht mehr eigenständig gelöst werden können. Es braucht dann die Hilfe durch externe Personen, die Expert*innen auf dem Gebiet der Lösungsorientierung und der zwischenmenschlichen Kommunikation sind.

Zum einen ist der Ansatz der **Supervision** zu erwähnen: Die Supervision ist eine wissenschaftlich fundierte und praxisorientierte Beratungsmethode mit dem Ziel, das eigene Handeln zu reflektieren. Es gibt Einzel- und Gruppensupervisionen. Dabei können unterschiedlichste Methoden zum Einsatz kommen (systemisch orientierte Fragen, Achtsamkeitsübungen, Psychodrama, Rollenspiele, Entspannungsmethoden, Imagination, Feedback etc.), um den Konflikt zu lösen (Heßling, 2017).

Ein weiterer Ansatz zur externen Unterstützung ist die **Mediation**. Mediation ist ein freiwilliges Verfahren, um sich außergerichtlich zu einigen und einen Streit und Konflikt beizulegen. Dabei wird durch eine unbeteiligte dritte Person, den*die Mediator*in, zwischen den Parteien vermittelt. Dies bietet eine alternative Konfliktlösung und es kann dadurch zu einem neuen Umgang der Parteien miteinander kommen. Die Mediation ist ein Weg der Erarbeitung kreativer Lösungsmöglichkeiten, die durch beide Parteien gemeinsam ausgearbeitet werden und somit nachhaltig zu einer Verbesserung führen können. Ziel der Mediation ist eine einvernehmliche Lösung, ein Konsens, der die Interessen, Bedürfnisse und Gefühle aller Beteiligten berücksichtigt. Eine Mediation ist nicht möglich, wenn die Parteien sich nicht mehr ertragen und nicht mehr gemeinsam in einem Raum sein können (z. B. bei straffälligen Handlungen wie gewalttätigen Übergriffen), wenn keine Vertrauensbasis mehr besteht und diese auch nicht wieder aufgebaut werden kann, wenn die Beteiligten nicht ergebnisoffen sind, wenn sie unter schweren psychischen Erkrankungen leiden und wenn die Parteien kein Interesse an einer zukünftigen Beziehung haben und keine gemeinsame Lösung erarbeiten wollen bzw. sich nicht an die Grundprinzipien der Mediation halten können oder wollen (Heßling, 2017).

Auch **Coaching** kann helfen, den Prozess zur Überwindung und Bearbeitung von individuellen Fragestellungen und Herausforderungen zu fördern.

Es lässt sich festhalten, dass die genannten Methoden, Theorien und Modelle im Rahmen der Deeskalation und Konfliktbewältigung von großer Bedeutung sind, um Streitigkeiten und herausfordernde Umstände, vor allem im Prozess der Praxisanleitung, effektiv zu bewältigen. Durch das Verständnis von Kommunikationsmustern, Emotionsregulationstechniken und konstruktiven Konfliktlösungsstrategien können nicht nur bestehende Konflikte entschärft, sondern auch langfristig harmonische, produktive und lernförderliche Beziehungen zwischen Praxisanleitenden und Auszubildenden aufgebaut werden.

6.2.4 Ethisch-moralische und emotionale Herausforderungen für Auszubildende

Die praktische Ausbildung in der Gesundheits- und Krankenpflege stellt Auszubildende auch vor emotionale Herausforderungen, denn wer alte, kranke und sterbende Menschen pflegt und betreut, wird mit diversen Krisen- und Konfliktsituationen konfrontiert. Leid, Krankheit, Sterben und Tod sowie Gefühle der Verzweiflung, Angst und Trauer sind in der Pflege und im Umgang mit zu Pflegenden und deren An- und Zugehörigen Aspekte, mit denen es umzugehen gilt. Die Erfahrungen, die Auszubildende im Laufe ihrer praktischen Ausbildung machen, prägen beruflich und persönlich und nehmen im Hinblick auf die Praxisanleitung einen wichtigen Stellenwert ein. Emotionale Herausforderungen können zum einen im direkten Kontakt mit zu pflegenden Menschen und deren An- und Zugehörigen auftreten, zum anderen auch beim Lernen und Arbeiten in der direkten Pflegepraxis. Gerade Auszubildende, die noch nicht viel Erfahrung in der Praxis haben, kommen in Pflegesituationen an ihre Grenzen. Besonders zeigt sich dies, wenn es um das Aushalten körperlicher Nähe und um die Konfrontation mit Aggression und Gewalt geht. Auch beim Führen von belastenden Gesprächen mit zu pflegenden Menschen und deren An- und Zugehörigen gibt es Herausforderungen, besonders wenn es sich um Gespräche rund um den Sterbeprozess eines Menschen handelt. Weitere Schwierigkeiten treten bei ethischen und moralischen Dilemmata auf, besonders bei kritischen Entscheidungen, bei der Konfrontation mit Sterben und Tod von Kindern und bei der Versorgung von Verstorbenen (Winter, 2023).

Emotionale Herausforderungen und Schwierigkeiten, die sich beim Lernen und Erwerben von Kompetenzen in der praktischen Ausbildung ergeben können, beziehen sich unter anderem auf das „Zurechtkommen" im Pflegealltag mit der großen Last an Verantwortung, mit der die Angst vor Fehlern und die damit einhergehende Gefährdung pflegebedürftiger Menschen sowie die Anspannung und der Druck vor allem in Notfallsituationen einhergehen. Zurückzuführen sind solche Belastungen auf eine mangelhafte Begleitung im Umgang mit emotionalen Herausforderungen. Die Auszubildenden haben kaum wirksame Möglichkeiten zur emotionalen

Entlastung. Auch spielen eine erhöhte Frustration und die Enttäuschung über die praktische Ausbildung eine wichtige Rolle. Um eine konkrete Lösung aufzuzeigen, braucht es im Hinblick auf die Praxisanleitung didaktische Konzepte, die positiv auf die Stärkung der Persönlichkeit im Ausbildungsprozess wirken, um es Auszubildenden zu ermöglichen, ihre Gefühle zu reflektieren und sich mit emotionalen Herausforderungen auseinandersetzen (Winter, 2023).

Hier könnte das Reflexionsmodell nach Marianne Rabe (2005) eine Möglichkeit sein, ethisch-moralische und emotionale Belastungen in Anleitungs- und Ausbildungssituationen zu identifizieren und mithilfe der Ablaufstruktur des Modells gemeinsam mit den Auszubildenden aufzuarbeiten. Die Ablaufstruktur des Reflexionsmodells besteht aus drei Schwerpunkten:

- Situationsanalyse: Diese beinhaltet die persönliche Reaktion auf die Situation, die Sicht anderer beteiligter Personen, die Analyse der Gesamtsituation anhand einer Außensicht aus der Metaperspektive und die Überlegung alternativer Handlungsmöglichkeiten und ihrer Folgen für die Betroffenen.
- Ethische Reflexion: Diese beinhaltet die Benennung des ethischen Problems, die Formulierung normativer Orientierungen und übergeordneter Prinzipien, die in der Situation von Bedeutung sind, und die Verantwortungsebenen, auf welchen ein Problem betrachtet werden sollte.
- Ergebnisse: In den Ergebnissen finden sich dann eine ethisch begründete Beurteilung, der Konsens und der Dissens, eventuelle praktische Konsequenzen und die Möglichkeit der Durchsetzung und Umsetzung (Rabe, 2005)

6.2.5 Mobbing und sexuelle Belästigung

Für den Begriff Mobbing gibt es in der Literatur unzählige Definitionen. Leymann (1993) beschreibt Mobbing als negative kommunikative Handlungen, die gegen eine Person gerichtet sind und sehr oft über einen längeren Zeitraum anhalten. Es ist eine Beziehung zwischen Täter*in und Opfer. Des Weiteren definiert er Mobbing als konfliktbelastete Kommunikation, bei der die angegriffene Person unterlegen ist. Sie wird von einer oder mehreren Personen systematisch angegriffen, direkt oder indirekt, mit dem Ziel und oder dem Effekt des Ausstoßes, und empfindet dies als Diskriminierung.

Mobbing umfasst in jedem Fall Schikanen mit Systematik (im Gegensatz zum zufälligen, anlassbedingten Konflikt) mit einer gewissen Häufigkeit und Dauer der Handlungen und dem Ziel der Isolation und des Ausschlusses der gemobbten Person aus einem Tätigkeitsfeld, Umfeld oder Setting. Mobbing kann sowohl von einzelnen

Personen als auch von einer Personengruppe betrieben werden und ist von ungleichen Machtstrukturen, entweder in hierarchischer oder in faktischer Hinsicht, kennzeichnet (Chlestil, 2013).

Mobbing findet laut Leymann (1993) in vier Phasen statt:

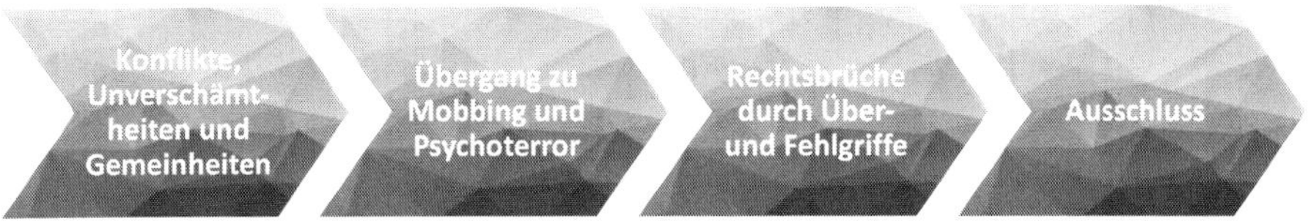

Abb. 23: Phasen von Mobbing nach Leymann (1993)

Mobbing kann in jeder Berufsgruppe geschehen und von Kolleg*innen und sogar Vorgesetzten ausgehen. Mobbing geschieht aber niemals zufällig, sondern ist die Folge von Missständen wie Arbeitsüberlastung oder Führungsschwäche. Auch Frust, Überforderung, Antipathie, Neid und Missgunst werden an den Opfern abreagiert. Opfer von Mobbing kann grundsätzlich jede*r werden, statistisch gesehen sind jedoch Frauen häufiger betroffen als Männer und im Setting der Praxisanleitung besonders Auszubildende. Mobbing darf unter keinen Umständen toleriert werden und muss entschieden bekämpft werden. Ein erster Schritt ist die Bewältigung des Konflikts mittels eines problemlösungsorientierten Gesprächs, in dem Ursachen und Lösungsansätze gesucht werden. Mobbing sollte in jeden Fall unterbunden werden und verlangt sofortiges Einschreiten.

Die folgenden Punkte sollen eine Hilfestellung bieten, um Mobbinghandlungen zu identifizieren:

- Jemand schiebt Tätigkeiten an andere Personen ab, weil er*sie diese nicht durchführen will
- Falsche Gerüchte über eine Person verbreiten
- Androhung von Gewalt gegenüber einer Person
- Kritische Äußerungen tätigen, alles die Person Betreffende infrage stellen und Aussagen grundsätzlich widersprechen
- Besitz der Person stehlen und vernichten
- Anzügliche und zweideutige Bemerkungen über die Person machen
- Kolleg*innen gegen die Person aufhetzen
- Erzwingen von Handlungen und Tätigkeiten von der Person
- Schlechte Äußerungen hinter dem Rücken der Person tätigen
- Zusammenarbeit und Hilfe verweigern

- Anschreien und Beschimpfen der Person
- Plötzlicher Gesprächsabbruch, wenn die Person den Raum betritt
- Die Person ignorieren, nicht zu Wort kommen lassen, unterbrechen und ihre Aussagen ablehnen
- Übertragung von Aufgaben an die Person, die bewusst eine Über- oder Unterforderung mit sich bringen (Braunschweiger et al., 2022)

Mobbing hat Auswirkungen auf die Opfer und kann mit gravierenden Folgen einhergehen, wie Angstattacken, Ein- und Durchschlafstörungen, Depressionen bis hin zu Selbstmordgedanken. Mobbing wirkt sich auch negativ auf das Arbeitsklima aus und verschlechtert die Produktivität. Dadurch entsteht ein erhöhter Kostenaufwand für ein Unternehmen und sogar für die Gesellschaft, etwa durch vermehrte Fehlzeiten, Arbeitsunfälle, niedrige Arbeitsmotivation, langandauernde Krankenbehandlungen, Kuraufenthalte und Frühpensionierungen (Chlestil, 2013).

Wenn Praxisanleitende den Verdacht hegen oder ihnen zugetragen wird, dass Auszubildende gemobbt werden, gilt es diesem Verdacht in jedem Fall nachzugehen. Es gilt zu signalisieren, dass die Angelegenheit ernst genommen wird, es muss das Gespräch mit beiden Parteien gesucht werden. Ein lösungsorientierter Ansatz sollte in jedem Fall verfolgt werden. Wenn dies nicht gelingt, müssen weitere Personen miteingebunden werden, beispielweise hierarchisch höhergestellte Personen wie die Stationsleitung und/oder Bereichsleitung, der*die Betriebsrat*rätin oder Personen aus dem Gender- und Diversitymanagement, die zum Beenden der Situation beitragen können (Braunschweiger et al., 2022).

Auch Betroffene selbst können und sollen aktiv gegen Mobbing vorgehen und sich keinesfalls mit der Opferrolle abfinden. Es ist ratsam, sich bei Verdacht des Mobbings klar zu werden, ob es sich um Mobbing handelt. Hilfreich ist dabei die Reflexion, welche Aussagen und Handlungen verletzend waren und wie der gewünschte Umgang wäre. Wenn Mobbinghandlungen stattgefunden haben, sollten diese unbedingt verschriftlicht werden, mit der Auflistung von Datum und Uhrzeit und möglichen Zeug*innen. Betroffene sollten sich unbedingt an Praxisanleitende, Vorgesetzte oder Vertrauenspersonen wenden, um das weitere Vorgehen abzusprechen. Praxisanleitende sollten die Auszubildenden für die Mobbingproblematik sensibilisieren und dazu ermutigen einzuschreiten, wenn sie Mobbingverhalten in einem Team wahrnehmen. Wichtig dabei ist, dass die Auszubildenden wissen, dass sie keine Sanktionen befürchten müssen, wenn sie sich zu diesem Thema äußern oder in Situationen einschreiten. Es sollte ein vertrautes Verhältnis zwischen Anleitenden und Auszubildenden geschaffen werden, in dem die Auszubildenden auch solche Themen ohne Angst ansprechen können (Braunschweiger et al., 2022).

Auch sexuelle Belästigung wird im beruflichen und ausbildungstechnischen Kontext weitestgehend tabuisiert und verschwiegen. Oft es ist es den Betroffenen unangenehm, in einer Opferrolle, die oftmals mit Scham behaftet ist, zu sein und so auch von Kolleg*innen und Vorgesetzten wahrgenommen zu werden. Dabei sind das Ansprechen, das Darauf-aufmerksam-Machen und die gezielte Bekämpfung von Übergriffen essenziell für eine gute Arbeits- und Ausbildungsgestaltung.

Jede zweite Pflegeperson erfährt in ihrem Berufsleben sexuelle Belästigung. Die Täter sind vorwiegend Männer – Pflegebedürftige, Kollegen, Vorgesetzte, medizinisches Personal etc. Pflegepersonen können in allen möglichen Tätigkeitsfeldern Opfer von sexueller Belästigung werden. Sexuelle Belästigung kann sich verbal, nonverbal und körperlich äußern. Die Fragen „Was zählt als sexuelle Belästigung?", „Wie sollte reagiert werden?" und „Wie kann sexuelle Belästigung unterbunden werden?" sind zentral. Die Ausbildung in der Gesundheits- und Krankenpflege greift das Thema kaum bis wenig auf, auch nicht damit verbundene Fragen. Die Gefahr, dass Auszubildende mit Erfahrungen alleingelassen werden bzw. sexuelle Belästigung als Teil des Berufs ansehen und infolgedessen die Ausbildung abbrechen wollen, ist groß (Körner & Bensch, 2021).

Sexuelle Belästigung liegt dann vor, wenn ein Verhalten gesetzt wird, das die Würde einer Person beeinträchtigt, für die betroffene Person unerwünscht, unangebracht, entwürdigend, beleidigend und anstößig ist und eine Einschüchterung, Feindseligkeit und Demütigung ist. Dazu gehören unter anderem nonverbale Äußerungen wie taxierende Blicke, sexistisches Anstarren, sexuelle Herabwürdigung durch Gesten, anzügliche Mimik und unerwünschte Geschenke; verbale Äußerungen, wie Aufforderungen zu sexuellen Handlungen, doppeldeutige Bemerkungen sexuellen Inhalts, unerwünschte Einladungen mit eindeutiger Absicht, anzügliches Reden über körperliche Merkmale und Aussehen oder Sexualleben. Körperlich kann sich sexuelle Belästigung durch sexuell konnotierte oder scheinbar zufällige körperliche Berührungen, Betatschen, Herstellen unerwünschter Nähe, sexuelle Bedrängung und Nötigung, Verfolgung, Erzwingen von sexuellen Handlungen sowie Vergewaltigung äußern (Depauli & Plaute, 2016).

Wenn einer Person sexuelle Belästigung widerfährt, kann sie unterschiedlich reagieren: Zorn, Angst, Traurigkeit, Kraft- bzw. Hilflosigkeit, Scham und Ekel, Ohnmacht und Sich-gedemütigt-Fühlen sind unmittelbare emotionale Reaktionen auf sexuelle Belästigungen. Betroffene wissen oft nicht, wie sie reagieren und welche Unterstützung sie sich holen sollen bzw. welche ihnen zusteht. Pflegepersonen, die mit sexueller Belästigung im Pflegealltag konfrontiert sind, versuchen sich oft unauffällig der Situation zu entziehen. Emotionen werden versteckt und die pflegerischen Maßnahmen werden schnell zu einem Ende gebracht (Körner & Bensch, 2021).

Handlungsstrategien bei sexueller Belästigung können wie folgt aussehen:

- Eigene Gefühle und Wahrnehmungen ernst nehmen
- Unmut über unerwünschte Handlung zum Ausdruck bringen und Zudringlichkeiten deutlich aufzeigen
- Belästigungen direkt zurückweisen
- Beweise sichern, beispielsweise in Form eines Protokolls, Zeug*innen etc.
- Aufforderung, derartiges Verhalten zu unterlassen
- Vertrauenspersonen miteinbeziehen und über Vorfälle sprechen
- Vorfälle dem*der Vorgesetzten/Praxisanleitung melden
- Personen mit dem Vorwurf der sexuellen Belästigung konfrontieren, dabei aber darauf achten, dass Tatsachen und Handlungen nicht verdreht, verharmlost oder sogar negiert werden
- Hilfe von außen holen, beispielsweise durch den Ausbildungsstandort, bei Gleichbehandlungs- und Diversitätsstellen, bei der Personalstelle oder der Arbeiterkammer (oesterreich.gv.at, 2024).

Für die Praxisanleitung eignet sich die Vorgehensweise, dass nicht allein gehandelt wird, vor allem wenn es um die Durchführung von Körperpflege geht. Am besten wird in Zweierteams gearbeitet, unerlässlich ist dies, wenn bereits Grenzüberschreitungen passiert sind. Sollte es zu sexueller Belästigung kommen, ist es von großer Wichtigkeit, dies zu dokumentieren. Auch sollten unbedingt Gespräche mit der Praxisanleitung, der Stationsleitung und anderen Teammitgliedern angeboten werden, um die Situation gemeinsam aufarbeiten zu können. Auch ein Gespräch mit einem psychologischen Dienst und/oder eine Supervision (Einzel- oder Gruppensupervision) kann helfen, die Geschehnisse einzuordnen und zu verarbeiten (Körner & Bensch, 2021).

Für die praktische Ausbildung ist es von besonderer Bedeutung, die Studierenden aufzuklären und ein Bewusstsein dafür zu schaffen, dass das Erlebte angesprochen und nicht verheimlicht und mit sich selbst ausgemacht werden sollte. Nur so können Handlungsstrategien entwickelt und Vertrauen geschaffen werden, sich solchen Situationen zu widersetzen und sie offen zu kommunizieren.

6.3 Generation Z – neue Wege in der Praxisanleitung

Zur Generation Z zählen Personen, die zwischen Mitte der 1990er- und Mitte der 2010er-Jahre geboren wurden. Diese Generation bringt ihre eigenen, einzigartigen Merkmale und Herausforderungen mit sich, die nicht nur gesellschaftlich oftmals neue Wege und Strukturen erfordern. Auch in der Praxisanleitung zeichnet sich diese Generation durch ihre spezifischen persönlichen Merkmale und Eigenschaften aus. Die Generation Z ist geprägt durch die Digitalisierung, mit der sie aufgewachsen ist. Diese Menschen sind bereits vertraut mit der digitalen Welt und diversen Technologien und können in den allermeisten Fällen auch damit umgehen. Aufgrund des ständigen Zugangs zu Informationen und Unterhaltung haben Personen der Generation Z oft eine kürzere Aufmerksamkeitspanne. Dies kann in der Ausbildung der Gesundheits- und Krankenpflege vor allem dann zur Herausforderung werden, wenn es darum geht, komplexe Sachverhalte und Konzepte darzulegen und zu lehren. Hierfür braucht es Lehr- und Lernmethoden, die die Aufmerksamkeit aufrechterhalten und das Lernen fördern. Außerdem steht für diese Generation die Work-Life-Balance stark im Fokus. Das ist auch der Grund, warum sie unbedingt einen Sinn und Zweck in ihren Tätigkeiten finden wollen. Aus diesen Merkmalen ergeben sich einige Herausforderungen, die neue Ansätze und Strategien in der praktischen Anleitung erfordern (Vogt, 2019).

Für die Generation Z eignen sich interaktive Lernmethoden, um die Aufmerksamkeit länger aufrechtzuerhalten und aktiv am Lernprozess mitwirken zu können. Solche Methoden sind bespielweise Simulationen, Fallstudien, Rollenspiele und diverse Gruppenaktivitäten. Dies schafft ein Lernumfeld, in dem sich die Auszubildenden theoretische Grundlagen effektiver einprägen können. Auch können in diesem Zusammenhang technologiebasierte Tools und Ressourcen genutzt werden, um das Lernen zu unterstützen. Virtuelle Lernplattformen, E-Learning-Module, Simulationssysteme und mobile Apps können verwendet werden, um Lerninhalte zugänglicher und ansprechender zu gestalten. Es ist darauf zu achten, dass Lernmodule, selbst wenn sie nicht technologieunterstützt gelehrt werden, kurz und prägnant sind. Beispiele für die Umsetzung solcher Kurzperioden ist unter anderem der Einsatz von Videos, Infografiken und Podcasts. Diese können verwendet werden, um komplexe Konzepte leicht verdaulich zu präsentieren und das Engagement der Lernenden aufrechtzuerhalten. Die Generation Z möchte aber nicht nur kurze, prägnante und am besten auch technologieunterstützte Lernmethoden anwenden, auch die Beachtung individueller Lernpfade und maßgeschneiderter Lernerfahrungen ist von besonderer Bedeutung. Adaptive Lernplattformen und personalisierte Lerninhalte können verwendet werden, um den unterschiedlichen Bedürfnissen, Lernstilen und Interessen der Lernenden gerecht zu werden (Anonym, 2022).

Eine weitere geeignete Methode stellt die Zusammenarbeit mit Gleichaltrigen dar. Peer-to-Peer-Lernaktivitäten, Gruppenprojekte und Peer-Feedback-Mechanismen können eingesetzt werden, um das Lernen durch soziale Interaktion zu fördern und den Austausch von Wissen und Erfahrungen zu erleichtern. Bei diesen spezifischen Lernmethoden ist in der praktischen Ausbildung vonseiten der Praxisanleitung auf regelmäßiges Feedback zu achten. Besonders für die Generation Z ist Anerkennung entscheidend, um die Motivation und das Selbstvertrauen zu stärken. Praxisanleitende sollten konstruktives Feedback geben, Leistungen anerkennen und Möglichkeiten zur Verbesserung aufzeigen, um das Lernen zu fördern und die Lernenden zu unterstützen (Anonym, 2022).

Durch die Integration dieser auf die Situation und die Individuen angepassten didaktischen Ansätze können Praxisanleitende die Lernerfahrungen der Generation Z optimieren und die Auszubildenden fördern.

Merke: Die Generation Z benötigt spezifische didaktische Ansätze und Strategien, um das individuelle Lernen zu fördern. Geeignet sind der Einsatz von interaktiven Lernmethoden, Technologieintegration, kurze und prägnante Lernmodule, Peer-to-Peer-Lernen, personalisierte Lernprozesse sowie regelmäßiges Feedback und die Anerkennung von Leistungen.

6.4 Stress und Stressbewältigungsstrategien in der praktischen Ausbildung

Die Weltgesundheitsorganisation (WHO) definiert Stress als einen Zustand der geistigen Anspannung, der durch schwierige Situationen verursacht wird. Stress ist eine natürliche menschliche Reaktion, die dazu veranlasst, Herausforderungen und Bedrohungen zu bewältigen, abhängig von deren Ausmaß. Wie mit Stress umgangen wird und welche Bewältigungsstrategien zur Anwendung kommen, um mit Belastungssituationen zurechtzukommen, hängt vom Individuum ab (WHO, 2024).

Im Zusammenhang mit Stress finden sich in der Literatur immer wieder Begriffe wie Stressoren und Stressreaktionen. Laut Greif (1991) sind Stressoren Reize, die die Wahrscheinlichkeit erhöhen, dass ein Individuum eine Stressreaktion erfährt. Eine Stressreaktion ist demnach also die Wirkung, die sich aus den Stressoren, also der Ursache des Stresses, ergibt. Stressreaktionen äußern sich durch ein vermehrtes Ausschütten der Hormone Adrenalin und Cortisol und können eine kurzfristige Steigerung der Aufmerksamkeit und Leistungsfähigkeit mit sich bringen. Heutzutage wird Stress eher negativ konnotiert, Stress kann aber in gewissen Situationen auch positiv sein, bespielweise in Bezug auf die Leitungserhöhung (Klingenberg, 2022).

Gerade in der Pflegeausbildung ist Stress ein großes Thema. Das Studium der Gesundheits- und Krankenpflege an Fachschulen gilt in Österreich als eines der anspruchsvollsten und prüfungsreichsten. Es gilt hohe Anforderungen zu bewältigen, besonders in Bezug auf die praktische Ausbildung, die unter Umständen mit der Freizeitgestaltung der Auszubildenden kollidieren können. Mögliche Stressauslöser in der praktischen Ausbildung sind unter anderem eine unzureichende Ausbildungsqualität, unzureichende soziale Kompetenzen der Auszubildenden, unangemessenes Verhalten gegenüber den Praxisanleitenden sowie die hohen körperlichen Anforderungen, die der pflegerische Beruf mit sich bringt (Wiegel, 2024).

Dabei ist festzuhalten, dass anhaltender zu hoher Stress die Qualität der Pflegeausbildung beeinträchtigt und sich dies wiederrum negativ auf die Versorgung der zu Pflegenden und auf andere systemrelevante Faktoren auswirkt. Stressige Arbeitsbedingungen können die Bereitschaft von angehenden Pflegepersonen, in ihrem Beruf zu bleiben, verringern. Auszubildende sind herausgefordert, unter Zeitdruck zu lernen und zu arbeiten, was sich insgesamt negativ auf die Pflegeausbildung auswirkt (Schönfeld et al., 2024).

Welche Handlungsweisen können Stress minimieren und wie kann erfolgreich mit Stress umgegangen werden?

Eines der bekanntesten Stressbewältigungsmodelle ist das transaktionale Stressmodell nach Richard Lazarus, das er 1984 gemeinsam mit Susan Folkman im Buch „Stress, Appraisal, and Coping" veröffentlicht hat. Es beschreibt einen konzeptionellen Ansatz für die Transaktion von der Wahrnehmung eines Stressors in eine Stressreaktion. Es entsteht eine Wechselwirkung zwischen den Anforderungen der Situation und der handelnden Person selbst. Lazarus und Folkman (1984) gehen davon aus, dass die subjektive Bewertung von Stressoren Auslöser für Stressreaktionen ist (Klingenberg, 2022). Dabei wird, wie von Tameling (2004) beschrieben, von einem dreistufigen Bewertungssystem ausgegangen:

1. **Primäre Bewertung (primary appraisal)**
   In dieser Phase können Einwirkungen, Situationen bzw. Stressoren als positiv, irrelevant oder gefährlich beurteilt werden. Gelingt eine positive Einschätzung des Stressors, so erwartet man einen Nutzen für sich selbst, wird die Situation als irrelevant eingeschätzt, wird davon ausgegangen, dass keine Beeinflussung durch den Stressor stattfindet, und wird der Stressor als gefährlich eingestuft, kommt es zu einer Stressreaktion, da die Situation als die eigenen Ideale gefährdend eingestuft wird. Wird nun eine Situation als gefährdend eingestuft, wird zwischen einer Herausforderung (einer beherrschbaren und bewältigbaren Situation), einer Bedrohung (einer Situation mit einem zu erwartenden Schaden oder Verlust) und einem Schaden/Verlust (bereits eingetretener Schaden/Verlust) unterschieden.
2. **Sekundäre Bewertung (secondary appraisal)**
   Auf der Stufe der sekundären Bewertung werden die Möglichkeiten zur Bewältigung bzw. zum Coping der Situation evaluiert und es wird überlegt, ob die Ressourcen zur Bewältigung des Stressors ausreichend sind. Dabei wird strategisch vorgegangen: Die Bewältigung der Stresssituation mit bereits vorhandenen Coping-Strategien wird analysiert, um dann eine oder mehrere Strategien zur Situationskontrolle anzuwenden. Nach der Anwendung findet eine Bewertung statt, inwieweit die gewählte(n) Strategie(n) zur Bewältigung beigetragen haben.

3. **Neubewertung (reappraisal)**
   Im dritten und letzten Schritt wird der Erfolg der Bewältigungsstrategie bewertet, um eine Anpassung an die neue Situation gewährleisten zu können. Wurde ein positives Resultat gezogen, stellt eine neuerliche Konfrontation mit der gegebenen Stresssituation lediglich eine Herausforderung dar und kann mit geringem Aufwand bewältigt werden. War eine angemessene Bewältigung nicht möglich, so kann der nächste Stressor, der zuvor unter Umständen lediglich eine Herausforderung dargestellt hätte, zur Bedrohung werden. Lazarus und Folkman (1984) beschreiben zwei Formen der Neubewertung: die Neubewertung anhand neuer Informationen durch die Umwelt und/oder durch Personen und die Neubewertung als Ergebnis des bewertungsorientierten Copings (Tameling, 2004).

Das transaktionale Stressmodell lässt sich in der Praxis zum Erlernen von Copingstrategien nutzen, da das Individuum mit seiner Bewertung der Situation im Fokus steht und nicht das Verhältnis zwischen Stressoren und Ressourcen (Klingenberg, 2022). Im Zusammenhang mit dem angeführten Stressbewältigungsmodell sind die Begriffe Coping und Resilienz wichtig, sie sollen daher kurz erläutert werden.

Unter Coping werden kognitive Prozesse und Handlungen verstanden, welche das Ziel der Stressbewältigung verfolgen. Die Reaktion auf Situationen, in denen Stress erlebt wird, wird als Copingstrategie bezeichnet. Copingstrategien können im Hinblick auf verschiedene Stressoren variieren und sind vom Begriff des Copingstils abzugrenzen. Copingstil bedeutet, dass Individuen in unterschiedlichen Situationen immer wieder zu gleichen oder ähnlichen Copingstrategien tendieren, dies stellt eine Charaktereigenschaft dar. Coping bezieht sich auf den Umgang mit Schwierigkeiten (insbesondere Stress) und beschreibt ein komplexes Geflecht aus kognitiven Abläufen und Verhaltensweisen, mit denen Stressreaktionen überstanden werden können (Klingenberg, 2022).

Auch hier unterscheiden Lazarus und Folkman (1984) drei Arten: das problemorientierte, das emotionsorientierte und das bewertungsorientierte Coping.

Beim problemorientierten Coping wird versucht, eine Problemsituation durch eine direkte Handlungsweise oder das Unterlassen von Handlungen zu überwinden und sich den Gegebenheiten anzupassen. Emotionsorientiertes Coping wird auch als intrapsychisches Coping bezeichnet. Dabei wird versucht, die durch die Situation entstandene emotionale Erregung abzubauen. Das bewertungsorientierte Coping steht im Zusammenhang mit der Stufe der Neubewertung nach Lazarus und Folkman (1984). Es erfolgt eine Neubewertung einer bereits angewandten Copingstrategie. Bereits praktizierte Copingstrategien zur Bewältigung von Stressoren werden also analysiert und neu bewertet, sodass adäquat mit nachfolgenden Stresssituationen umgegangen werden kann. Das Hauptziel der Bewertung besteht darin, eine

Belastung als Herausforderung zu identifizieren. Dadurch wird diese positiv konnotiert, wodurch Ressourcen frei werden, um angemessen reagieren zu können. Diese Art des Copings kann nur dann gelingen, wenn konkrete Problemlösungsansätze gefunden und unter Umständen verschiedene Bewältigungsstrategien miteinander kombiniert werden.

Werden die folgenden Ausführungen nun auf die Pflege und den Kompetenzerwerb in der praktischen Ausbildung umgelegt, können verschiedene Stressoren identifiziert werden, die die Anwendung von Coping- und Bewältigungsstrategien nötig machen. Eine zentrale Quelle für Stressoren ist eine hohe Arbeitslast in Kombination mit hohen Arbeitsanforderungen im Sinne einer Vielzahl von zu bewältigenden Aufgaben. Dies kann mit einer zunehmenden emotionalen Erschöpfung einhergehen. Die hohe Komplexität des pflegerischen Handelns, ein hohes Arbeitstempo und fehlende Erholungsphasen können bei mangelnden Copingmechanismen zum Burn-out führen. Ein weiterer Stressor in der pflegerischen Ausbildung ist die mit der Höhe des Ausbildungsgrades einhergehende stufenweise aufbauende Schichtarbeit. Auch immer länger werdende Arbeitszeiten, zum Beispiel in Form von 12,5-Stunden-Diensten, erhöhen nicht nur das Stressempfinden, sondern wirken sich auch negativ auf das Unfallrisiko aus, z. B. durch Konzentrationsmangel. In der Rolle der Praxisanleitung kann sich auch ein sogenannter Rollenstress einstellen. Rollenkonflikte durch die gleichzeitige Übernahme der Rolle der Praxisanleitung und der Rolle als Mitglied/Führungskraft eines Teams können sich negativ auf die Arbeitszufriedenheit auswirken, weil sich dadurch zusätzliche Aufgaben und Anforderungen ergeben. Auch die erforderliche Emotionsarbeit in Bezug auf Leid, Krankheiten und Tod, die vermehrte Digitalisierung und diverse organisatorische Rahmenbedingungen, auch im Hinblick auf die Sicherstellung der praktischen Ausbildung, können Stressoren darstellen (Klingenberg, 2022).

Diese Stressoren können sich bei fehlender Bewältigung auf Pflegepersonen und Auszubildende auswirken. Stress kann gesundheitliche Folgen haben, etwa ein erhöhtes Burn-out-Risiko. Auch arbeitsbezogene Folgen können auftreten, wie eine Abnahme der Arbeitszufriedenheit, die Verringerung des Engagements und eine erhöhte Wechselabsicht. Gegenüber zu Pflegenden kann Stress zu einem Risiko von Behandlungsfehlern führen, wie falsche Dokumentationen, Fehler bei der Verabreichung von Medikationen sowie Verzögerungen bei der Versorgung von Patient*innen. Die Bewältigung von Stressoren ist von ungemeiner Wichtigkeit und muss in jedem Fall ein Bestandteil der praktischen Ausbildung sein, um bereits hier einen adäquaten Umgang mit Stress zu erlernen. Grundsätzlich ist festzuhalten, dass Copingstrategien immer individuell sind und es keine einheitliche Stressbewältigung in der Pflege gibt. Dennoch gibt es hilfreiche Ansätze, die im Folgenden zusammenfassend dargestellt werden (Klingenberg, 2022).

Folgende Handlungsstrategien lassen sich aus den Copingstrategien und Bewältigungsmaßnahmen zur Steigerung der Resilienz bzw. Widerstandsfähigkeit in der Praxisanleitung ableiten:

- **Selbstfürsorge fördern:** Es ist wichtig, den Auszubildenden mitzugeben, dass auch auf die eigene physische und psychische Gesundheit zu achten ist. Dies sollte auch in die praktische Ausbildung integriert werden. Es kann die Förderung von Pausen während der Arbeit, gesunde Ernährung, regelmäßige Bewegung und Stressmanagement-Techniken wie Meditation oder Atemübungen beinhalten.
- **Entwicklung von emotionaler Intelligenz:** Es ist essenziell, die eigenen Emotionen zu erkennen, zu verstehen und zu regulieren. Dies ermöglicht den Auszubildenden einen effektiveren Umgang mit Stress und schwierigen Situationen und erhöht zugleich Empathie und Mitgefühl für Patient*innen, Kolleg*innen, Mitarbeitende etc.
- **Stärkung der Kommunikationsfähigkeit:** Auszubildende sollten auch in der praktischen Ausbildung eine effektive Kommunikation erlernen, sowohl im Umgang mit Patient*innen als auch mit anderen Mitgliedern des Teams. Klare und respektvolle Kommunikation kann dazu beitragen, Konflikte zu reduzieren und ein unterstützendes Arbeitsumfeld zu fördern.
- **Förderung der Problemlösungskompetenzen:** Das Aufzeigen von Strategien, um Probleme konstruktiv anzugehen und Lösungen zu finden, ist von besonderer Bedeutung. Dies kann durch die Förderung von kreativem Denken, die Entwicklung von Entscheidungsfähigkeit und die Zusammenarbeit im Team stattfinden.
- **Stärkung der Flexibilität und Anpassungsfähigkeit:** Die Bedeutung von Flexibilität im Gesundheitswesen ist besonders zu betonen, da sich Situationen oft schnell ändern können. Auszubildende sollten in der Lage sein, sich an neue Anforderungen anzupassen und Lösungen zu finden, auch wenn die Umstände unvorhersehbar sind. Dies kann mit angeleiteten Pflegesituationen trainiert und gefestigt werden.
- **Förderung sozialer Unterstützung:** Ein unterstützendes Netzwerk von (Studien-)Kolleg*innen, Freund*innen und Familie ist essenziell für die Bewältigung von Stresssituationen. Soziale Unterstützung kann Stress abbauen, andere Blickrichtungen auf bestimmte Situationen eröffnen, Strategien zur Bewältigung aufzeigen und somit die Resilienz stärken.
- **Regelmäßige Anerkennung und Feedback:** Regelmäßiges positives Feedback und Anerkennung für die geleistete Arbeit der Auszubildenden fördern

das Coping ungemein. Dies hilft, das Selbstvertrauen zu stärken und die Motivation aufrechtzuerhalten, auch in herausfordernden Zeiten der praktischen Ausbildung.

- **Steigerung der Selbstreflexion:** Die Ermutigung und die Anregung zum regelmäßigen Nachdenken über Erfahrungen in der praktischen Ausbildung sind für ein reflektiertes pflegerischen Verhalten unerlässlich. Dies kann dazu beitragen, Stärken und Schwächen zu erkennen, das persönliche Wachstum zu fördern und aus schwierigen und herausfordernden Situationen zu lernen.

Durch die Integration der aufgeführten Handlungsstrategien in die Praxisanleitung können die Resilienz und Widerstandsfähigkeit der Auszubildenden gestärkt und ein kompetenter Umgang mit Herausforderungen erreicht werden.

Merke: Förderung der Selbstfürsorge, Entwicklung von emotionaler Intelligenz, Stärkung der Kommunikationsfähigkeit, Förderung der Problemlösungskompetenzen, Stärkung der Flexibilität und Anpassungsfähigkeit, Förderung sozialer Unterstützung, regelmäßige Anerkennung und Feedback sowie Steigerung der Selbstreflexion können dabei helfen, Copingstrategien und Bewältigungsmaßnahmen zu entwickeln, die die Resilienz bzw. Widerstandsfähigkeit in der Praxisanleitung stärken.

6.5 Der Umgang mit Fehlern und eine adäquate Fehlerkultur

Irren ist menschlich – so lautet ein Teil einer Redewendung, die aus dem Lateinischen überliefert wurde und bis zu einem gewissen Maß den Prozess der praktischen Ausbildung prägt. Menschen machen Fehler – selbst bei größter Sorgfalt kann es immer dazu kommen (Irmler, 2023).

Gerade in der Praxisanleitung ist die Gefahr von Fehlern erhöht. Fehlendes Wissen, mangelnde Erfahrungen im Umgang mit pflegerischen Situationen und der komplexe Berufsalltag sind nur einige wenige Beispiele, warum Fehler in der praktischen Ausbildung passieren können. Doch Fehler und der richtige Umgang damit sind Teil der Wissenserweiterung – umso wichtiger ist eine adäquate Fehlerkultur in der Praxisanleitung, diese ist entscheidend für den Lernprozess und das Lernklima. Aus pädagogischer Sicht sollte die Devise „Aus Fehlern lernt man" gelten (Kuczera & Morgenstern, 2023).

Die zentrale Fragstellung ist jedoch nun: Wie lässt sich ein gutes Fehlermanagement aufbauen und eine konstruktive Fehlerkultur, vor allem in der praktischen Anleitung, etablieren?

Für die Entwicklung einer positiven Fehlerkultur eigenen sich Methoden wie das „Crew Resource Management (CRM)", welches seinen Ursprung in der Luftfahrt hat. Das CRM-Konzept geht der Frage nach, wie es zu einem Unfall gekommen ist und welche menschlichen Faktoren dazu geführt haben. Es konnten drei wichtige Faktoren identifiziert werden: das Team und die Führung, die Kommunikation sowie das Situationsbewusstsein und das Management des Workloads. Dies sind die Kernelemente des CRM. Durch einen gezielten Einsatz von Schulungsangeboten lässt sich ein Rückgang von Fehlern verzeichnen, denn Fehler passieren meist nicht ohne gewisse Vorzeichen. Das Eisberg-Modell aus der Fehlerforschung zeigt eindrücklich die Wichtigkeit einer positiven Fehlerkultur: Bevor ein schwerwiegendes Ereignis eintritt, haben sich bereits zehn leichte Unfälle und dreißig Zwischenfälle sowie sechshundert von der Führung nicht wahrgenommene unsichere Handlungen ereignet (Hinsch & Olthoff, 2019).

Umso wichtiger ist es im pädagogischen Kontext, die Entwicklung von Reflexionsfähigkeit bei Lernenden zu fördern, denn der positive Umgang mit Fehlern hat einen langfristigen Einfluss auf das Kompetenzerleben. Für die Praxisanleitenden und Lehrenden besteht die Aufgabe darin, die Möglichkeit zu bieten, eigene Lernwege zu gehen, Fehler aus der diagnostischen Perspektive zu nutzen und daraus Hinweise für die Gestaltung der weiteren Anleitungssituation abzuleiten. Zentral sind die Hinwendung zum eigenen Fehler (Fehlerlernorientierung) und die angstvolle Vermeidung fehlerhafter Handlungen (Fehlerangst). Eine gute Strategie im Fehlermanagement ist der Einsatz von Simulation. Damit können durch gezielte Übungsphasen patientenfern und damit sicher Fehler gemacht und toleriert werden. Durch geschulte Trainer*innen kann die Fehler- und Lernkultur der Teilnehmenden positiv beeinflusst und der konstruktive Umgang mit Fehlern vorgelebt werden. Ein weiterer Ansatz zur positiven Fehlerkulturentwicklung sind Fallbesprechungen bzw. Rollenspiele. Hier wird vor allem auf den Aspekt der Patient*innensicherheit großen Wert gelegt. Diese Methode eignet sich auch für den Lernort Theorie. Bereits in der theoretischen Ausbildung kann mit der Prägung einer adäquaten Fehlerkultur begonnen werden und die Auszubildenden können dazu angehalten werden, Fehlermanagement durchzuführen (Kuczera & Morgenstern, 2023).

Am Lernort Praxis haben Praxisleitende und weitere Pflegeteammitglieder die entscheidenden Rollen, um richtige Verhaltensweisen und Haltungen zu vermitteln und falsche Routinen zu korrigieren. Auszubildende orientieren sich oftmals an Denk- und Verhaltensweisen von anderen Mitarbeitenden. Praxisanleitende haben also direkten Einfluss auf das Erlernen einer konstruktiven Fehlerkultur. Die Implementierung einer positiven Fehlerkultur benötigt Handlungen in vier Dimensionen: Erweiterung von Fachwissen, Aufbau von Fehlerkompetenz, Nutzung von Meldesystemen und Erweiterung der Lehrinhalte der Praxisanleiter*innen-Fortbildung.

Um zu erlernendes Fachwissen sichtbar und transparent darzulegen, ist, wie bereits in vorherigen Kapiteln angeführt, die Festlegung von Lern- und Ausbildungszielen von großer Bedeutung. Eine Möglichkeit bietet beispielsweise ein stationsinternes Dokument, in dem die häufigsten Krankheitsbilder und deren pflegerische Besonderheiten angeführt sind. Dies kann eine Möglichkeit sein, dass Auszubildende selbstständig in die Recherche gehen und sich gezielt Lernmöglichkeiten bereitlegen, um den eigenen Lernprozess mitzugestalten. Dieses gezielte Bereitstellen von Zeit, um sich mit möglicherweise fehlendem Wissen zu beschäftigen, bietet die Gelegenheit, individuelles Lernen im meist stressigen und hektischen Stationsalltag bei den Auszubildenden zu fördern (Kuczera & Morgenstern, 2023).

Um den Aufbau von Fehlerkompetenz am Lernort Praxis weiters positiv zu beeinflussen, ist es auch sinnvoll im Rahmen von Gesprächen, beispielsweise in Erst-, Zwischen- oder Feedbackgesprächen, entstandene oder fast entstandene Fehler und Bedenken dazu zu erfragen und gemeinsam darüber zu sprechen. Hier kann der Feedbackprozess zur gelebten Fehlerkultur beitragen. Fragen wie „Was kann ich in Zukunft besser machen und warum?", „Wie bin ich auf meinen Fehler aufmerksam geworden?" oder „Wie ist mir ... zurückgemeldet worden?" können bei der Fehleraus- und -bewertung helfen. Dabei ist stehts auf die Einhaltung der Feedbackregeln zu achten. Auch kann für den Aufbau einer Fehlerkultur die Anwendung bestimmter Instrumente wie Fehlermeldesysteme hilfreich sein. Eines der bekanntesten Fehlermeldesysteme ist das Critical Incident Reporting System (CIRS). Dieses System dient zur anonymen Meldung von kritischen Ereignissen (critical incident) und Beinahe-Fehlern (near miss). Es können bereits beim Erstgespräch hausinterne Fehlersysteme und der Umgang mit Fehlern thematisiert werden (Kuczera & Morgenstern, 2023).

Auch die Dimension der Erweiterung der Lehrinhalte in der Ausbildung der Praxisanleitung ist ein wesentlicher Bestandteil zur Etablierung einer konstruktiven Fehlerkultur. Bereits in ihrer Fortbildung zur Praxisanleitung sollten angehende Praxisanleitende im Aufbau einer professionellen Fehlerkompetenz geschult werden. Eine gelebte Fehlerkultur bietet für Praxisanleitende und Auszubildende die Möglichkeit, Kompetenzen im Sinne der generalistischen hochschulischen Pflegeausbildung aufzubauen. Des Weiteren tragen eine offene und ehrliche Kommunikation, eine adäquate Feedbackkultur, ein gelebtes Risikomanagement, beispielsweise in Form von Präventionsmaßnahmen, ein hohes Maß an Verantwortungsbewusstsein für das eigene Handeln und vorbildliche Führungskompetenzen dazu bei, eine angenehme und konstruktive Fehlerkultur zu etablieren und zu leben (Kuczera & Morgenstern, 2023)

Merke: Der Umgang mit Fehlern und die Etablierung einer konstruktiven Fehlerkultur in der praktischen Ausbildung verlangt die Erweiterung von Fachwissen, den Aufbau von Fehlerkompetenzen, die Nutzung von Meldesystemen und die Erweiterung der Lehrinhalte in der Praxisanleitungsfortbildung. Auch eine offene und ehrliche Kommunikation, eine adäquate Feedbackkultur, ein gelebtes Risikomanagement, ein hohes Maß an Verantwortungsbewusstsein und vorbildliche Führungskompetenzen tragen dazu bei, eine adäquate Fehlerkultur zu leben.

6.6 Zusammenfassung

Die Praxisanleitung in der Gesundheits- und Krankenpflege ist mit vielfältigen Herausforderungen konfrontiert, die oft in Konflikten und Spannungen münden. Diese Konflikte können aus verschiedenen Gründen entstehen, darunter ethisch-moralische, organisatorische und persönliche Herausforderungen. Sie beeinträchtigen das Lernklima, den Erfolg der Ausbildung und die Arbeitszufriedenheit. Um solche Schwierigkeiten zu bewältigen, sind bestimmte Handlungsstrategien erforderlich, dazu gehören die Förderung der Eigeninitiative der Auszubildenden, die Lösung von Problemen, wie häufigen Krankmeldungen, durch offene und ehrliche Gespräche sowie die Steigerung der Motivation durch sinnvolle Tätigkeiten und ein unterstützendes Arbeitsumfeld. Auch im Team können Herausforderungen auftreten, etwa Zeitmangel, hohe Arbeitsbelastung und unterschiedliche Persönlichkeiten. Es ist wichtig, dass Frustration nicht an Auszubildende weitergegeben wird, da dies zu negativen Erfahrungen und möglicherweise sogar zum Abbruch der Ausbildung führen kann. Es ist entscheidend, theoretisches Wissen in die Praxis umzusetzen und Konflikte konstruktiv anzugehen, um ein positives Lernumfeld zu schaffen. Konflikte entstehen oft aus dem Wunsch, eigene Interessen durchzusetzen. Sie können jedoch auch positive Aspekte haben, wenn sie konstruktiv gelöst werden. Kommunikation spielt dabei eine zentrale Rolle, ebenso wie Mitgefühl, Gelassenheit und ein positives Mindset. Es gibt verschiedene Ansätze zur Konfliktlösung, darunter Kommunikationsmodelle wie das Stufenmodell der Konfliktregelung und externe Unterstützung durch Supervision, Mediation und Coaching. Diese Methoden helfen dabei, Konflikte zu erkennen, zu verstehen und konstruktiv zu lösen, um langfristige produktive Beziehungen aufzubauen. Um die Eskalation von Konflikten in Form von Mobbing und sexueller Belästigung zu vermeiden, müssen Auszubildende aufgeklärt und ein Bewusstsein dafür geschaffen werden, dass das Erlebte angesprochen werden und nicht verheimlicht und mit sich selbst ausgemacht werden sollte. Hilfreich für bereits erlebte Situationen ist die Anwendung von Copingmechanismen und Bewältigungsstrategien. Besonders in der praktischen Ausbildung eigenen sich Maßnahmen wie die Förderung der Selbstfürsorge, die Entwicklung von emotionaler Intelligenz, die Stärkung der Kommunikationsfähigkeiten, die Förderung von Problemlösungskompetenzen, die Stärkung von Flexibilität und Anpassungsfähigkeit, die Förderung sozialer Unterstützung, regelmäßige Anerkennung und Feedback sowie die Steigerung der Selbstreflexion, um Resilienz bzw. Widerstandsfähigkeit zu entwickeln.

Findet auch noch ein adäquates Fehlermanagement statt, welches den Lernprozess und das Lernklima fördert, und wird eine konstruktive Fehlerkultur etabliert. So ist der erfolgreiche Umgang mit Schwierigkeiten, Herausforderungen, Konflikten und deren Bewältigung in der praktischen Ausbildung gesichert.

Literaturverzeichnis

Anonym (2022). *Die Generation Z in der praktisch generalistischen Pflegeausbildung. Eine Gegenüberstellung*. GRIN.

Braunschweiger, C., Köder, C. & Albrecht, L. (2022). *Praxisanleitung Pflege: Lehrbuch für die Weiterbildung*. Elsevier.

Chlestil, M. (Hrsg.). (2013). *Sozialpolitik in Diskussion, Bd. 14. Konflikte und Mobbing am Arbeitsplatz: Rechtliche Möglichkeiten und praktische Handlungsanleitungen; Dokumentation der Tagung „Mobbing am Arbeitsplatz: Rechtliche Möglichkeiten und praktische Handlungsanleitungen, um dagegen vorzugehen" vom 25. Juni 2012 in der Arbeiterkammer Wien*. Kammer für Arbeiter und Angestellte für Wien. http://emedien.arbeiterkammer.at/viewer/resolver?urn=urn:nbn:at:at-akw:g-808332

Denzel, S. (2019). *Praxisanleiter: Pflegen, ausbilden, begleiten* (4. überarbeitete Auflage). Thieme. https://doi.org/10.1055/b-006-163220

Depauli, C. & Plaute W. (2016). „Stopp! Ich möchte das nicht!" *Die Schwester Der Pfleger, 4*(4). https://www.bibliomed-pflege.de/sp/artikel/24000-stopp-ich-moechte-das-nicht

Enzler Denzler, R. (2020). *Die Kunst des klugen Umgangs mit Konflikten: Über verschiedene Bewusstseinsebenen zum gelassenen Konfliktmanagement* (2., vollständig überarbeitete Auflage). Springer. https://ebookcentral.proquest.com/lib/kxp/detail.action?docID=6236244

Fittkau, B., Müller-Wolf, H.-M. & Schulz von Thun, F. (1987). *Kommunizieren lernen und umlernen: Trainingskonzeptionen und Erfahrungen* (5. Aufl.). Hahner.

Glasl, F. (2022). *Selbsthilfe in Konflikten: Konzepte – Übungen – praktische Methoden* (9., aktualisierte und erweiterte Auflage). Freies Geistesleben; Haupt.

Glasl, F. (2024). *Konfliktmanagement: Ein Handbuch für Führung, Beratung und Mediation* (13., aktualisierte Auflage 2024). Haupt.

Greif, S. (Hrsg.). (1991). *Psychischer Streß am Arbeitsplatz*. Hogrefe.

Heßling, C. (2017). *Konfliktlösung in der Pflege*. Maudrich. https://elibrary.utb.de/doi/book/10.24989/9783990306598

Hinsch, M. & Olthoff, J. (2019). *Human Factors in der Industrie: Ein Praxisratgeber: Wie Sie mit Impulsen aus der Luftfahrt Fehler und Nacharbeit vermeiden können*. Springer Vieweg.

Irmler, M. (2023). Wer haftet in der Anleitung? *Hebammen Wissen, 4*(3), 36–37. https://doi.org/10.1007/s43877-023-0776-3

Klingenberg, I. (2022). *Stressbewältigung durch Pflegekräfte*. Springer Fachmedien Wiesbaden. https://doi.org/10.1007/978-3-658-37438-9

Körner, C. & Bensch, S. (2021). Sexuelle Belästigung – Alltag in der Pflege. *Pflegezeitschrift, 74*(12), 22–25. https://doi.org/10.1007/s41906-021-1159-7

Kuczera, H. & Morgenstern, U. (2023). Praxisanleitung: Mit Fehlern richtig umgehen. *Pflegezeitschrift, 76*(1–2), 46–49. https://doi.org/10.1007/s41906-022-1994-1

Lazarus, R. S. & Folkman, S. (1984). *Stress, Appraisal, and Coping*. Springer. http://swb.eblib.com/patron/FullRecord.aspx?p=423337

Leymann, H. (1993). *Mobbing: Psychoterror am Arbeitsplatz und wie man sich dagegen wehren kann*. Rowohlt-Taschenbuch-Verl.

Mamerow, R. (2021). *Praxisanleitung in der Pflege* (7. Auflage). Springer.

oesterreich.gv.at (2024, 15. April). *Wie können Sie sich wehren?* https://www.oesterreich.gv.at/themen/notfaelle_unfaelle_und_kriminalitaet/sexuelle_belaestigung_am_arbeitsplatz/Seite.2550005.html

Rabe, M. (2005). *Strukturierte Falldiskussion anhand eines Reflexionsmodells.* Arbeitsgruppe „Pflege und Ethik" der Akademie für Ethik in der Medizin eV: „Für alle Fälle..." Arbeit mit Fallgeschichten in der Pflegeethik. Schlütersche Verlagsgesellschaft.

Rosenberg, M. B. (2016). *Gewaltfreie Kommunikation: Eine Sprache des Lebens* (Übers. v. I. Holler) (12., überarbeitete und erweiterte Auflage). Reihe Kommunikation Gewaltfreie Kommunikation. Junfermann. https://d-nb.info/1094696471/04 https://doi.org/1572

Schönfeld, S., Rathmer, I., Kobs, J., Onescheit, M., Langer, L., Michaelsen, M. M., Esch, T. & Hötger, C. (2024). Gesundheitsförderung, Stresserleben und Arbeitszufriedenheit bei Pflegeauszubildenden. *Prävention und Gesundheitsförderung.* Vorab-Onlinepublikation. https://doi.org/10.1007/s11553-024-01101-7

Schulz von Thun, F. (2023). *Miteinander reden.* Rowohlt Taschenbuch.

Tameling, R. (2004). *Das transaktionale Stressbewältigungsmodell von R. S. Lazarus.* GRIN.

Vogt, M. (2019). Praxisanleitung: Braucht es neue Wege für Generation Z? *Heilberufe, 71*(6), 52–54. https://doi.org/10.1007/s00058-019-0080-6

Watzlawick, P. (2016). *Man kann nicht nicht kommunizieren: Das Lesebuch.* Hrsg. v. T. Trunk (2., unveränderte Auflage). Hogrefe.

Welk, I. (2015). Mitarbeitergespräche und Gesprächssituationen. In I. Welk (Hrsg.), *Mitarbeitergespräche in der Pflege* (S. 35–152). Springer. https://doi.org/10.1007/978-3-662-48101-1_4

WHO (2024, 4. April). *Stress.* https://www.who.int/news-room/questions-and-answers/item/stress

Wiegel, C. (2024). Berufsbelastung und Stressbewältigung von weiblichen und männlichen Auszubildenden [Occupational stress and stress management among female and male trainees]. *Bundesgesundheitsblatt, Gesundheitsforschung, Gesundheitsschutz, 67*(4), 419–428. https://doi.org/10.1007/s00103-024-03857-x

Winter, C. (2023). *Emotionale Herausforderungen in der Pflegeausbildung* [Dissertation, Mabuse]. GBV Gemeinsamer Bibliotheksverbund.

Abbildungsverzeichnis

Tabellenverzeichnis